全国医药类高职高专规划教材

供临床医学、护理、口腔、麻醉和预防医学等相关专业用

医用化学

主　编　王春艳

副主编　罗　旭　高吉仁　商传宝

编　委　（以姓氏笔画为序）

王　蓓　首都医科大学燕京医学院

王春艳　山西医科大学汾阳学院

吕雅娟　山西医科大学汾阳学院

李　璐　山东中医药高等专科学校

张学东　首都医科大学燕京医学院

罗　旭　张掖医学高等专科学校

高吉仁　商洛职业技术学院

商传宝　淄博职业技术学院

西安交通大学出版社
XI'AN JIAOTONG UNIVERSITY PRESS

图书在版编目(CIP)数据

医用化学/王春艳,主编. —西安:西安
交通大学出版社,2014.8(2020.8重印)
ISBN 978-7-5605-6554-5

Ⅰ.①医…　Ⅱ.①王…　Ⅲ.①医用化学-高
等学校-教材　Ⅳ.①R313

中国版本图书馆 CIP 数据核字(2014)第 172722 号

书　　名　医用化学
主　　编　王春艳
责任编辑　宋伟丽　赵丹青

出版发行　西安交通大学出版社
　　　　　(西安市兴庆南路 1 号　邮政编码 710048)
网　　址　http://www.xjtupress.com
电　　话　(029)82668357　82667874(发行中心)
　　　　　(029)82668315(总编办)
传　　真　(029)82668280
印　　刷　西安明瑞印务有限公司

开　　本　787mm×1092mm　1/16　印张　21.125　彩页　1　字数　519 千字
版次印次　2014 年 9 月第 1 版　　2020 年 8 月第 5 次印刷
书　　号　ISBN 978-7-5605-6554-5
定　　价　40.00 元

前　言

　　医用化学是西安交通大学出版社组织编写出版的全国医药类高职高专规化教材。为了适应新形势下全国高等职业教育改革和发展的需要，坚持以培养高素质技能型医药学人才为核心，西安交通大学出版社组织全国高职高专医药院校编写了这套规划教材。

　　医用化学的编写结合了目前全国高职高专医学院校的实际情况，在认真总结多年来课程建设与教学改革经验的基础上，实施了本教材的编写计划。

　　教材编写遵循以学生为本的原则，在必须、够用的基础上，突出实用性、针对性、启发性、创新性，力争使学生在有限的时间内学到更多更有用的基础理论、基础知识和基本技能，为医学课程的学习打好基础，培养学生的应用能力和创新能力。

　　教材内容的选取在保证化学知识系统性的基础上，重点突出了与医学课程的紧密结合。全书共分 18 章，按照 110 学时编写，其中理论课教学约 76 学时，实践教学约 34 学时。包括无机化学，有机化学和化学实验三部分内容。鉴于各院校、各专业教学时数和教学内容的差异，教师在使用该教材时可做适当调整。

　　本教材由从教多年具有丰富教学经验的一线教师编写，各位老师付出了辛勤的劳动，在教材编写过程中，承蒙各参编单位的大力支持，各位参编专家的鼎力合作，同时得到了西安交通大学出版社的指导、帮助，在此表示衷心的感谢！本教材可供全日制高职高专临床医学专业以及护理、口腔、麻醉和预防医学等相关专业使用。

　　鉴于编者水平有限，时间仓促，书中难免有疏漏之处，敬请使用本教材的同行们提出宝贵意见和建议，便于修订。谢谢。

王春艳

2014 年 6 月

目 录

上篇 无机化学

中篇　有机化学

下篇 实验指导

上 篇

无机化学

第一章　绪　论

学习目标

【掌握】医用化学的法定计量单位、内容及学习方法。
【熟悉】化学与医学的关系。
【了解】化学的研究对象及其发展简史。

一、化学研究的对象及其发展简史

化学是研究物质的结构、性质、组成、变化和应用的学科。世界是由物质组成的,化学则是人类用以认识和改造物质世界的主要方法和手段之一,它是一门历史悠久而又富有活力的学科,它的成就是社会文明的重要标志。

化学的发展历史可追溯到原始社会,火的使用是化学发展的开始,也是人类由野蛮进入文明的开始。认识、掌握、使用火以后,人类开始熟食;逐步学会了制陶、冶炼;以后又懂得了酿造、染色等。这些由天然物质加工改造而成的制品,成为古代文明的标志。在这些生产实践的基础上,萌发了古代化学知识。

我国古代的炼丹术是近代化学的先驱。它是古代炼制丹药的一种传统技术,我国自周秦以来就创始和应用了将药物加温升华的制药方法。公元九、十世纪我国炼丹术传入阿拉伯,十二世纪传入欧洲。

到了16世纪,通过对燃烧现象的精确实验研究,建立了科学的氧化理论和质量守恒定律,随后又建立了定比定律、倍比定律和化合量定律,为化学科学的进一步发展奠定了基础。

19世纪初,建立了近代原子论,为物质结构的研究奠定了基础。门捷列夫发现元素周期律后,不仅初步形成了无机化学的体系,并且与原子分子学说一起形成化学理论体系。

19世纪下半叶,相继建立了溶液理论、电离理论、电化学和化学动力学的理论基础。物理化学的诞生,把化学从理论上提高到一个新的水平。

20世纪以来,化学进入现代时期。这一时期无论是化学研究方法、实验技术、理论及应用方面都发生了更加深刻的变化。化学形成了无机化学、分析化学、有机化学和物理化学四大分支学科。随后又创立了放射性衰变理论、发现了同位素、实现了人工核反应和核裂变。

化学发展的趋势可以归纳为:由宏观向微观、由定性向定量、由稳定态向亚稳定态发展,由经验逐渐上升到理论,再用于指导实验和开创新的研究。一方面,为生产和技术部门提供尽可能多的新物质、新材料;另一方面,在与其他自然科学相互渗透的进程中不断产生新学科,并向探索生命科学和宇宙起源的方向发展。

二、化学与医学的关系

化学与医学的联系非常紧密,酸碱中和反应是化学最基本的反应之一,临床上将此用于治疗胃酸过多。胃酸的主要成分是盐酸,可以用氢氧化铝为主要成分的药品来抑制胃酸。还有维持人体血浆酸碱平衡的缓冲对碳酸－碳酸氢钠和磷酸二氢钠－磷酸氢二钠,其工作原理也源于基本的酸碱中和反应。输液时,一般要用0.9%的生理盐水,这是化学理论上渗透压知识的具体应用,因为0.9%的生理盐水的渗透压值和正常人的血浆、组织液大致相等,所以可用作补液。医学上的好多问题是可以用化学知识来解释的。药品的成分就是无机物和有机物;许多手术器械的材料是高分子材料;对患者进行化验分析时,使用的仪器和分析原理都源于化学。医学离不开化学。

1. 化学是医学知识与实践的基础

医学生在开学的第一学年,就开设了医用化学这门课程,足以见得医用化学这门学科是医学生从医的基础,凡是诊断准确,开方准确,技艺精湛的医生,不仅他们的医学专业课知识非常扎实,其他基础课程也非常扎实,尤其是医用化学知识。若医生的化学知识不扎实,有可能导致他们不熟悉药物化学,忽略了药物中某些化学成分的副作用。若掌握了化学知识,对一些药物的药性有更加深刻的理解,这样会促进医生对于这个病症用药治疗的深刻理解,甚至可以帮助医生依据已有的化学原理,在其他方面开辟出新的治疗方法。

2. 化学是医学科研发展的基础

化学本身就是一门基础广泛的学科,它是一门理论性和实践性相结合的学科。我们知道化学的反应原理是基于实践的,这与医学的特征非常吻合,因为医学上的临床实践首先来自于基础研究,基础研究的一个重要方面就是通过实验,在实验的过程中,化学起到了非常重要的作用。例如:病理分析过程中需要许多化学试剂;一些化学成分的分析为临床提供相关数据。可以说在医学的基础研究中如果没有化学的参与,基础医学的发展就不会这么迅速,医学事业的发展也不会进步,人类的生命健康就会面临严重的威胁。所以,医学科研工作想要取得进步,必须以化学的发展作为基础。其实,纵观人类医学的发展史,古老的医术是在巫医医术上建立的,那时候是一种经验,一种思想崇拜,所以医学的发展是很缓慢的,而真正的医学发展就是建立在化学发展之后,医学才从那种巫医模式中脱离出来,朝着正确的方向不断发展。其中,化学起了非常关键的作用。

三、医用化学的内容和学习方法

医用化学是医学院校培养高等职业技术人才所必需的一门基础课,其任务是使学生掌握与医学有关的化学基础理论、基本知识和基本技能,培养良好的学习习惯,为后续课程的学习奠定基础,其内容主要包括无机化学、有机化学和化学实验三大部分。无机化学部分的内容包括化学的基本理论、原理;有机化学部分的主要内容包括烃和烃的衍生物的基本知识及应用;化学实验部分的内容包括医用化学实验的基本要求、基本操作、物质的性质、简单的物质合成及提取实验,以加强对学生实践能力的培养。

每个学生要不断总结,找出适合自己的有效学习方法,一般情况下,要学好医用化学这门课,应当培养以下五个习惯:一是要有制定学习计划的习惯,这样,学习就会具有主动性,容易适应学习环境;二是要有预习的习惯,预习会使你的学习具有针对性,上课前要通览即将要学习的内容,对重点、难点要有所了解;三是要有课堂记笔记的习惯;四是要有认真听课的习惯,课堂上要跟上老师的思路,老师讲到一个概念,自己就要想为什么要建立这一概念,它的内涵是什么,作用是什么,等等;五是要有及时复习的习惯。一节课结束以后要及时回顾所学内容,明确哪些内容已掌握,哪些还没有掌握,对没有掌握的部分要及时复习,可以看课堂笔记,和同学讨论,或者请教老师。

四、法定计量单位

(一)法定计量单位内容

法定计量单位是国家以法制的形式,明确规定并且允许在全国范围内统一实行的计量单位。凡属于一个国家的法定计量单位,在这个国家的任何地区、任何领域及所有人员都应按规定要求严格加以采用。

1984 年 2 月 27 日,国务院发布了《关于在我国统一实行法定计量单位的命令》,公布了《中华人民共和国法定计量单位》。这样,以法规的形式把我国的计量单位统一起来,并约束人们要正确使用。

我国的法定计量单位是以国际单位制单位为基础,并根据我国的实际情况,适当地选用一些非国际单位制单位构成的。其内容包括:

1.国际单位制单位（基本单位、具有专门名称的导出单位和辅助单位）

国际单位制单位是由 SI 单位(包括 SI 基本单位、SI 导出单位)、SI 词头和 SI 单位的十进倍数和分数单位三部分构成的。

(1)SI 基本单位 国际单位制的 SI 基本单位为米、千克、秒、安培、开尔文、摩尔和坎德拉。

(2)具有专门名称的 SI 导出单位 SI 导出单位是由 SI 基本单位按定义方程式导出的,具有专门名称的 SI 导出单位总共有 21 个。例如:牛顿、摄氏度、焦、伏等。

(3)SI 词头 为了表示某种量的不同值,只有一个主单位显然是不行的,SI 词头的功能就是与 SI 单位组合在一起,构成十进制的倍数单位和分数单位。在国际单位制中,共有 20 个 SI 词头(详见附录)。

2.国家选定的非国际单位制单位

国家选定的非国际单位制单位共有 16 个。这 16 个单位中既有国际计量委员会允许的、在国际上保留的单位,也有我国根据本国具体情况自行选定的非国际单位制单位。例如:时间单位的"分""时""天",体积单位"升",重量单位"吨"等。

3.由以上单位构成的组合形式的单位

组合单位是指两个或两个以上的单位,用乘除形式组合而成的新单位。构成组合单位可以是国际单位制的基本单位、具有专门名称的导出单位、国家选定的非国际单位制单位,也可以是它们的十进倍数和分数。例如:浓度单位"$mol \cdot L^{-1}$""$g \cdot L^{-1}$",速度单位"$m \cdot s^{-1}$"等。

(二)法定计量单位的使用注意事项

在使用法定计量单位时应注意以下问题:

1.单位的名称或符号要整体使用

一个单位,不论是基本单位、组合单位,还是它们的十进倍数和分数单位,使用时均应作为一个整体来对待。在书写或读音时,不能把一个单位的名称随意拆开,更不能在其中插入数值。例如,"20℃"应写成或读成"20 摄氏度",不能写成和读成"摄氏 20 度"。

2.单位的国际符号和中文符号不应混用

例如,速度的单位表示为"m/秒"就是单位的国际符号和中文符号的混用,应写成"m·s^{-1}"或写成"米/秒"。这里有一个例外,"℃"是摄氏度的国际单位符号,但它又可作为中文符号。

3.量值应正确表述

例如,5～7kg 不应写成 5kg～7kg;1.81m 不应写成 1m81cm。选用倍数或分数单位时,一般应使数值处于 0.1～1000 范围内。例如,0.00394m 应写成 3.94mm。当数值位数较多时,由小数点向左或向右,每三位数留一空隙,以方便读数。

 目标检测

一、填空题

1.国际单位制单位是由＿＿＿＿＿、＿＿＿＿＿和＿＿＿＿＿三部分构成。

2.下列描述的正确表达是 50℃＿＿＿＿＿;3g·L^{-1}＿＿＿＿＿。

3.医用化学全书分为＿＿＿＿＿、＿＿＿＿＿和＿＿＿＿＿三部分。

4.化学发展的三个时期＿＿＿＿＿、＿＿＿＿＿和＿＿＿＿＿。

二、简答题

1.国际单位制的 SI 基本单位有几个?

2.根据自身的特点结合自己的学习经验,谈如何学好医用化学。

3.查找适合自己学习的化学网站。

(高吉仁)

第二章 溶液的浓度和渗透压

🔵 学习目标

【掌握】物质的量浓度,质量浓度,质量分数,体积分数的定义。

【熟悉】溶液组成标度的计算及相互间的换算,渗透现象及产生的条件,渗透压力与浓度、温度的关系。

【了解】渗透压力在医学上的意义。

第一节 溶液的组成标度

溶液的组成标度是用来描述溶液中溶质和溶剂相对含量的,常见的表示方法有以下几种。

一、物质的量浓度

物质的量浓度是指溶液中溶质 B 的物质的量 n_B 与溶液总体积 V 的比值,常简称为浓度,用符号 c_B 表示:

$$c_B = \frac{n_B}{V} \qquad \qquad 公式(2-1)$$

物质的量浓度的 SI 单位是 $mol \cdot m^{-3}$,实际应用时 $mol \cdot L^{-1}$、$mmol \cdot L^{-1}$ 更为常见。

若已知溶质 B 的质量 m_B,那么物质的量浓度可以表示为:

$$c_B = \frac{m_B/M_B}{V} \qquad \qquad 公式(2-2)$$

需要注意的是,使用物质的量浓度时必须指明物质的基本单元,如:$c(H_2SO_4) = 1mol \cdot L^{-1}$,$c(\frac{1}{2}H_2SO_4) = 1mol \cdot L^{-1}$,$c(Mg^{2+}) = 0.2mol \cdot L^{-1}$ 等。

【例 2-1】已知 50ml 正常人血清中含有 50mg 葡萄糖,计算血清中葡萄糖的物质的量浓度。

解:根据公式(2-2)可得:

$$c_B = \frac{50mg/180g \cdot mol^{-1}}{0.05L} = 5.6mmol \cdot L^{-1}$$

课堂练习 2-1 正常人血浆中每 100ml 含有 Na^+ 326mg、HCO_3^- 164.7mg、Ca^{2+} 10mg,它们的物质的量浓度(单位 $mmol \cdot L^{-1}$)各为多少?

二、质量分数

质量分数是指溶质的质量 m_B 与溶液总质量 m 的比值,用符号 ω_B 表示:

$$\omega_B = \frac{m_B}{m} \qquad \text{公式}(2-3)$$

使用时 m_B 和 m 需保持单位的统一,因此质量分数没有单位,常用百分数或小数表示。通常所说的浓盐酸是指质量分数大于 37% 的盐酸,常用浓硫酸的质量分数为 98%,市售浓硝酸的质量分数约为 65%。

质量分数 ω_B 和物质的量浓度 c_B 之间的关系为:

$$c_B = \frac{\omega_B \cdot \rho}{M_B} \qquad \text{公式}(2-4)$$

【例 2-2】质量分数为 0.37 的盐酸溶液,其密度为 $1.19\text{kg} \cdot \text{L}^{-1}$,问该盐酸溶液的物质的量浓度是多少?

解:已知 $\rho = 1.19\text{kg} \cdot \text{L}^{-1}$, $M(\text{HCl}) = 36.5\text{g} \cdot \text{mol}^{-1}$

根据公式(2-4)

$$c(\text{HCl}) = \frac{\omega_B \cdot \rho}{M_B} = \frac{0.37 \times 1.19\text{kg} \cdot \text{L}^{-1} \times 1000}{36.5\text{g} \cdot \text{mol}^{-1}} = 12.1\text{mol} \cdot \text{L}^{-1}$$

三、质量浓度

质量浓度是指溶质 B 的质量 m_B 除以溶液的总体积 V,用符号 ρ_B 表示:

$$\rho_B = \frac{m_B}{V} \qquad \text{公式}(2-5)$$

质量浓度的 SI 单位是 $\text{kg} \cdot \text{m}^{-3}$,医学上常用 $\text{g} \cdot \text{L}^{-1}$,$\text{mg} \cdot \text{L}^{-1}$,$\mu\text{g} \cdot \text{L}^{-1}$ 表示。

质量浓度要与密度区分开,密度 ρ 表示的是溶液的总质量与溶液总体积的比值:即 $\rho = \frac{m}{V}$,因此 ρ 与 ρ_B 之间的关系为:

$$\rho_B = \rho \cdot \omega_B \qquad \text{公式}(2-6)$$

物质 B 的质量浓度 ρ_B 和物质的量浓度 c_B 之间的关系可表示为:

$$\rho_B = c_B \cdot M_B \qquad \text{公式}(2-7)$$

【例 2-3】已知 Ca^{2+} 离子质量浓度 $100\text{mg} \cdot \text{L}^{-1}$,用物质的量浓度表示是多少 $\text{mmol} \cdot \text{L}^{-1}$?

解:根据公式(2-7)可得:

$$c_B = \frac{\rho_B}{M_B} = \frac{100\text{mg} \cdot \text{L}^{-1}}{40\text{g} \cdot \text{mol}^{-1}} = 2.5\text{mmol} \cdot \text{L}^{-1}$$

世界卫生组织建议,在医学上表示体液的组成时,凡是相对分子质量已知的物质,均应使用物质的量浓度表示;相对分子质量未知的物质,则可用质量浓度来表示。对于注射液,世界卫生组织认为在大多数情况下,标签上应同时注明质量浓度和物质的量浓度。如用于静脉注射的生理盐水瓶上注明的 0.9% 即为质量浓度,表示每 100ml 生理盐水溶液中含有溶质 NaCl 的质量为 0.9g,同时还应标明物质的量浓度为 $0.154\text{mol} \cdot \text{L}^{-1}$。

【例 2-4】某患者需要补充 0.45g NaCl,需要生理盐水多少毫升?

解:假设需要生理盐水 V ml,那么满足

$$\frac{0.45\text{g}}{V\text{ ml}} = \frac{0.9\text{g}}{100\text{ml}} \qquad \text{计算可得:} V = 50\text{ml}$$

四、体积分数

在相同的温度和压力下,溶质 B 的体积 V_B 除以溶液的体积 V 称为物质 B 的体积分数,用 φ_B 表示。

$$\varphi_B = \frac{V_B}{V} \qquad\qquad 公式(2-8)$$

代入公式时需保持 V_B 和 V 单位的统一,因此体积分数 φ_B 没有单位,常用百分数或小数表示。混合物中各成分的体积分数之和为 1。需要注意的是使用体积分数时,是以忽略溶液混合时的体积变化为前提的。如医用酒精上标注的 75% 即为体积分数,表示 100 体积的医用酒精溶液中含有 75 体积的乙醇。

五、溶液的稀释与配制

在配制和稀释溶液的过程中始终遵循一个原则:稀释或配制前后溶质的物质的量是固定不变的,即

$$n_前 = n_后 \quad 或 \quad c_前 V_前 = c_后 V_后 \qquad\qquad 公式(2-9)$$

应用时可以按照公式(2-9)建立等式进行计算。

【例 2-5】 如何用 95% 的酒精溶液配制 1L 70% 的酒精溶液?

解: 假设需要 95% 的酒精 V ml,根据公式(2-9)

$$95\% V = 70\% \times 1000 \qquad 解得 V = 736.84\text{ml}$$

准确量取 736.84ml 的 95% 酒精于 1L 的容量瓶,加水定容即可。

【例 2-6】 用 98% 的浓硫酸(密度为 $1.84\text{g} \cdot \text{ml}^{-1}$)配制 $0.5\text{mol} \cdot \text{L}^{-1}$ 的稀硫酸 500ml,求所需浓硫酸的体积?

解: 假设需要浓硫酸 V ml,根据公式(2-4)与公式(2-9)

$$\frac{1.84\text{g} \cdot \text{ml}^{-1} \times 0.98V}{98\text{g} \cdot \text{mol}^{-1}} = 0.5\text{mol} \cdot \text{L}^{-1} \times 0.5\text{L} \qquad V \approx 13.59\text{ml}$$

第二节　溶液的渗透压

一、渗透现象和渗透压

(一)渗透现象

在连通器两侧同时注入等量的水和蔗糖溶液,如图 2-1(a)所示,开始连通器两侧液面等高,但是各处浓度并不相同,经过一段时间后发现连通器两侧液面仍然等高并且各处浓度相同。像这种物质分子从高浓度区域自发向低浓度区域转移,直到均匀分布的现象称为扩散。

在上述装置的中间部分加上一层特殊的膜,这种膜只允许水分子通过而蔗糖分子不能通过,如图 2-1(b)所示,然后在连通器两侧同时注入等量的水和蔗糖溶液,开始连通器两侧液面等高,经过一段时间后连通器两侧的液面高度发生了改变,水一侧的液面下降,蔗糖溶液一侧的液面上升。

这种只允许某些小分子物质通过,而不允许另外一些大分子物质通过的薄膜称为半透膜。

细胞膜、膀胱膜、毛细血管壁等生物膜都具有半透膜的性质。人工制造的火棉胶膜、玻璃纸、羊皮纸等也属于半透膜。

溶剂通过半透膜自发进入溶液的过程称为渗透现象。

如果在上述 2-1(b)装置两侧加入的液体是等量水或者是浓度相同的蔗糖溶液,那么液面高度是不会发生变化的,说明没有渗透现象发生。由此可见渗透现象必备的两个条件:一是半透膜;二是半透膜两侧的溶液存在浓度差(即单位体积液体中溶剂粒子数不相等)。可见,渗透是半透膜存在下的一种特殊的扩散现象。

渗透开始时半透膜两侧均有溶剂分子出入,只是由于单位体积内水分子个数不相同,因此水分子由纯水进入蔗糖溶液的扩散速率大于由蔗糖溶液进入纯水的速率,水的净转移方向表现为从纯水到蔗糖溶液,因此渗透方向为从溶剂分子多的一侧指向溶剂分子少的一侧,即从纯溶剂到稀溶液或从稀溶液到浓溶液。渗透现象使水一侧液面下降,蔗糖溶液一侧液面上升。直到液面上升到一定高度,产生的静水压不断增大,使纯水进入蔗糖溶液的扩散速率减小,反方向扩散速率增大,一直到两侧扩散速率相等时,达到渗透平衡。

渗透现象的结果是减小了半透膜两侧溶液的浓度差。

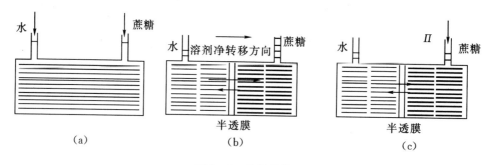

图 2-1　渗透现象

(二)渗透压

在图 2-1(b)实验中欲使半透膜两侧液面的高度相等并保持不变,必须在蔗糖溶液上方施加压力才能实现,如图 2-1(c)。这种为保持渗透平衡而额外施加的压力称为该蔗糖溶液的渗透压,用符号 Π 表示,单位为 Pa 或 kPa。

需要注意的是,如果半透膜隔开的是两个浓度不同的溶液,那么在浓溶液上方施加的渗透压并不代表浓溶液的渗透压,而是膜两侧浓溶液与稀溶液的渗透压之差。

2-1(c)实验中如果额外施加的压力大于渗透压,那么渗透方向为溶剂分子从浓溶液进入稀溶液,这种现象称为反向渗透。反向渗透技术常用于海水淡化、废水处理以及食品、医药工业、化学工业的提纯、浓缩、分离等方面。

二、渗透压与溶液浓度、温度的关系

渗透压的大小可用渗透计测定,也可以用渗透平衡时高出水面的溶液对下部产生的静水压力来表示。

在理论上这些方法都不适用,1886 年范特霍夫(J. H. van't Hoff)根据实验数据得出了渗透压和溶液浓度、温度之间的定量关系:

$$\Pi V = n_B RT \qquad \text{或} \qquad \Pi = c_B RT \qquad\qquad \text{公式}(2-10)$$

公式(2-10)称为范特霍夫公式,也叫渗透压公式。式中 Π 为稀溶液的渗透压,V 为溶液的体积,n_B 为溶质的物质的量,T 为绝对温度,c_B 为溶液的浓度,R 为气体常数,其值为 $8.314\,\mathrm{J \cdot K^{-1} \cdot mol^{-1}}$,$R$ 的数值与 π 和 V 的单位有关。

课堂练习 2-2　将 $2.00\mathrm{g}$ 蔗糖($C_{12}H_{22}O_{11}$)溶于水,配制成 $50.0\mathrm{ml}$ 溶液,在 $37℃$ 时溶液的渗透压力是多少?

范特霍夫公式表示:在一定温度下,难挥发性非电解质稀溶液的渗透压只与溶液的浓度(单位体积溶液中所含溶质的粒子数)和温度成正比,而与溶质的本性无关。例如,浓度均为 $0.1\,\mathrm{mol \cdot L^{-1}}$ 的葡萄糖溶液和蔗糖溶液,二者都是非电解质,浓度 c 相同,根据范特霍夫公式可得两溶液的渗透压相等。但是相同浓度的 $NaCl$ 溶液和蔗糖溶液的渗透压是不相等的。这是因为 $NaCl$ 溶液是电解质,每个 $NaCl$ 粒子可以解离成 1 个 Na^+ 和 1 个 Cl^-;而蔗糖溶液是非电解质,不会发生解离。单位体积 $NaCl$ 溶液中的溶质微粒数大约是相同浓度蔗糖溶液的 2 倍,其他条件相同,$NaCl$ 溶液的渗透压约为同浓度蔗糖溶液渗透压的 2 倍。

因此,用范特霍夫公式计算电解质溶液的渗透压时需要引入一个校正因子 i,即:

$$\Pi = icRT \qquad\qquad \text{公式}(2-11)$$

i 是电解质的一个"分子"在溶液中能产生的质点数。(如:AB 型 $i=2$;AB_2 或 A_2B 型 $i=3$)。

【例 2-7】已知生理盐水的规格为 $500\mathrm{ml}$ 中含 $NaCl$ $4.5\mathrm{g}$,求该溶液的质量浓度、物质的量浓度和 $37℃$ 时的渗透压。($M(NaCl)=58.5\,\mathrm{g \cdot mol^{-1}}$)

解:根据公式(2-5):$\rho_B = \dfrac{m_B}{V} = \dfrac{4.5\mathrm{g}}{0.5\mathrm{L}} = 9\,\mathrm{g \cdot L^{-1}}$

根据公式(2-7):$\rho_B = c_B \cdot M_B$　　$c_B = \dfrac{\rho_B}{M_B} = \dfrac{9\,\mathrm{g \cdot L^{-1}}}{58.5\,\mathrm{g \cdot mol^{-1}}} = 0.154\,\mathrm{mol \cdot L^{-1}}$

$NaCl$　$i=2$,摩尔质量为 $58.5\,\mathrm{g \cdot mol^{-1}}$

根据公式(2-11):$\Pi = icRT = 2 \times 0.154\,\mathrm{mol \cdot L^{-1}} \times 8.314\,\mathrm{J \cdot K^{-1} \cdot mol^{-1}} \times 310\mathrm{K} = 7.93 \times 10^3\,\mathrm{kPa}$

第三节　渗透压在医学上的意义

一、医学中的渗透浓度

存在于人体的细胞液、组织间液、血液以及各腺体的分泌液等溶液总量占人体体重的 70% 左右。在正常情况下,人体各处的渗透压是相对稳定的。渗透压的相对稳定在维持人体各组织细胞的正常形态、内环境稳定等方面发挥着重大的作用。

依据范特霍夫公式,由于正常人体温恒定,体液的渗透压只与单位体积溶液中的溶质粒子总数有关。能产生渗透效应的粒子统称为渗透活性物质。渗透活性物质总的物质的量除以溶液体积称为溶液的渗透浓度,用符号 c_{os} 表示,常用单位为 $\mathrm{mol \cdot L^{-1}}$ 或 $\mathrm{mmol \cdot L^{-1}}$。

二、等渗、低渗和高渗溶液

医学上的等渗、低渗和高渗溶液是以正常人体血浆总渗透压作为比较标准的。$37℃$ 时血

浆渗透压为 $720\sim820kPa$，相当于渗透浓度为 $280\sim320mmol\cdot L^{-1}$，习惯上常用渗透浓度来表示和比较溶液渗透压的大小。渗透压在 $280\sim320mmol\cdot L^{-1}$ 范围内的溶液称为等渗溶液。临床上常用的等渗溶液有 $9.0g\cdot L^{-1}NaCl$ 溶液、$12.5g\cdot L^{-1}NaHCO_3$ 溶液、$50.0g\cdot L^{-1}$ 葡萄糖溶液、$18.7g\cdot L^{-1}$ 乳酸钠溶液等。渗透压低于 $280mmol\cdot L^{-1}$ 的溶液称为低渗溶液，渗透压高于 $320mmol\cdot L^{-1}$ 的溶液称为高渗溶液。

等渗溶液在医学上具有重要的意义。患者补液时，应用等渗溶液是基本原则。因为在等渗条件下，红细胞才能维持正常的形态和生理活性。

若给患者输入大量的高渗溶液，红细胞处于高渗环境中，细胞外液的渗透压高于细胞内液，红细胞内的水分子向细胞外渗透，红细胞失水皱缩，形成胞浆分离；皱缩的红细胞相互碰撞黏合在一起，容易形成血栓；反之，若给患者输入大量的低渗溶液，细胞外液的渗透压低于细胞内液，水分子向细胞内渗透，在显微镜下可以看到，红细胞逐渐肿胀直至破裂，出现溶血现象，如图 2-2。

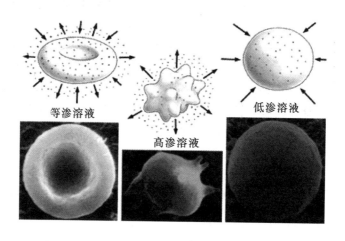

等渗溶液　高渗溶液　低渗溶液

图 2-2　红细胞在等渗、高渗及低渗溶液中的形态

三、晶体渗透压和胶体渗透压

晶体渗透压和胶体渗透压是生理学和心血管医学名词。血浆中含有低分子的晶体物质（如氯化钠、葡萄糖和碳酸氢钠等）和高分子的胶体物质（如蛋白质），因此血浆中的渗透压是这两类物质所产生渗透压的总和。其中由低分子晶体物质产生的渗透压叫做晶体渗透压，晶体渗透压对维持细胞内外的水盐平衡起重要作用；由高分子胶体物质产生的渗透压叫做胶体渗透压，胶体渗透压对维持毛细血管内外的水盐平衡起主要作用。

 知识链接

在淡水中游泳和在海水中游泳的区别

人在淡水中游泳时，眼睛会红胀，并有疼痛的感觉，而在海水中游泳时又会感到眼睛干涩，原因是人眼球壁的膜结构相当于半透膜，当眼睛处于高浓度（高渗）或低浓度（低渗）溶液时，就会发生渗透现象，渗透方向总是由低渗溶液指向高渗溶液。人在低渗的淡水中游泳时，水的净转移方向主要是通过眼球壁膜由眼外流向眼内,故眼睛感觉胀痛,而在高渗的海水中游泳时,水净转移方向主要是通过眼球壁膜由眼内流向眼外,故眼睛感觉干涩。

 学习小结

➤　　物质的量浓度、质量分数、质量浓度、体积分数是几种常见的溶液组成标度的表示方法,用来表示溶液中溶质和溶剂相对含量的多少。在学习过程中要从名称、符号、计算公式、单位及换算关系等方面予以掌握。

➤　　两种浓度不同的溶液用半透膜隔开时,会发生渗透现象,渗透方向为从稀溶液向浓溶液或从纯溶剂到稀溶液。渗透现象的发生使半透膜两侧浓度差减小。为维持渗透平衡而额外施加的力称为渗透压。在一定条件下,渗透压是可以通过范特霍夫公式计算得到的,在使用该公式时,要注意其适用条件是难挥发性非电解质稀溶液。若计算电解质稀溶液的渗透压,需在前面加一个校正系数 i。另外,还要注意 R 的取值与 π 和 V 的单位的一致。

➤　　正常人体血浆中渗透浓度为 $280\sim320 mmol \cdot L^{-1}$,渗透浓度低于 $280 mmol \cdot L^{-1}$ 的为低渗溶液,红细胞在此类溶液中会发生溶血现,渗透浓度高于 $320 mmol \cdot L^{-1}$ 的为高渗溶液,红细胞在此类溶液中发生皱缩现象。要求掌握几种常见的等渗溶液,并学会判断红细胞在不同浓度溶液中发生的现象。

目标检测

一、选择题

1. 人体血液中平均每 100ml 中含 19mg K^+ 离子,则 K^+ 的浓度为多少 $mmol \cdot L^{-1}$　　（　　）
　A. 49　　　　　　　B. 2.5　　　　　　C. 25　　　　　　D. 4.9

2. 500ml 水中含有 25g 葡萄糖,该葡萄糖溶液的质量浓度为多少 $g \cdot L^{-1}$　　（　　）
　A. 25　　　　　　　B. 50　　　　　　　C. 0.05　　　　　D. 0.025

3. 下列符号中表示体积分数的是　　　　　　　　　　　　　　　　　　　　　（　　）
　A. φ_B　　　　　　　B. ρ_B　　　　　　C. ω_B　　　　　　D. c_B

4. 配制 $1 g \cdot L^{-1}$ 的新洁尔灭消毒液 1000ml,需要 $20 g \cdot L^{-1}$ 的新洁尔灭消毒液的体积是
　　　　　　　　　　　　　　　　　　　　　　　　　　　　　　　　　　（　　）
　A. 100ml　　　　　　B. 50ml　　　　　　C. 2000ml　　　　D. 20ml

5. 相同温度下,物质的量浓度相等的下列水溶液渗透压最小的是　　　　　　　（　　）
　A. $C_6H_{12}O_6$　　　　B. $BaCl_2$　　　　　C. HAc　　　　　D. NaCl

6. 用半透膜隔开两种不同浓度的蔗糖溶液,为了保持渗透平衡,必然在浓蔗糖溶液上方施加一定的压力,这个压力就是　　　　　　　　　　　　　　　　　　　　　（　　）
　A. 浓蔗糖溶液的渗透压　　　　　　　　B. 稀蔗糖溶液的渗透压
　C. 两种蔗糖溶液的渗透压之和　　　　　D. 两种蔗糖溶液的渗透压之差

7. 下列各溶液中,会使红细胞发生溶血现象的溶液是　　　　　　　　　　　　（　　）
　A. $0.2 mol \cdot L^{-1}$ NaCl 溶液　　　　　　B. $0.1 mol \cdot L^{-1}$ $CaCl_2$
　C. $0.3 mol \cdot L^{-1}$ 乳酸钠($C_3H_5O_3Na$)溶液　D. $0.2 mol \cdot L^{-1}$ 蔗糖溶液

8. 下列属于等渗溶液的是 （　）

A. $0.1mol \cdot L^{-1} MgSO_4$ 和 $0.1mol \cdot L^{-1} CaCl_2$

B. $0.2mol \cdot L^{-1}$ 蔗糖和 $0.1mol \cdot L^{-1}$ 果糖

C. $2mol \cdot L^{-1} NaCl$ 和 $4mol \cdot L^{-1}$ 葡萄糖

D. $50g \cdot L^{-1}$ 葡萄糖和 $50g \cdot L^{-1}$ 蔗糖

二、填空题

1. 某患者需要输入 300ml 生理盐水,计算需要 NaCl 的质量为 ＿＿＿＿＿＿ g。

2. 产生渗透现象的条件是 ＿＿＿＿＿＿ 和 ＿＿＿＿＿＿ 。

3. 物质的量浓度为 $2mol \cdot L^{-1}$ 的 NaOH 溶液,其质量浓度为 ＿＿＿＿＿＿ $g \cdot L^{-1}$。

4. 正常人血浆的渗透浓度约为 ＿＿＿＿＿＿ $mmol \cdot L^{-1}$。

三、判断题

1. 相同浓度的 NaCl 溶液和葡萄糖溶液的渗透压相同。 （　）

2. 只要有半透膜存在,渗透现象就可发生。 （　）

3. 表示质量浓度时,质量的单位可以改变,但表示溶液体积的单位只能是 L。 （　）

4. 物质的量就是物质的质量。 （　）

5. 红细胞在 $8g \cdot L^{-1} NaCl$ 溶液中将会发生皱缩现象。 （　）

四、计算题

配制 $0.2mol \cdot L^{-1} HCl$ 溶液 1000ml,需 $\omega_B = 0.36$,密度 $\rho = 1.18kg \cdot L^{-1}$ 的浓盐酸多少 ml?

（吕雅娟）

第三章　缓冲溶液

学习目标

【掌握】酸碱质子理论、共轭酸碱对、酸碱反应的实质,酸碱解离常数及其应用,一元弱酸和一元弱碱溶液 pH 的计算;缓冲溶液的概念、组成和作用机制,缓冲容量的影响因素。

【熟悉】电解质溶液的解离度,水的离子积及水溶液 pH 的表达,同离子效应和盐效应。

【了解】血液中的主要缓冲系及其在稳定血液 pH 过程中的作用。

第一节　电解质溶液

一、弱电解质的解离平衡和解离平衡常数

电解质是指在水溶液或熔融状态下能够导电的物质。根据电解质在水中解离程度的大小可分为强电解质和弱电解质。

在水溶液或熔融状态下完全解离的称为强电解质。常见的强电解质包括:强酸(如 HCl、HNO_3 等),强碱(如 NaOH、$Ba(OH)_2$ 等)以及绝大多数盐。强电解质的解离过程是不可逆的,体系中只存在相应的阴、阳离子。

在水溶液或熔融状态下不完全解离的称为弱电解质。常见的弱电解质包括弱酸(如 HAc、H_2S、H_2CO_3、HCN 等),弱碱(如 $NH_3 \cdot H_2O$、$Al(OH)_3$ 等)以及少数盐($HgCl_2$、$Pb(Ac)_2$ 等)。弱电解质溶液中存在解离平衡,体系中存在大量未解离的弱电解质分子和少量解离出来的阴、阳离子。

例如,HAc 溶于水后存在以下解离平衡:

$$HAc \underset{分子化}{\overset{解离}{\rightleftharpoons}} H^+ + Ac^-$$

一方面少量 HAc 分子解离为 H^+ 和 Ac^-;另一方面溶液中的 H^+ 和 Ac^- 又相互吸引重新结合为 HAc 分子,称为分子化。随着解离的进行,解离速度逐渐减慢,分子化速度逐渐加快,当二者速率相等时溶液中各离子浓度不再变化,达到动态平衡,称为弱电解质的解离平衡。

不同的弱电解质,即使在相同条件下解离程度也是不同的。解离平衡是化学平衡的一种,因此可以用平衡常数来表示解离进行的程度。如 HAc 的解离,其平衡常数为:

$$K_a = \frac{[H^+][Ac^-]}{[HAc]} \qquad 公式(3-1)$$

K_a 称为弱酸的解离平衡常数,简称酸常数;同理,常用 K_b 表示弱碱的解离平衡常数,简称碱常数。

从公式(3-1)可以看出,电解质解离程度越大,相应离子浓度越大,K_a 也越大,电解质的酸性越强。同理,K_b 越大,表明电解质碱性越强。因此,可用解离平衡常数来比较相同条件下同类型弱电解质的相对强弱。如 25℃时,一元弱碱 NH_3(氨)和 $C_6H_5NH_2$(苯胺)的 K_b 分别为 1.79×10^{-5} 和 4.67×10^{-10},可知氨的碱性强于苯胺。

需要注意的是,解离平衡常数只会受到电解质本性和温度的影响,与溶液浓度无关。解离是吸热过程,因此升高温度,弱电解质的解离程度增大,解离平衡常数增大。对于确定的弱电解质而言,其解离平衡常数在一定温度下是定值,可查表得到。

二、解离度

弱电解质解离程度的大小还可以用解离度来定量表示。它是指电解质达到解离平衡时,已解离的分子数和原有分子数之比,用希腊字母 α 表示。

$$\alpha = \frac{已解离的分子数}{原有分子数} \times 100\% \qquad 公式(3-2)$$

解离度是一个比值,没有单位,习惯用百分率表示。如 25℃时,$0.001 \text{mol} \cdot L^{-1}$ HAc 溶液中,每 10000 个 HAc 分子中有 1240 个醋酸分子解离成离子,其解离度为 12.4%。温度升高,解离度会随之增大。但解离度除了受到电解质本性和温度的影响外,还会受到溶液浓度和溶剂极性的影响。溶液浓度越小,解离度越大。同样是 25℃的 HAc 溶液,若浓度变为 $0.1 \text{mol} \cdot L^{-1}$,解离度减小为 1.34%。因此,在表示弱电解质的解离度时,必须要注明溶液温度和浓度。可见对于同种电解质,解离度也不是恒定的。

相同条件下,不同电解质溶液的解离度不同。解离度越大,对应电解质的酸性(或碱性)越强,反之越弱。所以,可以利用解离度来比较不同电解质的相对强弱。如 25℃时,$0.1 \text{mol} \cdot L^{-1}$ HCOOH 和 HCN 的解离度分别为 4.24% 和 0.01%,可以判断 HCOOH 的酸性强于 HCN。

三、同离子效应和盐效应

(一)同离子效应

在已经达到解离平衡的 HAc 溶液中,加入 2 滴甲基橙指示剂,溶液呈红色;加入少量固体 NaAc 后,红色逐渐褪去,最后变成黄色。这是因为强电解质 NaAc 在水中完全解离出 Na^+ 和 Ac^-,溶液中 Ac^- 浓度增大,使 HAc 的解离平衡向左移动。表现为 HAc 的解离度降低,溶液的酸性减弱,酸碱指示剂变色。

$$NaAc(s) \longrightarrow Na^+(aq) + \boxed{Ac^-(aq)}$$

$$HAc(aq) + H_2O(l) \Longrightarrow H_3O^+(aq) + \boxed{Ac^-(aq)}$$

平衡向左移动 Ac^- 浓度增大

这种在已经达到平衡的弱电解质水溶液中,加入与其含有相同离子的易溶强电解质,使解离度降低的现象称为同离子效应。同离子效应影响大,实际计算中不能忽略其影响。

（二）盐效应

若在上述 HAc 溶液体系中加入的固体物质是 NaCl 而非 NaAc,那么 HAc 的解离度会略微增大。因为加入固体 NaCl,使溶液中离子总浓度增大,离子间相互牵制作用增强,阴、阳离子结合形成分子的机会减小,从而使弱电解质分子浓度减小,离子浓度相应增大,解离度增大。

在弱电解质的溶液中,加入不含相同离子的强电解质,使弱电解质的解离度略有增大的效应称为盐效应。产生同离子效应的同时,一定伴随盐效应的发生。但同离子效应的影响比盐效应要大得多,所以一般情况下,盐效应的影响可以忽略。

课堂练习 3-1　在氨水溶液中分别加入 NH_4Cl、NaCl 两种物质,叙述解离平衡移动情况,其中哪种是同离子效应,哪种是盐效应?

第二节　酸碱质子理论

一、酸碱的定义

人们对酸碱的认识经历了漫长的过程。最初认为能使石蕊变红的一类物质就是酸,有涩味能使石蕊变蓝的一类物质就是碱。后来拉瓦锡提出酸的氧理论,终因无氧酸的出现被推翻;19 世纪末瑞典化学家阿伦尼乌斯提出了电离学说,使人们对酸碱的认识上升到理性的阶段,但这一理论将酸碱的定义局限在水溶液中,对非水体系中的现象无法给予合理解释。

直到 1923 年,丹麦物理学家布朗斯台德和英国化学家劳莱同时提出了酸碱质子理论,使酸碱理论的适用范围扩展到非水体系乃至无溶剂体系。但是它无法解决不含氢元素的物质为什么是酸等问题。后来又陆续提出了酸碱电子理论和软硬酸碱理论,也都有各自的弊端。这里主要介绍被普遍认可、最具实用性的酸碱质子理论。

酸碱质子理论对酸和碱的解释是:凡能给出质子（H^+）的物质都是酸,如 HAc、H_3PO_4、HCO_3^-、NH_4^+ 等。凡能接受质子的物质都是碱,如 Ac^-、$H_2PO_4^-$、CO_3^{2-}、NH_3 等。质子理论中的酸和碱既可以是离子,也可以是中性分子;而且酸和碱之间存在特定的对应关系,如

$$酸 \Longrightarrow 质子 + 碱$$
$$HAc \Longrightarrow H^+ + Ac^-$$
$$HCl \Longrightarrow H^+ + Cl^-$$
$$H_3PO_4 \Longrightarrow H^+ + H_2PO_4^-$$
$$H_2CO_3 \Longrightarrow H^+ + HCO_3^-$$
$$HCO_3^- \Longrightarrow H^+ + CO_3^{2-}$$
$$NH_4^+ \Longrightarrow H^+ + NH_3$$
$$H_3O^+ \Longrightarrow H^+ + H_2O$$
$$H_2O \Longrightarrow H^+ + OH^-$$
$$HA \Longrightarrow H^+ + A^-$$

按照质子得失的方向,酸也称为质子给予体,碱也称为质子接受体。酸失去一个质子形成的碱称为其共轭碱,碱获得一个质子后就形成其共轭酸。由得失一个质子而形成对应关系的一对酸碱,称为共轭酸碱对。共轭酸碱对一定是同时存在的。

还有一类物质,既可以失去质子显酸性,也可以得到质子显碱性,称为两性物质。常见的两性物质有 H_2O、NH_3、C_2H_5OH 以及多元弱酸的酸式盐如 $H_2PO_4^-$、HCO_3^- 等。氨基酸中由于同时含有氨基和羧基,具备酸和碱的性质,也属于两性物质。

二、酸碱反应的实质

酸碱质子理论认为,酸碱反应的实质是质子在两个共轭酸碱对之间的传递反应,质子由酸转移给了碱,例如:

$$\overset{\overset{\displaystyle H^+}{\big\downarrow}}{HCl} + NH_3 \rightleftharpoons Cl^- + NH_4^+$$

$$\text{酸}_1 \quad \text{碱}_2 \quad \text{碱}_1 \quad \text{酸}_2$$

在上述反应中,存在两个共轭酸碱对:HCl(酸$_1$)—Cl$^-$(碱$_1$)和 NH$_3$(碱$_2$)—NH$_4^+$(酸$_2$)。反应时,HCl(酸$_1$)失去质子形成 Cl$^-$(碱$_1$),质子被 NH$_3$(碱$_2$)得到形成 NH$_4^+$(酸$_2$)。酸碱反应完成后,会形成一种新酸和一种新碱。反应的方向总是由较强的酸碱自发生成较弱的酸碱。

质子的传递同样可以解释盐类水解反应、酸碱中和反应及非水溶液中的反应。例如:

$$NH_4^+ + H_2O \rightleftharpoons NH_3 + H_3O^+$$

$$HAc + OH^- \rightleftharpoons AC^- + H_2O$$

$$NH_4Cl + NaNH_2 \rightleftharpoons 2NH_3 + NaCl \text{(液氨中的酸碱中和反应)}$$

第三节　水的解离及溶液的 pH

一、水的解离和水的离子积常数

两性物质既可以得到质子也可以失去质子,因此在它们的分子之间会发生质子的传递反应,称为质子自递反应。质子自递反应发生在水分子之间就称为水的质子自递反应:

$$\overset{\overset{\displaystyle H^+}{\big\downarrow}}{H_2O(l)} + H_2O(l) \rightleftharpoons OH^-(aq) + H_3O^+(aq)$$

平衡常数表示为:

$$K = \frac{[OH^-][H_3O^+]}{[H_2O][H_2O]} \qquad \text{公式(3-3)}$$

体系中水是大量存在的,平衡浓度视为1,上式简化为

$$K_w = [H^+][OH^-] \qquad \text{公式(3-4)}$$

K_w 称为水的质子自递平衡常数,简称水的离子积。K_w 与温度有关,温度升高,K_w 增大。

$$0℃ \text{ 时} \quad K_w = [H^+][OH^-] = 1.15 \times 10^{-15}$$

$$25℃ \text{ 时} \quad K_w = [H^+][OH^-] = 1.01 \times 10^{-14} \qquad \text{公式(3-5)}$$

$$100℃ \text{ 时} \quad K_w = [H^+][OH^-] = 5.44 \times 10^{-13}$$

因为纯水中[H$^+$]与[OH$^-$]相等,带入公式(3-5)可得:

$$[H^+] = [OH^-] = \sqrt{K_w} \approx 1.0 \times 10^{-7}$$

公式(3-5)不仅适用于纯水,也适用于所有的稀水溶液。例如:25℃时,纯水的 K_w 为 1.01×10^{-14};在水中加入 2 滴浓盐酸,此时溶液仍满足 $[H^+][OH^-] = 1.01 \times 10^{-14}$。只是由于浓盐酸的加入,使溶液中 $[H^+]$ 增大,水的解离平衡向左移动,$[OH^-]$ 减小。

公式(3-5)在讨论共轭酸碱对的 K_a 和 K_b 的关系时也有非常重要的作用。例如共轭酸碱对 HA-A$^-$ 的解离平衡式及相应的 K_a、K_b 分别为:

$$HA(aq) + H_2O(l) \Longrightarrow H_3O^+(aq) + A^-(aq)$$

$$K_a = \frac{[H^+][A^-]}{[HA]}$$

$$A^-(aq) + H_2O(l) \Longrightarrow HA(aq) + OH^-(aq)$$

$$K_b = \frac{[HA][OH^-]}{[A^-])}$$

K_a 与 K_b 相乘:

$$K_a \cdot K_b = \frac{[H^+][A^-]}{[HA]} \times \frac{[HA][OH^-]}{[A^-]} = [H^+][OH^-] = K_w$$

即　　　　　$K_a \cdot K_b = K_w = 1.0 \times 10^{-14}$　　　　　　　　公式(3-6)

通过公式(3-6)可以看出:

①共轭酸的酸性越强(K_a 越大),其共轭碱的碱性越弱(K_b 越小);反之亦然。

②已知共轭酸的酸常数 K_a,即可通过公式(3-6)求出其共轭碱的 K_b。同理,可以由 K_b 求得 K_a。

【例3-1】已知 25℃时 NH$_3 \cdot$ H$_2$O 的 K_b 为 1.78×10^{-5},求 NH$_4^+$ 的 K_a 值。

解: $K_a = \dfrac{K_w}{K_b} = \dfrac{1.0 \times 10^{-14}}{1.78 \times 10^{-5}} = 5.6 \times 10^{-10}$

二、溶液 pH 和酸碱性

pH 是描述溶液中氢离子活度的一种标度,用来表示溶液的酸碱程度。这种表示方法是丹麦生物化学家泽伦森(Soernsen)在 1909 年提出的,用来解决当溶液中 $[H^+]$、$[OH^-]$ 较小时,直接表示浓度的不便。数学上定义 pH 为氢离子浓度的负对数。即:

$$pH = -\lg[H^+] \qquad\qquad 公式(3-7)$$

同理　　　　　　　$$pOH = -\lg[OH^-] \qquad\qquad 公式(3-8)$$

pH 一般在 0～14 之间,用来表示 H$^+$ 或 OH$^-$ 浓度在 $1 \sim 10^{-14}$ mol·L^{-1} 的溶液。若溶液浓度在这个范围以外,直接用浓度 c(mol·L^{-1})表示。

25℃纯水或稀水溶液中满足 $[H^+][OH^-] = 1.0 \times 10^{-14}$,两边取负对数,可得:

$$pH + pOH = 14$$

体系中 H$^+$ 或 OH$^-$ 浓度的改变能使水的解离平衡发生移动。溶液的酸碱性取决于溶液中 H$^+$ 或 OH$^-$ 浓度的相对大小。任意温度的溶液,$[H^+] > [OH^-]$ 时呈酸性,$[H^+] = [OH^-]$ 时呈中性,$[H^+] < [OH^-]$ 时呈碱性。25℃时纯水的 pH 为 7。但在非水溶液或非标准温度和压力的条件下,pH＝7 可能并不代表溶液呈中性,如 373K(100℃)的温度下,pH＝6 为中性溶液。

三、一元弱酸、一元弱碱溶液 pH 的计算

弱电解质部分解离,可以根据其得失质子的数目分为一元和多元弱电解质。只能给出一个质子的称为一元弱酸,能给出多个质子的称为多元弱酸;只能接受一个质子的称为一元弱碱,能接受多个质子的称为多元弱碱。这里主要讨论一元弱酸和一元弱碱溶液 pH 的计算方法。

(一)一元弱酸溶液 pH 的计算

以一元弱酸 HA 进行讨论,其水溶液中存在以下平衡:

$$HA(aq) + H_2O(l) \rightleftharpoons H_3O^+(aq) + A^-(aq) \qquad K_a = \frac{[H^+][A^-]}{[HA]}$$

$$H_2O(l) + H_2O(l) \rightleftharpoons OH^-(aq) + H_3O^+(aq) \qquad K_w = [H^+][OH^-]$$

为求得溶液中的[H$^+$],作以下近似处理:

1. 忽略水的解离

当 $c_0 \cdot K_a \geqslant 20K_w$ 时,认为水的解离程度很小,可以忽略不计,[H$^+$]只来源于弱酸。设 HA 浓度为 c_0,解离出的氢离子为 x

$$HA(aq) + H_2O(l) \rightleftharpoons H_3O^+(aq) + A^-(aq)$$

起始浓度: $\quad c_0 \qquad\qquad\qquad\qquad 0 \qquad\qquad 0$

平衡浓度: $\quad c_0 - x \qquad\qquad\qquad\quad x \qquad\qquad x$

则

$$K_a = \frac{[H^+][A^-]}{[HA]} = \frac{x^2}{c_0 - x}$$

2. 忽略弱酸的解离

当 $c_0/K_a \geqslant 500$ 时,表示解离出的 x 相对于 c_0 很小,可以忽略不计,得 $c_0 - x \approx c_0$,

$$K_a = \frac{x^2}{c_0 - x} \approx \frac{x^2}{c_0} \qquad x \approx \sqrt{c_0 \cdot K_a}$$

因此,当同时满足 $c_0 \cdot K_a \geqslant 20K_w$、$c_0/K_a \geqslant 500$ 时,可推导出计算一元弱酸溶液 pH 的最简式

$$[H^+] \approx [A^-] = \sqrt{c_0 \cdot K_a} \qquad\qquad 公式(3-9)$$

【例 3-2】计算 $0.1mol \cdot L^{-1}$ HAc 溶液中的[H$^+$]和 pH。已知 HAc 的 $K_a = 1.74 \times 10^{-5}$。

解:∵ $c_0 \cdot K_a = 0.1 \times 1.74 \times 10^{-5} \geqslant 20K_w \qquad c_0/K_a = 0.1/1.74 \times 10^{-5} > 500$

∴ $[H^+] = \sqrt{c_0 \cdot K_a} = \sqrt{0.1 \times 1.74 \times 10^{-5}} = 1.32 \times 10^{-3} mol \cdot L^{-1}$

$$pH = -\lg [H^+] = -\lg 1.32 \times 10^{-3} = 2.88$$

(二)一元弱碱溶液 pH 的计算

同理,对一元弱碱 B 来说,当体系满足 $c_0 \cdot K_b \geqslant 20K_w$、$c_0/K_b \geqslant 500$ 时,可以按照最简式计算出溶液中的[OH$^-$],再按照[H$^+$]和[OH$^-$]定量关系计算溶液中的[H$^+$]。

$$[OH^-] = [HB] = \sqrt{c_0 \cdot K_b} \qquad\qquad [H^+] = \frac{K_w}{[OH^-]} \qquad\qquad 公式(3-10)$$

【例 3-3】计算 $0.1mol \cdot L^{-1}$ NaAc 溶液的 pH。已知 HAc 的 $K_a = 1.74 \times 10^{-5}$。

解:$K_b(Ac^-) = \frac{K_w}{K_a(HAc)} = \frac{1.0 \times 10^{-14}}{1.74 \times 10^{-5}} = 5.68 \times 10^{-10}$

$$\because c_0 \cdot K_b = 0.1 \times 5.68 \times 10^{-10} \geqslant 20K_w, c_0/K_b = 0.1/5.68 \times 10^{-10} > 500$$

$$\therefore [OH^-] = \sqrt{c_0 \cdot K_b} = \sqrt{0.1 \times 5.68 \times 10^{-10}} = 7.54 \times 10^{-6} mol \cdot L^{-1}$$

$$pH = 14 - pOH = 14 - lg(7.54 \times 10^{-6}) = 8.88$$

可以看出,对于离子型弱酸(指强酸弱碱盐,如 NH_4Cl)和离子型弱碱(指强碱弱酸盐,如 NaAc),溶液 pH 的计算方法与一元弱酸、一元弱碱相同。

课堂练习 3-2　计算 $0.1mol \cdot L^{-1} NH_4Cl$ 溶液的 pH。已知 $NH_3 \cdot H_2O$ 的 $K_b = 1.8 \times 10^{-5}$。

在运用最简式计算一元弱酸、弱碱的 pH 时,必须同时满足两个近似条件,否则计算结果会与真实值有很大的差别。

第四节　缓冲溶液

一、缓冲作用和缓冲溶液

缓冲溶液是指能抵抗外来少量强酸或强碱或少量水的稀释而保持溶液 pH 值基本不变的一类溶液。在生化研究工作中,常常要用缓冲溶液来维持实验体系的酸碱度;工业上,缓冲溶液常被用于调节染料的 pH。与其他溶液相比,缓冲溶液最大的特点就是受到外界影响时,溶液的 pH 几乎不变,维持体系的相对稳定。例如:在 1L 纯水中加入 0.01mol 的 HCl,溶液 pH 会减小 5 个单位;而在 1L 含 HAc 和 NaAc 均为 $0.1mol \cdot L^{-1}$ 的缓冲溶液中加入 0.01mol 的 HCl,溶液的 pH 仅仅改变 0.09 个单位。缓冲溶液抵抗外来少量强酸、强碱或稀释的作用称为缓冲作用。

二、缓冲作用原理

缓冲溶液为什么具有缓冲能力呢? 以 HAc-NaAc 体系为例进行说明。

在 HAc-NaAc 体系中,存在以下解离过程:

$$NaAc(s) \longrightarrow Na^+(aq) + Ac^-(aq)$$

$$Hac(aq) \rightleftharpoons H^+(aq) + Ac^-(aq)$$

NaAc 是强电解质,在水中完全解离出等量的 Na^+ 和 Ac^-;HAc 是弱电解质,在溶液中只能部分解离,并且由于 NaAc 中 Ac^- 的大量存在,发生同离子效应,绝大部分 HAc 以分子形式存在于溶液中,解离出的 H^+ 和 Ac^- 量很少。因此,溶液中大量存在的有效成分是共轭酸 HAc 和共轭碱 Ac^-。

$$Ac^-(aq) + H^+(aq) \rightleftharpoons HAc(aq)$$

大量,主要　　　　　　　　大量,主要源于

源于 NaAc　　　　　　　　未解离的 HAc

加入少量强酸时,强酸解离出的 H^+ 与体系中的 Ac^- 结合生成弱电解质 HAc,平衡向左移动。体系中大量存在的 Ac^- 中的极少部分消耗掉加入的 H^+,使得体系中的 H^+ 浓度没有显著变化,溶液 pH 基本不变。在抵抗外来强酸的过程中,共轭碱 Ac^- 发挥了重要的作用,称为抗酸组分。

$$H_3O^+ + Ac^-(大量) \rightleftharpoons HAc + H_2O$$

加入少量强碱时,强碱解离出的 OH^- 与体系中的 H^+ 结合生成弱电解质 H_2O,平衡向右移动。体系中大量存在的 HAc 继续解离,直至少量的 OH^- 全部消耗,最终 OH^- 和 H^+ 浓度没有显著变化,溶液 pH 基本不变。在抵抗外来强碱的过程中,共轭酸 HAc 发挥了重要的作用,称为抗碱组分。

$$H^+ + OH^- \longrightarrow H_2O$$

对溶液稍加稀释时,溶液中共轭酸碱对的浓度受到同等程度的稀释,缓冲溶液的 pH 也基本不变。

可见,缓冲溶液就是通过体系中大量存在的共轭酸碱对间的质子传递平衡的移动,来消耗外来强酸或强碱,以保持体系中 H^+ 和 OH^- 浓度的相对恒定,使溶液 pH 基本不变。

课堂练习 3 - 3 试说明 $NH_3 \cdot H_2O-NH_4Cl$ 缓冲体系的缓冲作用原理。

三、缓冲溶液的组成

缓冲作用原理说明,缓冲溶液中最主要的成分是足够浓度、适当比例的共轭酸碱对,又称为缓冲对或缓冲系。

根据组成不同,常见的缓冲对有以下三种类型:①弱酸与其共轭碱组成的缓冲对,如 $HAc-NaAc$、$H_2CO_3-NaHCO_3$ 等;②弱碱与其共轭酸组成的缓冲对,如 $NH_3 \cdot H_2O-NH_4Cl$;③多元弱酸的酸式盐及其对应的次级盐组成的缓冲对,如 $NaH_2PO_4-Na_2HPO_4$。

还有一些溶液混合会发生反应,生成的产物与多余的反应物形成共轭酸碱对,这样的溶液也是缓冲溶液。

强酸或强碱也具有缓冲作用,但由于其酸性或碱性太强,实用性不强,因此很少用作缓冲溶液。

课堂练习 3 - 4 判断下列溶液是否为缓冲溶液?

(1) $0.1mol \cdot L^{-1}$ HAc $+0.1mol \cdot L^{-1}$ NaAc

(2) $0.1mol \cdot L^{-1}$ HAc $+0.1mol \cdot L^{-1}$ NaOH

(3) $0.1mol \cdot L^{-1}$ HAc $+0.05mol \cdot L^{-1}$ NaOH

四、缓冲容量

缓冲溶液的缓冲能力是有限的,当外加强酸或强碱的量过多时,会使体系中的共轭酸碱对消耗殆尽,从而丧失缓冲能力。

(一)缓冲容量的定义

缓冲能力的大小可以用缓冲容量,又称为缓冲指数来衡量,用符号 β 表示。其物理意义为单位体积缓冲溶液 pH 值改变 1 个单位时,所需加入一元强酸或一元强碱的物质的量。缓冲容量越大,缓冲能力越强。计算公式如下:

$$\beta = \frac{n}{V |\Delta pH|} \qquad\qquad 公式(3-11)$$

公式中,β 表示缓冲容量,单位是 $mol/(L \cdot pH)$,V 是缓冲溶液体积,n 是消耗一元强酸或一元强碱的物质的量,$|\Delta pH|$ 是缓冲溶液 pH 值改变的绝对值。

(二)影响缓冲容量的因素

在使用过程中,缓冲溶液的缓冲能力越大越好。也就是说需要在指定的 pH 条件下溶液的缓冲容量尽可能的大。缓冲容量的大小主要受两方面因素的影响:总浓度和缓冲比。

1.总浓度

总浓度指缓冲体系中共轭酸碱对浓度之和($c_a + c_b$)。缓冲比一定时,总浓度越大,缓冲容量越大,缓冲溶液的缓冲能力越强。在一定范围内稀释时,缓冲溶液的缓冲容量也随之减小。

2.缓冲比

缓冲比是指共轭碱与共轭酸浓度的比值($\frac{c_b}{c_a}$)。缓冲溶液的总浓度一定时,缓冲比越接近 1,缓冲容量越大。当缓冲比等于 1 时,溶液的 pH = pK_a,缓冲溶液具有最大缓冲容量,用符号 β_{max} 表示。化学上把具有缓冲作用的 pH 值范围,即 pH = $pK_a \pm 1$ 称为缓冲溶液的缓冲范围。当缓冲比超出这一范围时,缓冲溶液就失去了缓冲能力。

第五节　缓冲溶液在医学上的意义

缓冲溶液在维持生物正常的生理环境等方面起着非常重要的作用。如人体内各种酶只有在一定 pH 值范围的体液中才有活性,多数细胞只能在很窄的 pH 范围内生存,需要缓冲体系来抵抗在代谢过程中出现的 pH 变化。正常人体血液的 pH 值之所以保持在 7.35~7.45 的狭小范围内,是因为人体本身就是一个庞大的缓冲系统。血液中的多种缓冲对组成的缓冲体系足以维持机体的酸碱平衡。当机体某些器官出现异常而使 pH < 7.35 时会发生酸中毒,pH > 7.45 会发生碱中毒。严重时,若 pH 小于 6.8 或大于 7.8 就会导致死亡。

血液中的缓冲对主要包括:

红细胞中:$H_2CO_3 - KHCO_3$,$KH_2PO_4 - K_2HPO_4$,$H_2bO_2 - HbO_2^-$(H_2bO_2 代表氧合血
　　　　红蛋白),$H_2b - Hb^-$(H_2b 代表血红蛋白)

血浆中:$H_2CO_3 - NaHCO_3$,$NaH_2PO_4 - Na_2HPO_4$,$HHb - NaHb$(血浆蛋白及其钠盐)

研究表明,血液中含量最多最主要的缓冲系是 $H_2CO_3 - NaHCO_3$。通过如下平衡维持机体环境稳定:

$$CO_2(g) + H_2O(l) \Longleftrightarrow H_2CO_3(aq) \Longleftrightarrow H^+(aq) + HCO_3^-(aq)$$

当体内代谢产生或酸性物质进入血液时,H^+ 浓度增大,大量的 HCO_3^- 与 H^+ 结合产生 H_2CO_3,平衡向左移动。生成的 H_2CO_3 不稳定,分解成 CO_2 和 H_2O,CO_2 由肺呼出,使得酸性物质被消耗,体系 pH 值基本不变。HCO_3^- 是人体血浆中含量最多的抗酸成分,被称为碱储。

当体内碱性物质增多时,OH^- 与体内的 H^+ 结合,平衡向右移动,机体通过增加肾脏对 HCO_3^- 的排泄和减缓肺部 CO_2 的呼出量来使 pH 值基本维持恒定。

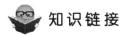 **知识链接**

缓冲溶液在药物生产中的应用

在药物生产中,必须全面考虑药物的疗效、稳定性、溶解性以及对人们的刺激性。选择合适的缓冲溶液在药物生产中是必不可少的。如维生素 C 水溶液(5mg·ml^{-1})pH = 3.0。若直

接用于局部注射会产生难受的刺痛,常用 $NaHCO_3$ 调节其 pH 在 5.5~6.0 之间,就可以减轻注射时的刺痛,并能增加其稳定性。在配制抗生素的注射剂时,常加入适量的维生素 C 与甘氨酸钠作为缓冲剂以减少机体的刺激,而有利于药物吸收。有些注射液经高温灭菌后,pH 值会发生较大变化,一般可采取适当的缓冲液进行 pH 值调整,使其在加温灭菌后,pH 值仍保持恒定,可见缓冲溶液在制药工程中是十分重要的。

学习小结

➢ 本章主要介绍了弱电解质溶液的解离平衡及衡量其解离程度的两个参数,酸碱质子理论的相关知识,水的离子积及一元弱酸弱碱溶液 pH 的计算,缓冲溶液的定义、组成、缓冲原理及缓冲容量。

➢ 在水溶液或熔融状态下不完全解离的称为弱电解质,弱电解质溶液中存在解离平衡。可以用解离平衡常数 K_a(或 K_b)和解离度 α 来描述解离程度的大小。外加的少量强电解质会改变弱电解质的解离平衡。学习时注意 K_a、K_b 和 α 的影响因素,学会用同离子效应解释相关问题。

➢ 酸碱质子理论中将能失去质子的物质定义为酸,能得到质子的物质定义为碱,既能得到质子又能失去质子的物质称为两性物质。只差一个质子的酸、碱称为共轭酸碱对。酸碱反应的本质就是质子在两个共轭酸碱对之间的传递。

➢ 发生在水分子之间的解离平衡可以用离子积 K_w 来描述,25℃ 时 K_w 为定值,等于 1.01×10^{-14}。这个关系不仅适用于纯水和所有稀水溶液,也可以用于共轭酸碱对酸常数和碱常数间的计算。溶液的酸碱性取决于 H^+ 和 OH^- 的相对含量。一元弱酸和一元弱碱溶液可以在满足近似条件的情况下,用最简式计算其 pH。注意在使用最简式时要同时满足两个近似条件。

➢ 能抵抗外来少量强酸、强碱或适量水的稀释而保持 pH 基本不变的一类溶液称为缓冲溶液,缓冲溶液的主要成分为共轭酸碱对。通过溶液中大量存在、适当比例的共轭酸碱对与外加强酸或强碱发生反应,使其得以消耗,溶液 pH 基本不变。缓冲溶液的缓冲能力可以用缓冲容量 β 表示,总浓度越大,缓冲比越接近1,溶液的缓冲容量越大。

目标检测

一、选择题

1. 下列弱酸中,酸性较强的是 （ ）
A. HAc （$K_a = 1.76 \times 10^{-5}$）
B. HCN （$K_a = 4.93 \times 10^{-10}$）
C. H_2CO_3 （$K_{a1} = 4.3 \times 10^{-7}$）
D. H_2S （$K_{a1} = 9.1 \times 10^{-8}$）

2. 根据酸碱质子理论,下列物质不属于酸的是 （ ）
A. OH^-
B. H_2O
C. NH_4^+
D. H_2S

3. 下列选择项中属于共轭酸碱对的是 （ ）
A. $HCN - AC^-$
B. $HCO_3^{2-} - SO_4^{2-}$

C. $H_3O^+ - OH^-$ D. $H_2CO_3 - HCO_3^-$

4. 向醋酸溶液中加入醋酸钠,下列说法正确的是 （　　）

A. 醋酸解离度增大   B. 不能产生同离子效应

C. 醋酸溶液中 H^+ 离子浓度减小   D. 醋酸的解离平衡常数发生改变

5. 血浆中的主要抗碱成分是 （　　）

A. H_2CO_3 B. HCO_3^-

C. CO_3^{2-} D. PO_4^{3-}

6. 下列缓冲溶液中,缓冲容量最大的是 （　　）

A. $0.15\,mol \cdot L^{-1}\,HAc$ 和 $0.05\,mol \cdot L^{-1}\,NaAc$ 等体积混合

B. $0.1\,mol \cdot L^{-1}\,HAc$ 和 $0.1\,mol \cdot L^{-1}\,NaAc$ 等体积混合

C. $0.1\,mol \cdot L^{-1}\,HAc$ 和 $0.05\,mol \cdot L^{-1}\,NaAc$ 等体积混合

D. $0.07\,mol \cdot L^{-1}\,HAc$ 和 $0.08\,mol \cdot L^{-1}\,NaAc$ 等体积混合

7. 水的离子积 K_w 适用于 （　　）

A. 酸性溶液   B. 碱性溶液

C. 中性溶液   D. 以上都适用

8. 对酸性溶液描述正确的是 （　　）

A. $pH > 7$ B. 只有 H^+

C. $[OH^-] < [H^+]$ D. $[OH^-] > 10^{-7}$

9. 与电解质的解离度大小无关的是 （　　）

A. 电解质的本性   B. 电解质的溶解度

C. 溶剂的性质   D. 溶液的温度

10. 在 $CH_3COOH \rightleftharpoons CH_3COO^- + H^+$ 平衡体系中,能使解离度和 pH 都减小的是 （　　）

A. 加盐酸   B. 加氢氧化钠

C. 加醋酸钠   D. 升高温度

11. 已知成人胃液的 $pH = 1$,婴儿的胃液 $pH = 5$,所以说成人胃液中的 $[H^+]$ 是婴儿胃液 $[H^+]$ 的（　　）

A. 5 倍   B. 10^3 倍

C. 10^4 倍   D. 10^{-5} 倍

12. 下面说法错误的是 （　　）

A. 缓冲溶液能够缓冲大量的酸或碱

B. 浓度大的强酸或强碱也具有缓冲作用

C. 人体里的各种缓冲对能使体液的 pH 值保持基本不变

D. 人体血液里的碳酸—碳酸氢盐缓冲对缓冲能力最强

13. 若用 CH_3COOH 和 $NaOH$ 来配制缓冲溶液,所得缓冲溶液的抗酸成分是 （　　）

A. H^+ B. OH^-

C. CH_3COOH D. CH_3COO^-

14. 人体体液存在多种缓冲系,其作用是 （　　）

A. 保持体液水分   B. 维持体液 pH 基本不变

C. 增大体液 pH 范围   D. 减小体液 pH 范围

15. $NH_3 \cdot H_2O$ 的 $pK_b = 4.75$，则 NH_4^+ 的 pK_a 为 （　）

A. 5.75　　　　　　　　　　　　　　　　B. 9.25

C. 4.75　　　　　　　　　　　　　　　　D. 10.25

二、填空题

1. 人体血浆中最主要的缓冲对是 _____ ，正常人体血液中的 pH 一般保持在 _____ 之间，若 pH 高于 _____ 会发生碱中毒，低于 _____ 会发生酸中毒。

2. 向 CO_2 溶液中加入 NaCl，H_2CO_3 的解离平衡 _____ 移动；加入 HCl，则 H_2CO_3 的解离平衡 _____ 移动；加入 $NaHCO_3$，H_2CO_3 的解离平衡 _____ 移动，H_2CO_3 的解离度变 _____（大、小），这种现象称为 _____ 。

3. 室温下，在 $0.5 \times 10^{-3} mol \cdot L^{-1}$ 氨水溶液中，水的离子积为 _____ 。

4. 缓冲溶液的缓冲容量与 _____ 和 _____ 有关。

三、判断题

1. 在中性溶液中既不存在 H^+，也不存在 OH^-。 （　）

2. 在 $H_2CO_3 - NaHCO_3$ 的缓冲溶液中，$NaHCO_3$ 为抗酸成分。 （　）

3. 根据质子理论，HS^- 是两性物质。 （　）

4. 任何一种弱酸的 H^+ 都等于 $\sqrt{c_0 \cdot K_a}$。 （　）

5. 当某弱酸溶液稀释时，其解离度增大，溶液的酸度也增大。 （　）

6. 缓冲溶液被稀释后，溶液的 pH 基本不变，所以缓冲溶液的缓冲容量基本不变。 （　）

四、计算题

计算下列溶液的 pH 值：

1. $0.20 mol \cdot L^{-1}$ 的一元弱酸 HA 溶液（HA 的 $K_a = 2 \times 10^{-4}$）。

2. $0.10 mol \cdot L^{-1} NaCN$ 溶液，已知 $K_a(HCN) = 4.9 \times 10^{-10}$。

（吕雅娟）

第四章　物质结构和元素周期律

学习目标

【掌握】原子的组成;核外电子的排布规律;元素周期表的结构;元素有关性质的周期性变化规律。

【熟悉】核素和同位素;共价键的特点;现代价键理论的基本要点。

【了解】电子云的概念;原子核外电子运动的基本特点;化学键的含义及基本类型;分子间作用力、氢键及它们对物质性质的影响。

第一节　原子核

一、原子的组成

原子是由带正电的原子核和绕核高速运动的电子构成的。由于原子核带的正电荷数和核外电子带的负电荷数相等,所以原子整体呈电中性。原子很小(直径约为 10^{-10} m),而原子核更小,它的体积只占原子体积的十万分之一。电子在核外高速运动所产生的离心力和原子核对电子的吸引力相平衡,因此电子与原子核之间保持一定的距离。

原子核由质子和中子构成。每个质子带一个单位正电荷,中子不带电,原子核所带的正电荷数由核内的质子数决定。因此,核电荷数(Z)=核内质子数=核外电子数。

每个质子的质量为 1.6726×10^{-7} kg,中子的质量为 1.6748×10^{-27} kg,电子的质量大约仅为质子质量的 1/1840,所以原子的质量主要集中在原子核上。由于质子、中子的质量很小,计算和记忆都很不方便,所以通常用它们的相对质量。科学实验测得,作为原子量衡量标准的 C_{12} 的质量是 1.9927×10^{-6} kg,它的 1/12 为 1.6606×10^{-7} kg。质子和中子与它的相对质量分别为 1.007 和 1.008,取近似整数值为 1。如果忽略电子的质量,将原子核内所有的质子和中子的相对质量取近似整数值相加而得到的数值,叫做原子的质量数,用符号 A 表示。

质量数(A)=质子数(Z)+中子数(N)

二、核素和同位素

具有一定数目的质子和一定数目中子的一种原子称为核素。例如:自然界中氧元素的原子有 99.759% 是由 8 个质子和 8 个中子组成的,写作 $^{16}_{8}O$ 称为氧-16 核素(简写为 ^{16}O 核素)。有 0.038% 是由 8 个质子和 9 个中子组成的氧-17 核素($^{17}_{8}O$ 核素),简写为 ^{17}O。还有0.204%是由 8 个质子和 10 个中子组成的氧-18 核素,简写为 ^{18}O。虽然三者的中子数不同,但决定元素化学性质的主要因素是核外电子数。所以尽管中子数不同,但质子数相同的一类原子,其化学性质基本上相同。氧元素有三种核素：$^{16}O, ^{17}O, ^{18}O$。碳元素有三种核素：$^{12}C, ^{13}C, ^{14}C$；氢元素有三种核素：$^1H, ^2H; ^3H$。

具有相同质子数和不同中子数的同一元素的不同原子互称同位素。由于它们的质子数相同，因而在周期表中占有同一位置，故而得名同位素。天然存在的元素，不论是游离态还是化合态，各种同位素所占的原子百分比一般是不变的。也就是说，天然元素大都是由几种同位素组成的混合物。

同位素有的是稳定的，称稳定同位素；有的具有放射性，称放射同位素。目前用人工方法进行核反应，能制造出许多种放射性同位素，这些同位素叫做人造放射性同位素。由于放射性同位素能自发地、不断地发出 α、β 或 γ 射线，很容易被仪器测定，因此它在工业、农业、科研、国防及医药等方面有着广泛的应用。例如，可通过测定 $^{14}_{6}C$ 的含量来推算文物或化石的年龄；用放射性同位素放出的射线照射种子，培育优良品种；用 $^{235}_{92}U$ 作为核反应堆的燃料；用 $^{60}_{27}Co$、$^{226}_{88}Ra$ 的射线深入组织来杀伤肿瘤细胞，通过被甲状腺吸收的 $^{131}_{53}I$ 的量来测定甲状腺的功能。放射性同位素扫描已成为临床上诊断脑、肾、肺等脏器病变的一种安全简便的方法。

同一元素的同位素，由于它们的质子数相同，它们的化学性质基本相同。但原子核中的中子数不同，某些物理性质也会稍有差异。由氘 ^2_1H 组成的水叫重水，或氧化氘（D_2O）。重水在外观上和普通水相似，但许多物理性质与 H_2O 不同。

第二节　原子核外电子的运动状态

一、电子云

对于原子核外的电子来说，它的质量特别轻，运动速度却非常快，它的运动具有微粒性和波动性的双重性。具有波动性的电子没有确定的运动轨道，故无法同时准确测定它的运动坐标和动量，只能知道它在某一区域内出现机会的大小，这种机会在数学上称为几率或概率。例如：氢原子核外只有 1 个电子，这个电子在核外空间各处都有可能出现，如图 4-1 所示，但出现的几率不同。单位体积内电子出现的几率称为几率密度。小黑点越密集，表示电子在该区域出现的几率密度越大，小黑点越稀疏，表示电子在该区域出现的几率密度越小，如图 4-2 所示。

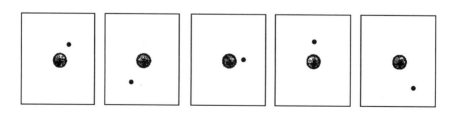

图 4-1　氢原子核外电子瞬间照片

用这样的方法来描述电子在原子核外空间出现的几率分布，好似在核外笼罩着一层带有负电荷的"云"，因此形象地称为"电子云"。电子云是概率密度分布的形象化表示。假如能够深入到原子内部，对氢原子核外电子运动的情况进行观察，并用照相机拍下该电子在核外每一

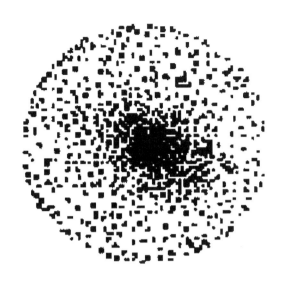

图 4-2 氢原子 1s 电子云图

瞬间出现的位置,会发现在每张照片上电子出现的位置是偶然的,但是若把大量的照片,以原子核位置为中心重叠起来就可发现氢原子核外的电子云以原子核为中心,呈球形对称分布。电子云离原子核越近密度越大,越远密度越小,也就是说,在离核近处,单位体积空间内电子出现的机会多,在离核较远处单位体积空间内电子出现的机会相对较少。

二、核外电子的运动状态

核外电子的运动状态虽然十分复杂,但是借助现代实验技术,科学家对其运动状态进行了详尽的描述。以下主要从四个方面来介绍核外电子的运动。

(一)电子层

在含有多个电子的原子里,电子的能量并不相同。能量低的电子,通常在离核近的区域运动,能量高的电子,通常在离核远的区域运动。根据电子的能量差别和运动区域的不同,可以将核外电子分成几个不同的运动区域,称为电子层。

电子层数用 n 来表示。即:$n=1,2,3\cdots\cdots\infty$,每个 n 值对应一个电子层,即 $n=1$ 表示离核最近的第一电子层,用符号 K 表示,在该层上运动的电子能量最低;$n=2$ 表示第二电子层,用符号 L 表示;$n=3$ 表示第三电子层,用符号 M 表示……

电子层序数 n 1   2   3   4   5   6   7
对应的电子层符号   K   L   M   N   O   P   Q

显然,n 值越大,能量越高,电子层离核越远。

(二)电子亚层和电子云形状

1. 电子亚层

研究发现,即使在同一电子层内,不同电子的能量还稍有差别,轨道的形状也不相同。根据这个差别,又把同一电子层分为不同的几个亚层,分别用 s、p、d 、f 等符号表示,称为 s 亚层、

p 亚层、d 亚层和 f 亚层。其中,K 层只有 1 个亚层,即 s 亚层;L 层有 2 个亚层,即 s 亚层、p 亚层;M 层有 3 个亚层,即 s 亚层、p 亚层和 d 亚层;N 层有 4 个亚层,即 s 亚层、p 亚层、d 亚层和 f 亚层。每个电子层中所包含的亚层数,不超过其电子层数。

为了清楚地表示电子所处的电子层和电子亚层的位置,常将电子层数标在电子亚层符号的前面,例如:

当 $n=1$ 时,电子所处的亚层只有 s 亚层,表示为 1s,1s 亚层上的电子称为 1s 电子。K 层只有一个电子亚层。

当 $n=2$ 时,电子所处的亚层有 s 亚层和 p 亚层,表示为 2s 和 2p,2s 亚层上的电子称为 2s 电子,2p 亚层上的电子称为 2p 电子。也就是说,L 层有两个电子亚层。

当 $n=3$ 时,电子所处的亚层有 s 亚层、p 亚层和 d 亚层,表示为 3s、3p 和 3d,3s 亚层上的电子称为 3s 电子,3p 亚层上的电子称为 3p 电子,3d 亚层上的电子称为 3d 电子,M 层即第三电子层有三个亚层。以此类推。所以,在同一电子层里,亚层电子的能量是按 s、p、d、f 的次序递增的。

2. 电子云形状

同一电子层中,不同亚层内电子云的形状也不一样。s 亚层的电子云是以原子核为中心的球形,p 亚层的电子云是以原子核为中心哑铃形,d 亚层和 f 亚层的电子云形状比较复杂,为立体花瓣形和十字花形。s 亚层和 p 亚层的电子云形状如图 4-3 所示。

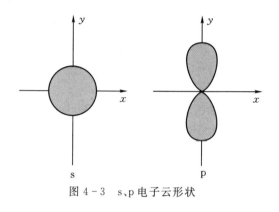

图 4-3 s、p 电子云形状

(三)电子云的空间伸展方向——原子轨道

电子云不仅有一定的形状,而且在空间有一定的伸展方向。s 亚层的电子云是以原子核为中心的球形,在空间各个方向上的伸展程度相同,可以说只有一种伸展方向;p 亚层的电子云在空间有 3 种互相垂直的伸展方向,即 p_x、p_y、p_z;d 亚层的电子云有 5 种伸展方向;f 亚层的电子云有 14 种伸展方向。如图 4-4 所示 s、p 电子云的空间伸展方向。

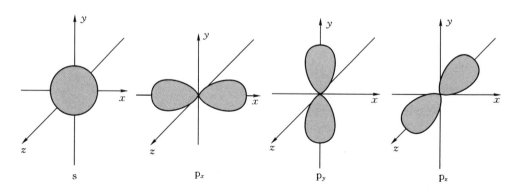

图 4-4 s、p 电子云的空间伸展方向

在一定的电子层上,每一种具有一定形状和伸展方向的电子云所占据的空间称为一个原

子轨道(简称轨道),所以 s、p、d、f 4 个亚层中就分别有 1、3、5、7 个原子轨道。用一个小正方形表示一个原子轨道,各亚层的原子轨道数如图 4-5 所示。

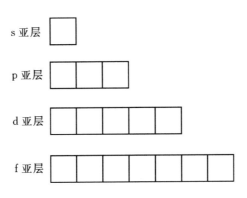

图 4-5 s、p、d、f 亚层轨道分布

每个电子层可能有的最多原子轨道数见表 4-1。

表 4-1 各电子层可能有的最多轨道数

电子层	电子亚层	原子轨道数
1	s	$1=1^2$
2	s p	$1+3=2^2$
3	s p d	$1+3+5=3^2$
4	s p d f	$1+3+5+7=4^2$
↓	↓	↓
n		n^2

由此可见,每个电子层中可能有的最多原子轨道数为 n^2 个。

值得注意的是,原子轨道与宏观物体运动(如火车、卫星、子弹等)的轨道有着本质的区别。原子轨道不是核外电子运动的轨迹,而是近似的视为核外电子运动的空间范围或区域,两者不能等同。在同一个亚层内的不同原子轨道能量相同,称为等价轨道或简并轨道。如 p 亚层中的 3 个原子轨道 p_x、p_y、p_z,即为简并轨道。

实验证明,电子除了在核外高速运动之外,自身还作自旋运动。

(四)电子的自旋

电子在围绕原子核运动的同时,还在做自旋运动。电子的自旋方向只能有两种,即顺时针方向和逆时针方向,通常用向上和向下的箭头"↑"和"↓"表示。

综上所述,可以看出电子在原子核外运动状态的复杂性。每一个电子的运动状态都要由它所处的电子层、电子亚层、原子轨道和自旋状态 4 个参数决定。因此,要全面描述一个电子的运动状态,必须同时指明它属于哪一个电子层,哪一个电子亚层,它所在的原子轨道以及它的自旋状态,四个方面缺一不可。

三、核外电子排布规律

在含有多个电子的原子里,电子的能量并不相同。能量低的通常在离核较近的区域运动;能量高的通常在离核较远的区域运动。即核外电子是分层运动的,又叫核外电子的分层排布。为了说明原子核外电子的排布,根据光谱实验结果,并结合原子核外电子运动状态,归纳总结出核外电子排布的 3 个基本原理。

(一)能量最低原理

原子处于基态时,核外电子总是尽量排布在能量最低的轨道中,然后依次排布在能量较高的轨道中。这样使原子的能量处于最低状态,这一规律称为能量最低原理。根据能量最低原理,电子应该首先填充在 1s 轨道中,然后按顺序依次填充在其他轨道中,即从最低的能级依次向高能级填充:

$$1s<2s<2p<3s<3p<4s<3d<4p<5s<4d<5p<6s<4f<5d<6p<7s<5f<6d<7p$$

(二)泡利(Pauli)不相容原理

在同一原子中不可能有运动状态完全相同的电子,这一规律称为泡利不相容原理。

可以简单理解为每一个原子轨道最多只能容纳 2 个自旋方向相反的电子。s、p、d、f 各亚层最多能容纳的电子数分别为 2、6、10、14,每一个电子层中原子轨道的总数为 n^2。所以各电子层最多可容纳的电子数为 $2n^2$ 个。

(三)洪特(F·Hund)规则

洪特根据大量的光谱实验数据总结出一条规律:等价轨道上的电子尽可能分占不同轨道且自旋平行。如碳原子有 6 个电子,其电子排布为 $1s^2 2s^2 2p^2$,2p 电子的排布是

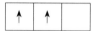

作为洪特规则的特例,对于等价轨道中电子处于全充满(p^6、d^{10}、f^{14})、半充满(p^3、d^5、f^7)或全空(p^0、d^0、f^0)的状态能量较低,比较稳定。例如:

24 号元素 Cr 的电子排布式为 $1s^2 2s^2 2p^6 3s^2 3p^6 3d^5 4s^1$。$3d^5 4s^1$ 为半充满,稳定。

29 号元素 Cu 的电子排布式为 $1s^2 2s^2 2p^6 3s^2 3p^6 3d^{10} 4s^1$。$4s^1$ 为半充满,稳定。

根据实验结果及上述规律,原子序数 1~20 的元素原子的核外电子排布见表 4 - 2。

表 4 - 2　原子序数 1~20 的元素原子的核外电子排布

周期	原子序数	元素符号	电子层									
			K	L		M			N			
			1s	2s	2p	3s	3p	3d	4s	4p	4d	4f
1	1	H	1									
	2	He	2									

周期	原子序数	元素符号	电　子　层									
			K	L		M			N			
			1s	2s	2p	3s	3p	3d	4s	4p	4d	4f
2	3	Li	2	1								
	4	Be	2	2								
	5	B	2	2	1							
	6	C	2	2	2							
	7	N	2	2	3							
	8	O	2	2	4							
	9	F	2	2	5							
	10	Ne	2	2	6							
3	11	Na	2	2	6	1						
	12	Mg	2	2	6	2						
	13	Al	2	2	6	2	1					
	14	Si	2	2	6	2	2					
	15	P	2	2	6	2	3					
	16	S	2	2	6	2	4					
	17	Cl	2	2	6	2	5					
	18	Ar	2	2	6	2	6					
4	19	K	2	2	6	2	6		1			
	20	Ca	2	2	6	2	6		2			

课堂练习 4－1　写出下列元素的核外电子排布式：

（1）Cl　（2）Ge　（3）Ba　（4）Xe

第三节　元素周期律和元素周期表

一、元素周期律

元素周期律是俄国化学家门捷列夫（Mendeleev）于 1869 年提出的，它指出了元素的性质随着原子量的递增而呈现周期性的变化，这个规律叫做元素周期律。并根据这个规律将当时发现的 63 种元素制成一个表，即元素周期表，元素周期表是元素周期律的具体表现形式。

原子结构理论问世以后，人们才知道元素性质变化的主要因素不是原子量，而是原子序数。所以，元素周期律应该表达为：随着原子序数的递增，元素性质呈现周期性变化的规律。

原子结构的研究证明,原子的外层电子构型是决定元素性质的主要因素,而不同元素原子的外层电子构型随原子序数的递增呈现周期性地变化。因此,原子核外电子排布的周期性变化是元素周期律的本质原因。元素周期表是各元素原子核外电子排布呈现周期性变化的表现,见表4-3、表4-4。

表4-3 3~10号元素的有关数据和元素性质

原子序数	3	4	5	6	7	8	9	10
元素名称	锂	铍	硼	碳	氮	氧	氟	氖
元素符号	Li	Be	B	C	N	O	F	Ne
最外层电子数	1	2	3	4	5	6	7	8
原子半径(pm)	152	89	82	77	75	74	71	—
最高正负化合价	+1	+2	+3	+4,−4	+5,−3	+6,−2	+7,−1	0
金属性或非金属性	活泼金属	两性元素	不活泼非金属	非金属	活泼非金属	很活泼非金属	最活泼非金属	稀有气体元素

表4-4 11~18号元素的有关数据和元素性质

原子序数	11	12	13	14	15	16	17	18
元素名称	钠	镁	铝	硅	磷	硫	氯	氩
元素符号	Na	Mg	Al	Si	P	S	Cl	Ar
最外层电子数	1	2	3	4	5	6	7	8
原子半径(pm)	186	160	143	117	110	102	99	—
最高正负化合价	+1	+2	+3	+4,−4	+5,−3	+6,−2	+7,−1	0
金属性或非金属性	很活泼金属	活泼金属	两性元素	不活泼非金属	活泼非金属	活泼非金属	很活泼非金属	稀有气体元素

(一)原子最外层电子数的周期性变化

随着原子序数的递增,原子最外层电子数从1个递增到8个,最外层电子数达到8个电子稳定结构后,又会重复这种变化规律。这种周而复始的现象,称为周期性。我们把原子核外电子排布的这种规律性变化,称为周期性变化。即随着原子序数的递增,元素的原子最外层电子数呈现周期性变化。

(二)原子半径的周期性变化

从表4-3、表4-4发现,电子层数相同的原子,其原子半径随着核电荷数的递增,原子半径由大变小。且电子层数越多,原子半径越大。即随着原子序数的递增,原子半径亦呈现周期性变化。

(三)元素化合价的周期性变化

同样,从表4-3、表4-4也发现,元素的化合价都是从+1价依次递增至+7价(氧氟除外),非金属元素的负化合价从-4价依次递减到-1价,且两者的绝对值之和为8。即随着原子序数的递增,元素的化合价也同样呈周期性变化。对于稀有气体元素,由于它们的化学性质稳定,通常情况下不与其他物质发生反应,它们的化合价看做零。

(四)元素的金属性和非金属性的周期性变化

表4-3、表4-4表明,具有相同电子层的原子,随着原子序数的递增,总是从活泼金属开始,逐渐递变到活泼的非金属元素,最后是稀有气体元素。随着原子序数的递增,元素的金属性和非金属性呈周期性变化。

元素性质的周期性变化是元素原子的核外电子排布的周期性变化的必然结果,即原子结构决定元素性质。

二、元素周期表

(一)周期

周期表中共有七个横行,每一横行上的元素组成一个周期,从上到下共分为七个周期,其中第一周期(2种元素)、第二、三周期(各8种元素)含元素种类较少,称为短周期;第四、五周期(各18种元素)、第六周期(32种元素)含元素种类较多,称为长周期;第七周期现在只有23种元素,尚未填满,故称为不完全周期。

(二)族

周期表中共有18个纵行,分为16个族:七个主族(ⅠA～ⅦA),七个副族(ⅠB～ⅦB),Ⅷ族和零族。同族元素的原子,它们的最高能级组(又称最外能级组)具有相同的电子构型,由于外层电子构型是影响元素性质的主要因素,而内层电子对元素的性质影响较小,所以同一族元素具有相似的化学性质,最高能级组上的电子也称为"价电子"。

三、元素周期律和元素周期表的意义

从18世纪中叶到19世纪中叶的100年间,由于科学技术的发展,新的元素不断地被发现,这些元素的物理性质和化学性质也在不断地得到丰富。许多人进行了各种尝试,以寻求各种元素及其化合物间的内在联系和规律,提出了元素分类的各种学说。到1869年,俄国化学家门捷列夫在前人探索的基础上,成功地对元素进行了科学的分类,发现了元素周期律,编制了第一张元素周期表,把当时已发现的63种元素全部列入表中,并在表中为未发现的元素留下了空位,预言了这些元素的性质,同时指出了当时测定的某些元素相对原子质量可能有错误。若干年后,他的预言和推测都得到了证实。但由于时代的局限,门捷列夫元素周期律和其元素周期表所揭示的元素内在联系的规律还是初步的。直到20世纪原子结构理论发展之后,元素周期律和元素周期表才发展成现在的形式,使人们认识到引起元素性质周期性变化的本质原因不是相对原子质量的递增,而是核电荷数的递增,也就是核外电子排布的周期性变化。元素周期律的发现,对化学的发展有着非常重要的意义。

1.元素周期表是学习和研究化学的一种重要工具

元素周期表是元素周期律的具体表现形式,反映了元素性质的递变规律。可利用元素在周期表中的位置,判断元素的原子结构和一般性质。元素周期表为新元素的发现及其原子结构和性质的推测提供了线索,也可用来对元素的性质进行系统研究的指导,推动物质结构理论的发展。

2. 元素周期律和元素周期表对于生产和科研也有一定的指导作用

在周期表中位置靠近的元素性质相似,因而有类似的用途,这为寻找新材料提供了途径。例如,常见的制造农药的元素有氟、氯、硫、磷等,对这个区域里的元素进行充分研究,可能找到制造新品种农药的原料。又如,可在元素周期表中金属和非金属分界处找到半导体材料硅、锗、硒、镓等;可在过渡元素中寻找到催化剂和耐高温、耐腐蚀的合金。

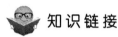 **知识链接**

"化学大厦"——元素周期表

如果把化学元素比做建筑材料,那么元素周期表就是用这些材料建成的"化学大厦","化学大厦"的设计大师是俄国彼得堡大学 35 岁的教授门捷列夫。在此之前,化学家们只知道有 63 种元素,它们可以组成成千上万种化合物,且这些化合物性质各异。人们自然会问,没有发现的元素还有多少种,各元素之间有没有规律呢?当时许多化学家都在研究这个问题,但没有取得满意的结果。1861 年在德国研究物理化学的门捷列夫学成回国后任彼得堡大学教授,在编写有关化学元素及其化合物性质时,遇到了难题——按照什么顺序排列当时发现的 63 种元素的位置呢?门捷列夫不知疲倦地工作着,抓住了研究元素分类的历史脉络,夜以继日地分析思考,几乎着了迷,他将发现的每一种元素名称、相对原子质量、化合物的化学式和主要性质制成一张张卡片,然后进行系统整理。门捷列夫的家人看到一向珍惜时间的教授突然热衷于"纸牌"感到奇怪。有一天,他又坐在桌前摆弄起"纸牌"来,摆着、摆着,他突然像触电似的站了起来,在他面前出现了完全没有料到的现象,每一行元素的性质都是按照相对原子质量的增大而从上到下逐渐变化着。他激动的双手不断地颤抖着说:"这就是说,元素的性质与它们的相对原子质量呈周期性关系。"门捷列夫兴奋地踱着步子,迅速抓住记事簿在上面写道:"根据元素相对原子质量及其化学性质的近似性试排元素表"。

1869 年 2 月底,门捷列夫终于在元素符号的排列中发现了元素具有周期性变化的规律,并制出了一张简易周期表。现在使用的元素周期表,是把已知的 112 种元素,按照原子序数的递增和元素周期律排成的表。这好像是一座"化学大厦",每个房间住着一位"元素"客人,我们从"化学大厦"的构造和安排中,可以了解各种元素的原子结构与元素的金属性、非金属性和化合价之间的关系,成为我们步入化学大门和进一步探索化学奥秘的重要工具。因此,恩格斯说"门捷列夫完成了科学上的一个勋业"。

第四节　化学键

原子相互结合成分子时,原子核没有变化,只是核外电子(主要是最外层电子)的排布发生改变。由于各原子的核外电子排布不同,所以不同分子中各原子间的相互作用也不同。物质分子中,直接相邻的原子或离子间强烈的相互作用力称为化学键。根据化学键形成的特点,化学键可分为离子键、共价键和金属键三种基本类型。

一、离子键

原子失去电子成为阳离子,得到电子成为阴离子,阴阳离子间通过静电作用力而形成的化学键称为离子键。离子在任何方向都可以和带有相反电荷的其他离子相互吸引成键,并且只要周围空间允许,每种离子都尽可能多地吸引异性离子。所以,离子键既无方向性又无饱和性。金属钠和氯气反应时,钠原子的最外电子层的 1 个电子转移到氯原子的最外电子层,从而形成了带正电荷的钠离子(Na^+)和带负电荷的氯离子(Cl^-)。钠离子和氯离子之间除了有静电吸引力外,还存在电子与电子、原子核与原子核之间的相互排斥作用。当两种离子接近到一定距离时,吸引和排斥作用达到平衡,阴、阳离子都在平衡位置上振动,便形成了稳定的化学键。

二、共价键

原子间通过电子云重叠(共用电子对)的方式而形成的化学键称为共价键,共价键具有饱和性和方向性。

(一)共价键的本质

现代价键理论简称 VB 法,也称电子配对法。该理论是德国化学家海特勒(Heitler)和伦敦(London)于1927 年把量子力学成功应用于氢分子的结构而创建的。从量子力学的观点来看,联系两原子核的共用电子对之所以能形成,是因为两个电子的自旋方向相反,这是泡利不相容原理用在分子结构中的自然结果。形成氢分子的能量曲线如图 4-6 所示。

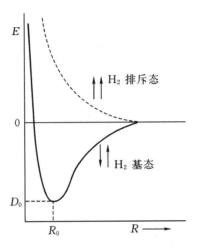

图 4-6　氢分子能量曲线图

当两个原子相距无限远时,相互之间没有作用力,作用的能量几乎为零。随着它们之间的距离缩小,原子间的相互作用力逐渐发生变化。这种作用力和电子的自旋方向密切相关,如果自旋方向相反,电子运动的空间轨道发生重叠,电子在两核间出现机会较多,即电子云重叠程度较大,体系的能量逐渐降低,达到最低能量时形成稳定的氢分子。如果自旋方向相同,则原子间的相互作用总是排斥的,体系能量不断上升,不会出现最低点,不可能形成稳固的分子,如图 4-7 所示。

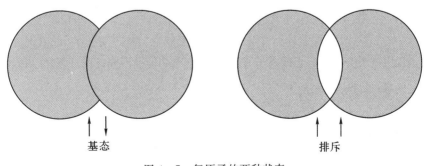

图 4-7　氢原子的两种状态

(二)现代价键理论的基本要点

该理论是在用量子力学处理氢分子取得满意结果的基础上发展起来的,对经典共价键理论的不足之处能给予较好的解释。其基本要点如下:①具有自旋方向相反的未成对电子的两原子相互接近时,原子轨道重叠,核间电子云密度增大,体系能量降低,形成稳定的共价键。②自旋方向相反的电子配对形成共价键后,就不能再和其他原子中的未成对电子配对。所以分子中某原子形成的共价键数目和该原子的未成对电子数相同。这说明共价键具有饱和性。③成键时原子轨道重叠程度越大,两核间电子云密度越大,形成的共价键越稳定。因此,共价键尽可能沿着电子云密度最大重叠的方向形成,这称之为电子云最大重叠原理。

现代价键理论成功地说明了共价键的形成、本质和特点。但在解释多原子分子的空间构型方面遇到了因难。例如,按 C 原子的电子构型$(1s^2 2s^2 2p^2)$,它与 H 只能形成 CH_2 分子。但事实上 C 与 H 形成的是具有正四面体结构的 CH_4 分子。为了解释多原子分子的空间构型问题,1931 年鲍林提出了杂化轨道理论,作为对现代价键理论的重要补充。杂化轨道理论将在后续课程中介绍。

(三)配位键

配位键是一种特殊的共价键。两原子间的共用电子对由成键的一个原子单独提供,这种由一个原子单独供给一对电子为两个原子共用而形成的共价键,称为配位键。例如,氨分子和氢离子反应生成铵离子时,就形成配位键。氨分子中氮原子上有一对尚未成键的电子,习惯上称为孤对电子,氢离子核外没有电子。当氨分子和氢离子作用时,氮原子上的孤对电子就和氢离子共用,也就是说这对电子同时围绕氮、氢两原子核运动,形成配位键。

$$H{-}\overset{..}{N}{-}H \ + \ H^+ \longrightarrow \left[H{-}\overset{\overset{\displaystyle H}{\uparrow}}{\underset{\underset{\displaystyle H}{|}}{\overset{..}{N}}}{-}H \right]^+$$

在铵离子中,虽然 1 个 N—H 键和其他 3 个 N—H 键的形成过程不同,但这 4 个氮氢键的性质完全相同。

含配位键的化合物很多,配位键不仅存在于分子和离子之间,也存在于分子与分子、离子与离子以及组成分子的原子之间。

三、金属键

金属晶体中,依靠一些能够流动的自由电子,把金属原子和离子结合在一起形成的化学键叫做金属键。这些自由电子为许多原子或离子所共有,但它与共价键不同,没有饱和性和方向性。

四、极性分子和非极性分子

(一)共价键的极性

1.非极性键

当两个相同的原子以共价键相结合时,由于原子双方吸引电子的能力(即电负性)相同,则电子云密度大的区域恰好在两个原子核连线的中心。分子中的正电荷中心和负电荷的中心正好重合,这种共价键叫非极性共价键。例如 H_2,O_2,N_2 等单质分子中的共价键。

2.极性键

当两个不同的原子以共价键相结合时,由于不同原子吸引电子的能力(电负性)不同,电子云密集的区域偏向电负性较大的原子一方。分子中的正电荷中心和负电荷的中心没有重合,一端带有部分负电荷,另一端带有部分正电荷。这种共价键叫做极性键。

可以根据成键两原子电负性的差值估计键的极性的大小。一般电负性的差值越大,键的极性也越大。例如在卤化氢分子中,氢原子与卤素原子电负性的差值按 HI(0.4)、HBr(0.7)、HCl(0.9)、HF(1.9)的顺序依次增强,其键的极性也依次增大。

(二)极性分子和非极性分子

正、负电荷中心重合的分子称为非极性分子,如 H_2、Cl_2、O_2 等。正、负电荷中心不重合的分子称为极性分子,如 HCl、HF、HI 等。

判断分子是否有极性,除了考虑形成分子的键是否具有极性外,还要考虑分子构型是否对称。如 CO_2 分子,键是极性键(O=C),但分子是直线对称型的(O=C=O),正负电荷中心重合,两个键的极性相互抵消,分子为非极性分子。又如 SO_2 分子,两个 S=O 键都是极性键,但分子是 V 字型不对称的,正负电荷中心不重合,所以 SO_2 分子是极性分子。又如 BCl_3 分子是非极性分子而 PCl_3 是极性分子,如图 4-8 所示。

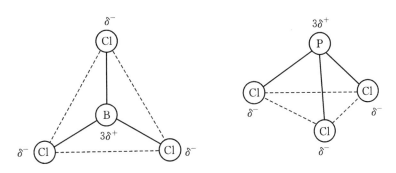

图 4-8　分子极性示意图

课堂练习 4-2　举例说明离子键与共价键的异同。

五、分子间作用力和氢键

(一)分子间作用力

分子与分子之间的作用力称为分子间作用力,简称分子间力(又称范德华力)。与化学键相比,是比较弱的作用力。物质聚集状态的变化如液化、凝固与蒸发等主要靠分子间力。分子间力普遍存在于分子之间。随着分子间的距离增大而迅速减小,分子间力没有方向性和饱和性,对物质的熔点、沸点、溶解度等物理性质有很大影响。

(二)氢键

当氢原子和电负性很大、半径很小的 X 原子(如 F、O、N)形成 X—H 共价键后,共用电子对强烈地偏向 X 原子,使 H 原子几乎变成"裸露"的质子。这个几乎裸露的质子没有内层电子,不会被其他原子的电子排斥,能与电负性很大、半径很小,并含有孤对电子的 Y 原子产生静电作用,这种产生在氢原子与电负性很大,半径很小的元素原子的孤对电子之间的静电作用力称为氢键。氢键通常用 X—H···Y 表示。其中,虚线表示氢键,X 表示与 H 原子以共价键相结合的电负性较强的原子,如图 4-9 所示。

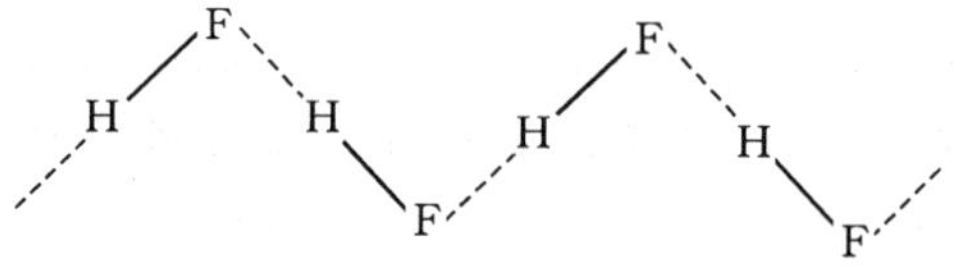

图 4-9 HF 分子间的氢键

HF 分子中的 H—F 键的共用电子对强烈地偏向 F 原子,使 F 原子带部分负电荷,H 原子几乎成为"裸露"的质子,很容易和另外带有部分负电荷的 F 原子相互吸引而发生缔合形成分子之间的氢键。

氢键不仅存在于分子与分子之间,在分子内部也可以形成。分子与分子之间形成的氢键称为分子间氢键,如水分子间形成的氢键,氨水溶液中水分子和氨分子形成的氢键。同一分子内的原子之间形成的氢键称为分子内氢键,例如,邻苯二酚、硝酸等可形成分子内氢键,如图 4-10所示。

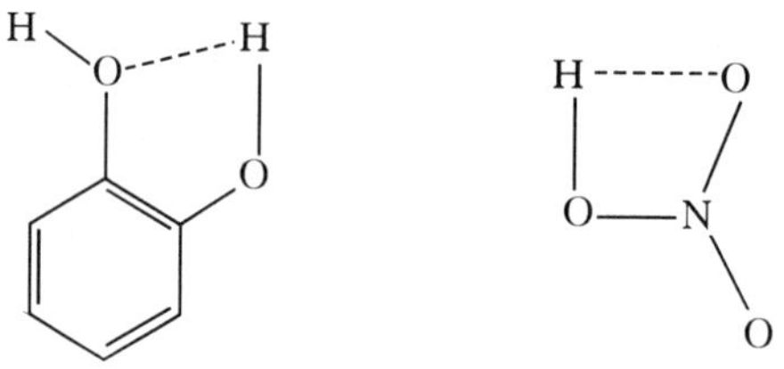

邻苯二酚　　　　　　　硝酸

图 4-10　邻苯二酚、硝酸的分子内氢键

核酸是人体内一类重要的生物大分子,它与蛋白质的合成有密切的关系,又是遗传的物质基础。核酸 DNA 是一个右旋的双螺旋结构,由两条多核苷酸链通过碱基间的氢键联系在一起。由此可见,氢键对人类蛋白质的合成及遗传都有很大的贡献。

 知识链接

冰为什么会浮在水面上?

氢键能使冰中的水分子之间形成正四面体骨架如图 4-11 所示,每个氧原子周围有 4 个氢原子,其中的 2 个氢是以共价键结合的,这两个氢又会与其他的氧原子形成氢键,另外 2 个来自于与氧原子中孤对电子吸引生成氢键的氢,离氧的距离稍远,使其体积增大。冰较为空旷的结构使其密度小于水,这就是冰山能漂浮在水面上的原因。

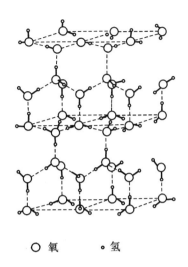

○ 氧 · 氢

图 4-11 正四面体骨架

 学习小结

➢ 原子的组成：

$$原子(^A_ZX)\begin{cases}原子核\begin{cases}质子\ Z\ 个\\中子(A-Z)个\end{cases}\\核外电子\ Z\ 个\end{cases}$$

质子数相同而中子数不同的同一元素的不同原子互称同位素。

➢ 核外电子的运动状态用四个参数电子层、电子亚层、原子轨道和电子的自旋来描述。

➢ 核外电子排布规律：

①能量最低原理：基态原子的核外电子总是在不违反下面两条原则下，从最低的能级依次向高能级填充。多电子原子轨道能量高低的顺序为：

1s＜2s＜2p＜3s＜3p＜4s＜3d＜4p＜5s＜4d＜5p＜6s＜4f＜5d＜6p＜7s＜5f＜6d＜7p

②泡利不相容原理：在同一原子中没有四个参数完全相同的电子。

③洪特规则：等价轨道上的电子尽可能分占不同轨道且自旋平行。

➢ 元素性质的递变规律：原子最外层电子数的周期性变化；原子半径的周期性变化；元素化合价的周期性变化；元素的金属性和非金属性的周期性变化。

➢ 化学键：分子或晶体中直接相邻的原子或离子之间强烈的相互作用叫化学键。化学键可分为离子键、共价键和金属键三种基本类型。

➢ 现代价键理论的基本要点：

①具有自旋方向相反的未成对电子的两原子相互接近时，原子轨道重叠，核间电子云密度增大，体系能量降低，形成稳定的共价键。

②自旋方向相反的电子配对形成共价键后，就不能再和其他原子中的未成对电子配对。所以分子中某原子形成的共价键数目和该原子的未成对电子数等同。这说明共价键

具有饱和性。

③成键时原子轨道重叠越多,两核间电子云密度越大,形成的共价键越稳定。

➢ 氢键:属于分子间作用力,不是化学键。比范德华力强,比化学键弱得多。

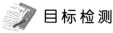 **目标检测**

一、选择题

1.氮分子中的化学键是 （ ）

A.3 个共价键 B.1 个键共价键、2 个配位键

C.2 个共价键、1 个配位键 D.3 个配位键

E.3 个配位键

2.原子序数为 7 的氮元素原子的电子排布式若写成 $1s^2 2s^2 2p_x^2 2p_y^1$,则违背了 （ ）

A.能量最低原理 B.洪特规则

C.能量最低原理和洪特规则 D.泡利不相容原理

E.能量最低原理和泡利不相容原理

3.下列各元素得电子能力最强的是 （ ）

A.氮 B.氢 C.钙 D.氧

4.下列电子构型中正确的是 （ ）

A. $1s^2 2s^1 2p^7$ B. $1s^2 2s^2 2d^6$

C. $1s^2 2s^2 2p^5$ D. $1s^2 2s^2 2p^7$

E. $1s^2 2s^2 3s^1$

5.下列说法中正确的是 （ ）

A.周期表是按原子量逐渐增大的顺序从左到右排列的

B.最外层电子数相同的元素都是同一族

C.同族元素的最外层电子数一定相同

D.同周期元素的电子层数相同

E.同周期元素从左到右金属性逐渐增强

6.分子内氢键的形成,一般可使物质的 （ ）

A.沸点升高 B.在极性溶剂中的溶解度增大

C.沸点降低 D.气化热或升华热增大

E.熔点升高

7.下列分子中具有极性键而属于非极性分子的是 （ ）

A. $CHCl_3$ B. H_2O

C. P_4 D. BF_3

E. HCl

二、简答题

1. 多电子原子中核外电子排布遵循哪些原则?

2. 下列分子哪些是非极性分子,哪些是极性分子?

　　Ne、NO、HF、Br_2、H_2S、$CHCl_3$、CS_2、CCl_4、BF_3、NF_3

（罗　旭）

第五章　胶体溶液

学习目标

【掌握】分散系的概念及分类,溶胶的性质、胶团结构。

【熟悉】溶胶的稳定因素及聚沉原理。

【了解】高分子溶液的特性及对溶胶的保护作用,凝胶的形成与性质。

"胶体"的涵义就是高度分散的意思,胶体溶液就是一种高度分散的系统。胶体具有广泛的应用性,药物、食品、油漆、催化剂等生产过程都涉及胶体;机体在医学上有特殊的意义,机体的组织和细胞中的基础物质,如蛋白质、核酸、淀粉、糖原、纤维素等,都能形成胶体;血液、体液、细胞、软骨等都是典型的胶体系统;生物体的许多生理现象和病理现象与其胶体性质密切相关。

第一节　分散系

一、分散系的概念

一种或数种物质分散在另一种物质中所形成的体系称为分散系。例如,矿物质分散在岩石中生成矿石,水滴分散在空气中形成云雾,聚苯乙烯分散在水中形成乳胶,溶质分散在溶剂中形成溶液等。其中,被分散的物质称为分散相,容纳分散相的连续介质称为分散介质。

二、分散系的分类

按照分散相粒子的大小不同可将分散系分为三类:分子(或离子)分散系、胶体分散系、粗分散系见表 5-1。分子(或离子)分散系分散相粒子直径小于 1nm,粗分散系分散相粒子直径大于 100nm,介于两者之间的是胶体分散系。每一类分散系具有各自的特点,它们具有不同的扩散速度、膜的通透性和滤纸的通透性能。

按照分散相和分散剂之间是否有界面存在,分散系又可分为均相分散系和非均相分散系两大类。非均相分散系的分散相和分散介质为不同的相,如云雾中的水滴和空气(液相和气相),泥浆中的分散相粒子和介质也具有不同的相。粗分散系是非均相系统。胶体分散系则包括非均相的溶胶、均相的高分子溶液和缔合胶体。

表 5-1　分散系的分类

分散相粒子大小	分散系统类型	分散相粒子的组成	一般性质	实例
<1nm	分子、离子分散系（真溶液）	低分子或离子	均相；热力学稳定体系，分散相粒子扩散快，能透过滤纸、半透膜，形成真溶液	生理盐水、医用酒精等水溶液
1~100nm	胶体分散系 — 高分子溶液	有机大分子	均相,热力学稳定体系,分散相粒子扩散速度慢,不能透过半透膜,能透过滤纸,形成溶液	蛋白质、核酸等水溶液,橡胶的苯溶液
	胶体分散系 — 溶胶	胶粒（原子或分子离子的聚集体）	非均相,热力学不稳定体系,分散相粒子扩散速度慢,不能透过半透膜,能透过滤纸	氢氧化铁、硫化砷、碘化银及金、银、硫等单质、溶胶
	胶体分散系 — 缔合胶体	胶束	均相,热力学稳定体系,分散相粒子扩散速度慢,不能透过半透膜,能透过滤纸,形成胶囊溶液	超过一定浓度的十二烷基硫酸钠溶液
>100nm	粗分散体系（乳状液、悬浊液）	粗粒子	非均相,热力学不稳定体系,分散相粒子扩散速度很慢或不扩散,较快地下沉,不能透过滤纸和半透膜	泥浆、乳汁、豆浆等

课堂练习 5-1　举例说明什么叫分散系、分散相、分散介质？

第二节　溶　胶

溶胶的胶粒是由数目巨大的分子、原子或离子构成的聚集体。粒子直径在 1~100nm 的固体胶粒分散在液体介质中,形成热力学不稳定性胶体分散系,分散相和分散介质之间存在明显的界面,所以溶胶是多相分散体系。多相性、高度分散性和不稳定性是溶胶的基本特性,其光学性质、动力学性质和电学性质都是由这些基本特性引起的。

一、溶胶的性质

(一)溶胶的光学性质——丁铎尔现象

将溶胶置于暗室中,用一束聚焦的可见光照射溶胶,在与光路垂直的方向上观察,可以看到溶胶中有一束浑浊发亮的光柱,如图 5-1 所示,这个现象是英国物理学家丁铎尔(Tyndall)

在 1869 年发现的,所以称为丁铎尔现象(或称为乳光现象)。这种现象的产生是由于胶粒的直径(1~100nm)小于可见光波的波长(400~760nm),当可见光照射在胶粒上时,一部分光绕过胶粒继续前进,另一部分光则被胶粒向各个方向散射,这样就形成了一束发亮的光柱。散射出来的光称为散射光或乳光。如果粒子直径很小(小于 1nm),则大部分光线直接透射过去,光的散射十分微弱,故真溶液无明显的丁铎尔现象。如果粒子直径过大(大于光的波长),大部分光线发生反射而呈浑浊,所以悬浊液亦无明显的丁铎尔现象。而高分子溶液,分散相与分散介质之间折射率差值小,对光的散射作用也很弱。因此,利用丁铎尔现象,常可以区别溶胶与真溶液、悬浊液和高分子溶液。在日常生活中,经常会见到丁铎尔现象。例如,阳光从窗户射进屋里,从侧面可以看到空气中的灰尘中出现了明亮的光柱。又如,晚上用探照灯向天空搜索时,空气中也出现了明亮的光柱,都是由于丁铎尔效应产生的。

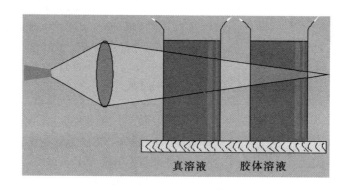

图 5-1　溶胶的 Tyndall 现象示意图

(二)溶胶的动力学性质

1.布朗运动

将一束强光透过溶胶并在光的垂直方向用显微镜观察,可以观察到溶胶中的胶粒在介质中不停地作无规则运动。这种运动最早由英国植物学家布朗(Brow)在显微镜下观察悬浮在水中的花粉微粒的运动而发现,所以称为布朗运动。布朗运动产生的原因是由于某一瞬间胶粒受到来自周围各方介质分子碰撞的合力未被完全抵消,所以胶粒处于不断地无秩序运动状态。胶粒质量越小,温度越高,运动速度越快,布朗运动越剧烈。运动着的胶粒可使其本身不下沉,因而布朗运动是溶胶的一个稳定因素,即溶胶具有动力学稳定因素。

2.扩散

当溶胶中的胶粒存在浓度差时,胶粒将从浓度大的区域向浓度小的区域迁移,这种现象称为扩散。扩散现象是由于胶粒的布朗运动引起的。扩散速率与温度、胶粒大小有关。温度越高,胶粒越小,溶胶的黏度越小,越容易扩散。

扩散作用促使分散相粒子的分布趋向均匀一致。胶粒的扩散,能透过滤纸,但不能透过半透膜。利用胶粒不能透过半透膜这一性质,可除去溶胶中的小分子杂质,使溶胶净化。扩散作用在生物体内的物质输送或物质的分子跨膜运动中起着重要作用。

3.沉降

在重力场中,分散系中的分散相粒子在重力作用下逐渐下沉,这一现象称为沉降。如果分散相粒子大而重,则无布朗运动,扩散力接近零,粒子在重力作用下会很快下沉,如粗分散系。

如果溶胶的胶粒较小,沉降和扩散两种作用则同时存在,一方面胶粒受重力作用向下沉降,另一方面,由于布朗运动使胶粒向上扩散。当沉降速度和扩散速度相等时,系统处于平衡状态,称为沉降平衡。这时,胶粒的浓度从上到下逐渐增大,形成了一定的浓度梯度。

沉降平衡所需要的时间与胶粒的大小有密切关系,胶粒越小,建立平衡所需要的时间就越长。为了加速沉降平衡的建立,瑞典物理学家 Svedberg T 首创了超速离心机,在比地球重力场大数十万倍的离心力场的作用下,可使溶胶中的胶粒迅速达到沉降平衡(高分子溶液中的溶质也可迅速达到沉降平衡)。目前超速离心技术广泛用于医学研究中,是医学、生物学中进行物质分离测定的必备手段。例如,各种蛋白质分子量的测定及病毒的分离提纯。

(三)溶胶的电学性质

1.电泳

如图 5-2 所示,在一 U 形管中注入棕红色的 $Fe(OH)_3$ 溶胶,小心地在液面上方加一层 NaCl 溶液,使有色溶胶与 NaCl 溶液间有一清晰的界面。然后插入电极,通直流电后,可以看到负极一端棕红色的 $Fe(OH)_3$ 溶胶界面逐渐上升,而正极一端溶胶的界面逐渐下降,这一现象说明 $Fe(OH)_3$ 溶胶的胶粒向负极移动。如换用黄色的 As_2S_3 溶胶进行同样的实验,我们也会发现黄色的 As_2S_3 胶粒将向正极移动。像这种胶粒在直流电场作用下在分散介质中向正极或负极的定向移动称为电泳。

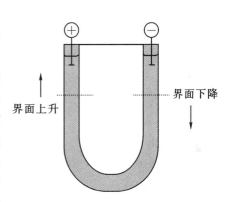

图 5-2　电泳现象示意图

根据电泳方向可以判断胶粒带有何种电荷,如上述电泳结果说明 $Fe(OH)_3$ 胶粒带正电荷,As_2S_3 胶粒带负电荷。大多数金属氢氧化物溶胶的胶粒带正电荷,为正溶胶;大多数金属硫化物、硅胶、金、银等溶胶的胶粒带负电荷,为负溶胶。

电泳现象对了解溶胶的结构及其电学性质提供了很大的帮助,同时电泳技术在蛋白质、氨基酸和核酸等高分子化合物的分离和鉴定方面有着重要的作用。在临床检验中,应用电泳法可分离血清中各种蛋白质,从而为疾病的诊断提供依据。

2.胶粒带电的原因

使胶粒带电的主要因素有两种:

(1)选择性的吸附作用　溶胶是一种高度分散的多相体系,其表面积和表面能都很大,所以胶粒中的胶核(分子、原子或离子的聚集体)很容易吸附溶液中的某些离子来降低它的表面能。实验表明,胶粒总是优先选择吸附与其组成类似的离子。例如,水解法制备 $Fe(OH)_3$ 溶胶时,反应式如下:

$$FeCl_3 + 3H_2O \longrightarrow 3HCl + Fe(OH)_3$$
$$Fe(OH)_3 + HCl \longrightarrow FeO^+Cl^- + 2H_2O$$
$$FeO^+Cl^- \longrightarrow FeO^+ + Cl^-$$

$Fe(OH)_3$ 胶核选择性地吸附与其组成相似的 FeO^+ 而带正电荷。同样的原理,As_2S_3 的胶核选择性地吸附与其组成相似的 HS^- 而带负电荷。

(2)胶核表面分子的离解作用　胶核和介质接触后,表面上的分子与介质作用而电离,释放出一种离子到介质中去,这时胶核表面便带相反的电荷。例如,硅胶的胶核是由很多 SiO_2 分子组成的,表面上的分子和水作用生成硅酸,它是一种弱电解质,可以部分电离出 SiO_3^{2-} 和 H_3O^+,把 H_3O^+ 释放入水中,胶核表面则保留 SiO_3^{2-} 离子而形成负溶胶。

$$H_2SiO_3 + H_2O \rightleftharpoons HSiO_3^- + H_3O^+$$

$$HSiO_3^- + H_2O \rightleftharpoons SiO_3^{2-} + H_3O^+$$

二、溶胶的结构

溶胶的形成及结构都很复杂,和其他物质一样溶胶的许多性质也是由结构决定的。下面以 $Fe(OH)_3$ 溶胶为例来具体说明溶胶的形成及结构。

(一)胶核及其性能

1. 胶核的形成

若将 $FeCl_3$ 溶液缓慢滴加到沸水中,将发生如下的化学反应,制得 $Fe(OH)_3$ 溶胶。

$$FeCl_3 + 3H_2O \longrightarrow 3HCl + Fe(OH)_3(溶胶)$$

生成的 m(约为 10^3)个 $Fe(OH)_3$ 分子聚集成直径为 $1\sim100nm$ 的固体粒子,它是溶胶粒子的核心,称为胶核。

2. 胶核的选择性吸附

生成的部分 $Fe(OH)_3$ 溶胶与 HCl 作用:

$$Fe(OH)_3 + HCl \longrightarrow FeO^+Cl^- + 2H_2O$$

$$FeO^+Cl^- \longrightarrow FeO^+ + Cl^-$$

使得体系中存在有 FeO^+、Cl^- 离子,由于胶核具有很大的比表面,很容易吸附体系中的离子,实验表明,胶核选择性地吸附与其组成类似的、浓度较大的 n 个 FeO^+ 离子(n 比 m 的数值要小得多)。这样,胶核带了正电荷,电性相反的 Cl^-(称反离子)则留在介质中。

3. 反离子的分布

反离子在体系中受到两种相反的作用力:一方面由于反离子带有与胶核表面电荷电性相反的电荷,所以反离子与胶核间将产生静电吸引作用,有靠近胶核表面的趋势;另一方面因离子的扩散作用又有远离胶核的趋势。这两种作用达到平衡时,使体系中的反离子按一定的浓度分布,即自胶核表面向外,单位体积内反离子数目越来越少。

(二)胶粒及胶团

靠近胶核表面的 $(n-x)$ 个反离子,由于受到较强的静电吸引力,因而较紧密地束缚在胶核周围,与胶核表面吸附的离子共同组成吸附层。吸附层与胶核构成胶粒。较外层的 x 个反离子,由于受到的静电作用力很弱,很疏松地分布在胶粒周围,称为扩散层。胶粒和扩散层包括在一起称为胶团。

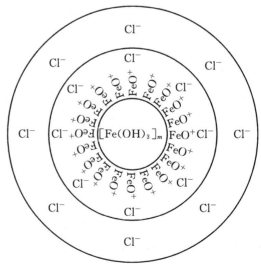

图 5-3 胶团结构示意图

图 5-3 是由 $FeCl_3$ 制备的 $Fe(OH)_3$ 溶胶的胶团结构示意图。

胶团的结构也可用简式表示如下：

$$\underbrace{\left[\underbrace{(Fe(OH)_3)_m}_{\text{胶核}} \cdot \underbrace{nFeO^+ \cdot (n-x)Cl^-}_{\text{吸附层}}\right]^{x+}}_{\text{胶粒}} \cdot \underbrace{xCl^-}_{\text{扩散层}}$$

$$\underbrace{\phantom{\left[(Fe(OH)_3)_m \cdot nFeO^+ \cdot (n-x)Cl^-\right]^{x+} \cdot xCl^-}}_{\text{胶团}}$$

从胶团的结构可知，由于吸附层内的 Cl^- 离子数目少于 FeO^+ 离子，因此胶粒是带电的，但整个胶团是电中性的。由于扩散层与胶粒间结合很松散，扩散层并不与胶粒一起运动，因此在外电场作用下，胶粒作为一个整体而向某一电极移动，而扩散层的离子移向另一电极。

三、溶胶的稳定性和聚沉

(一)溶胶的相对稳定性

溶胶虽是表面积和表面能都很大的多相不稳定体系，但多数纯溶胶具有稳定性，可以存放数月或更长时间而不至于下沉，其主要原因有以下三个方面：

1. 胶粒的布朗运动

胶粒在溶液中不停地作无规则的布朗运动，在一定程度上克服了胶粒重力的影响，起到了使其稳定的作用。

2. 胶粒带同性电荷

同种溶胶的胶粒带有同性电荷，使胶粒之间相互排斥不易聚集，带电越多，排斥力越大，胶体越稳定。

3. 水化膜的保护作用

胶团具有水化双电层结构，因为胶粒吸附的离子和反离子都是水化离子(即离子外围包裹着水分子)，就像在胶粒外面包裹了一层水化薄膜，这层水化膜犹如一层弹性隔膜将胶粒彼此隔开，不易聚集，起到了运动中碰撞时防止互相合并聚集变大的作用。水化膜越厚，胶粒越稳定，越薄越不稳定。

(二)溶胶的聚沉

溶胶的稳定性是相对的、有条件的。一旦采取一定的措施消除或减弱溶胶的稳定因素，就可以促使胶粒彼此聚集成较大的颗粒，当溶胶颗粒大到布朗运动已无法克服重力的作用时，就会发生沉淀。这种使胶粒聚集成较大颗粒而发生沉淀的过程称为聚沉。使溶胶聚沉的主要方法有以下几种：

1. 加入电解质

溶胶对电解质是十分敏感的，加入少量的电解质就能促使溶胶聚沉。其原因是加入电解质时，溶液总离子浓度增大，有较多的反离子进入吸附层，与溶胶电性相反的电解质离子就能减少甚至完全中和溶胶所带电荷，使胶粒之间的相互排斥力减少甚至消失，从而使溶胶失去其主要稳定因素，胶粒就能迅速凝集而聚沉。例如，在 $Fe(OH)_3$ 溶胶中加入少量 Na_2SO_4 溶液，SO_4^{2-} 就可以中和 $Fe(OH)_3$ 胶粒所带电荷，促使 $Fe(OH)_3$ 胶粒聚合，从而析出氢氧化铁沉淀。

可以使溶胶聚沉的电解质有效部分是与胶粒带相反电荷的离子。不同的电解质对溶胶的聚沉能力不同。电解质沉降能力的大小常用聚沉值来表示。聚沉值是指 1L 溶胶在一定时间内完全聚沉所需电解质的最小浓度，单位为 mmol·L^{-1}。聚沉值越小，聚沉能力越大。实验证明，与胶粒带相反电荷的同价离子聚沉能力几乎相等；但与胶粒带相反电荷的离子价位升高，聚沉能力就急剧增加，聚沉值大大减小。例如，NaCl、CaCl$_2$、AlCl$_3$ 三种电解质对 As$_2$S$_3$ 溶胶（负溶胶）的聚沉值之比为：

$$Na^+ ： Ca^{2+} ： Al^{3+} = 1 ： 80 ： 500$$

2. 加入带相反电荷的溶胶

溶胶的粒子类似于一个巨大的离子，因此将两种电性相反的溶胶按适当比例混合，也能引起溶胶聚沉，这种现象称为相互聚沉现象。这是因为不同电性的溶胶彼此中和了各自所带的电荷，所以共同聚沉下来。例如，天然水中常含有带负电荷的胶态杂质，加入具有相反电荷的高价离子[如 Al^{3+} 或 Fe^{3+}，通常是 Al$_2$(SO$_4$)$_3$ 或 FeCl$_3$]，可以中和胶态杂质所带的电荷使其沉降。就是因为 Al^{3+} 或 Fe^{3+} 离子水解形成带相反电荷的 Al(OH)$_3$ 或 Fe(OH)$_3$ 正溶胶，相互中和使其聚沉。明矾能够净水就是溶胶相互聚沉的实际应用。明矾的成分是[KAl(SO$_4$)$_2$·12H$_2$O]，天然水中的胶体悬浮粒子是负溶胶，明矾中的硫酸铝水解生成的 Al(OH)$_3$ 溶胶是正溶胶，两者混合相互中和聚沉，再加上 Al(OH)$_3$ 絮状物的吸附作用，吸附污物，达到使水净化的目的。

3. 加热

许多溶胶在加热时也可以发生聚沉。这是因为加热增加了胶粒的运动速度和相互碰撞机会，同时也降低了胶核对离子的吸附作用，减少了胶粒所带的电荷，降低了溶剂化程度。所以，在加热时胶粒很容易聚沉下来。例如，将 As$_2$S$_3$ 溶胶加热至沸，可析出黄色的硫化砷沉淀。

课堂练习 5-2 溶胶既然是不稳定体系，为什么常能相对稳定存在？如何使其聚沉？

课堂练习 5-3 写出由 FeCl$_3$ 水解得到 Fe(OH)$_3$ 胶团的结构。物质量浓度相同的 NaCl、MgCl$_2$、MgSO$_4$、Na$_2$SO$_4$ 各溶液对 Fe(OH)$_3$ 溶胶聚沉能力强弱的次序如何？

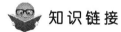 **知识链接**

血液透析——肾衰竭的一种治疗方法

血液透析是血液净化的一种方式，目的在于替代肾衰竭所丢失的部分功能，如清除代谢废物，调节水、电解质和酸碱平衡。血液净化技术是在血液与透析液间放置一透析膜，利用弥散、对流原理，超滤、吸附等方式清除体内水分与溶质或向体内补充溶质的一种治疗方法。例如：临床上，用于尿毒症的"血透"疗法，就是将患者的血液引出体外，使血液和透析液在透析器（用人工合成的高分子膜聚甲基丙烯酸甲酯制成的人工肾）内半透膜两侧接触，通过透析使血液中代谢废物透过膜扩散入透析液中（血液中的蛋白质、红细胞则不能透过），同时也从透析液中扩散入所需要的营养物质或治疗的药物，达到清除血液中的毒素使血液净化的目的。

第三节　高分子溶液

高分子化合物（又称大分子化合物）是指相对分子质量在 1 万以上，甚至高达几百万的物质。它包括天然高分子化合物和合成高分子化合物两类。如组成人体肌肉、组织、细胞以及存在于体液中的重要物质——蛋白质、酶、核酸、糖原、淀粉、纤维素等都是天然高分子化合物。而树脂、聚乙烯塑料、合成橡胶、合成纤维等则是人工合成的高分子化合物。有些高分子化合物如蛋白质、核酸等可以在水溶液中形成带电的离子,又称为高分子电解质。

一、高分子化合物的结构

高分子化合物相对分子量虽然很大,但组成一般比较简单,是由一种或几种叫做单体的简单化合物聚合而成的,因此又叫高聚物。组成高分子的结构单位为链节,许多链节重复地连接成长链形分子(有的在主链上带有一些支链),其链节重复的次数叫聚合度,用 n 表示。例如,聚糖类的高分子化合物纤维素、淀粉、糖原等分子就是由许多葡萄糖残基($—C_6H_{10}O_5—$)连接而成的,通式可以写成$(C_6H_{10}O_5)_n$,但各物质的分子链长度以及单体的结合方式不同,从而形成了线状或分支状结构的高分子化合物。

二、高分子化合物溶液的性质

决定高分子化合物性质的主要因素是分子的形态。高分子化合物的链很长,而且长链上相邻的链节之间的单键可以围绕着固定的键角($109°28'$)自由旋转,所以高分子化合物易发生形变,具有良好的柔顺性。常态时,线状分子自动卷曲成团状,在拉力的作用下会被伸直;但除去拉力,高分子链就能自动弯曲恢复原来的团状,这使得高分子化合物具有很好的弹性。

将高分子化合物加入到适宜的溶剂中,能够自动地分散形成均匀的溶液。如将蛋白质加入水中、橡胶加入苯中都能自动溶解成为高分子溶液。在这种自动形成的高分子溶液中,分散相的微粒是单个的高分子,这些高分子与分散相介质之间没有界面存在,因而和低分子溶液一样属于均匀、稳定的体系。虽然高分子溶液的分散相粒子是分子,但分散相粒子的大小已达到胶体范围($1\sim100nm$),因此,高分子溶液被列入胶体分散系,与溶胶有某些相似性,如扩散速度慢,能透过滤纸但不能透过半透膜,具有布朗运动和丁铎尔效应等。但是,高分子溶液的分散相粒子是单个的高分子,其组成和结构与溶胶的胶粒不同,所以与溶胶又有区别,高分子溶液具有以下两个特殊性质。

(一)高分子化合物与水的亲和力强

高分子化合物与水的亲和力比溶胶强。这是由于在高分子化合物的分子结构中,含有大量的亲水基团,如$—OH$、$—COOH$、$—NH_2$等与水有很强的亲和力。当高分子化合物溶解于水形成溶液时,在其分子的表面上吸附大量的水分子形成一层比较厚的水化膜,这是高分子溶液具有稳定性的重要原因。这层水化膜与溶胶粒子的水化膜相比,在厚度和紧密程度上都要大得多,因而它在水溶液中比溶胶粒子稳定得多。因此,常把高分子化合物溶液叫亲水溶胶,把胶体溶液叫做疏水溶胶。

(二)高分子化合物溶液的稳定性大

高分子溶液的稳定性比溶胶大,与真溶液相似,在无菌、溶剂不蒸发的情况下,可以长期放置不沉淀。这是由于溶胶微粒的水化膜很薄,加入少量的电解质,就受到破坏,使小颗粒很快的聚集成大颗粒而聚沉。而高分子化合物微粒的水化膜很厚,加入大量电解质,才能破坏,使小颗粒合并成大颗粒从溶液中沉淀析出。这种加入大量电解质使高分子化合物从溶液中沉淀析出的过程叫做盐析。盐析一般是可逆的,加水后又可重新溶解。

在一定量的溶胶中加入足量的高分子化合物溶液,可以使溶胶的稳定性显著地提高,当受到外界因素影响时(如加入少量电解质),不易发生聚沉。这种现象称为高分子溶液对溶胶的保护作用。

高分子化合物之所以对溶胶具有保护作用,是因为加入的高分子化合物都是链状且能卷曲的线型分子,容易被吸附在胶粒表面,将整个胶粒包裹起来形成一个保护层;再加上高分子化合物的强溶剂化能力,在高分子化合物表面又形成一层致密的溶剂化水化膜,这就使胶粒处在层层包围之中,阻止了溶胶粒子之间的聚集,从而使溶胶的稳定性明显增大。

(三)高分子化合物溶液的黏度大

高分子化合物溶液的黏度比一般溶液大得多。这主要是因为高分子化合物具有线状、分支状或网状结构,分子链很大,在溶液中能牵制介质使溶剂分子移动困难,加上高分子化合物高度溶剂化(若溶剂为水,则为水化),使自由流动的溶剂减少,故黏度较大。例如,1%的橡胶苯溶液的黏度为纯苯的十几倍,且当浓度增大时,黏度也会急剧增加。溶胶与高分子化合物溶液的黏度相比就小得多。这是由于溶胶分散质的微粒是小分子的集合体,吸引的溶剂分子不多,所以其黏度就小。高分子化合物溶液和溶胶在性质上的异同见表5-2。

表5-2 高分子化合物溶液和溶胶的性质

溶胶	高分子化合物溶液
1.胶粒是由许多小分子组成的聚集体	1.胶粒是单个的高分子
2.分散相和分散介质无亲和力(不溶解)	2.分散相和溶剂间有亲和力(自行溶解)
3.多相,不稳定体系,丁铎尔现象强	3.单相,稳定体系,丁铎尔现象弱
4.对电解质敏感,加少量电解质即聚沉	4.对电解质不敏感,加大量电解质时发生盐析
5.相界面对溶胶性质有重要影响	5.分子的柔顺性对溶液的性质有重要影响
6.黏度小	6.黏度大

课堂练习5-4 给 $Fe(OH)_3$ 胶体和淀粉胶体通直流电,有何区别?

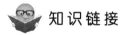 **知识链接**

人类健康与高分子溶液

高分子溶液对溶胶的保护在人体生理过程中有重要的作用。如血液中的碳酸钙、磷酸钙等微溶性的无机盐类,它们以溶胶的形式存在于血液中。由于血液中的蛋白质溶液对这些微溶性的无机盐类起了保护作用,它们才得以稳定存在而不聚沉。但是一旦人体发生某些疾病导致血液中的蛋白质大量减少,就会使这些微溶盐因失去保护而发生聚沉。微溶性盐类就有可能沉积在胆囊、肾等器官中,形成胆囊、肾部位的结石。这也是人体形成各种结石的原因之一。

第四节 凝 胶

一、凝胶的形成

大多数高分子化合物溶液在一定条件下,黏度逐渐变大,最后失去流动性,形成一种具有网状结构的半固态物质,这个过程称为胶凝,所形成的立体网状结构物质叫凝胶。高分子化合物溶液浓度越大,温度越低,越容易形成凝胶。例如琼脂、动物胶等物质在热水中完全溶解,冷却静置后,便形成凝胶。此外,某些溶胶在一定条件下也可形成凝胶,例如,加酸于硅酸钠(水玻璃)中也可制得硅酸凝胶。液体含量高的凝胶称为冻胶,如血块、肉冻;液体含量低的凝胶称为干胶,如干硅胶、半透膜等。

形成凝胶的原因是:线形或分支形高分子化合物或者能形成线形结构的溶胶,它们在很多结合点上相互交联,形成立体网状结构,其中的网眼是很不规则的,像一堆散乱的火柴杆一样,把介质包围在网眼中间,使其不能自由流动,因而形成半固体。

二、凝胶的性质

凝胶的一些主要性质与它的网状结构密切相关。

(一)弹性

凝胶的特点是具有网状结构,填充在网眼里的溶剂不能自由流动,而相互交连成网架的高分子或溶胶粒子仍有一定的柔顺性,使凝胶成为弹性半固体。各种凝胶在冻态时(溶剂含量多的凝胶叫做冻),弹性大致相同,但干燥后就显示出很大差别。因此,将凝胶分为两类:一类是脆性凝胶,凝胶粒子间的交联强,网状骨架坚固,不易伸缩。若将其干燥,网孔中的液体可被驱出,虽凝胶的体积和外形无明显变化,但会失去弹性,变脆,易磨碎。如硅胶、氢氧化铁凝胶等就属此类;脆性凝胶大多数是无机凝胶,因为有高度的多孔性及广大的内表面,所以广泛用作吸附剂。而另一类是弹性凝胶,它是柔性线型高分子形成的凝胶,经干燥后,体积明显缩小,但仍保持弹性。如肌肉、皮肤、血管壁及组成植物细胞壁的纤维素等都属此类。弹性凝胶在动植物生命过程中起着重要作用。

(二)溶胀(膨润)

干燥的弹性凝胶放入适当的溶剂中,会自动吸收液体而体积膨胀,这个过程叫溶胀,又称膨润。脆性凝胶没有这种性质。

有的弹性凝胶溶胀到一定程度,体积增大就停止了,称为有限溶胀,例如木材在水中的溶胀;有的弹性凝胶能无限地吸收溶剂,最后凝胶的网状骨架完全消失,形成均匀的溶液,称为无限溶胀,例如牛皮胶在水中的溶胀,就是无限溶胀。

在生理过程中,溶胀起相当重要的作用。生药经过溶胀后,才能将有效成分提取出来。

(三)离浆(脱液收缩)

新制备的凝胶放置一段时间后,一部分液体会自动缓慢地从凝胶中分离出来,凝胶的体积也逐渐缩小,成为两相,这种现象称离浆或脱液收缩。例如,新鲜血块放置后分离出血清、淀粉糊放置后分离出液体以及腺体的分泌都是凝胶的离浆现象。

离浆可看成是胶凝过程的继续。即当组成网状骨架的大分子间的连接点在继续发展增多时,使网架紧密,网眼变小,将使凝胶的体积逐渐缩小,于是把液体挤出网状骨架,从外表观察就有液体泌出。但需指出的是,离浆析出的液体是溶液而不是溶剂,因此不是溶胀的逆过程。

三、凝胶的生理意义

凝胶在有机体的组成中占有相当重要的地位,动物体的肌肉、皮肤、血管壁、细胞膜以及毛发、指甲、软骨都可以看作是凝胶。凝胶中包含的溶剂量可以很大,如固体琼脂的含水量仅占2%,而琼脂凝胶的含水量可达99.8%。人体中约占体重 2/3 的水,就基本上保存在凝胶里面。由于凝胶处于固体高聚物和溶液的中间状态,兼有两者的一些性质。一方面,具有一定强度和弹性,以维持形态;另一方面,又可以让许多物质在其中进行交换。因此,凝胶的这种双重功能对生命活动具有重要意义。

 知识链接

衰老与溶胀

溶胀在生理过程中具有重要的作用。植物种子只有吸收水分到一定程度后才能发芽生长。动、植物体越年轻,溶胀能力越强,生长越旺盛,但随着时间的推移,年龄不断增长,有机体逐渐衰老,其体内的溶胀能力也逐渐减退。老年人的特殊标志——皱纹,就是有机体的溶胀能力减退的表现。老年人的血管硬化,原因是多方面的,其中一个重要原因是由于构成血管壁的凝胶溶胀能力降低所致。

 学习小结

➢ **分散系**:是一种或几种物质分散在另一种介质中所形成的体系。

➢ **分散相**:被分散的物质称为分散相或分散质。

➢ **分散介质**:容纳分散相的连续介质称为分散介质或分散剂。

➢ **分散系的分类**:按分散相质点的大小不同可将分散系分为三类:分子(或离子)分散系、胶体分散系、粗分散系。

溶胶:是固体分散在液体介质中形成的胶体分散系。分散相粒子的直径在 $1 \sim 100nm$ 之间,是由许多分子、原子或离子构成的聚集体。

➢ **溶胶的性质**:溶胶具有丁铎尔现象、布朗运动、电泳等独特的性质。

➢ **溶胶稳定的原因**:胶粒表面带有电荷和水化膜,这是溶胶稳定的主要因素。

➢ **高分子化合物**:又称大分子化合物,是指相对分子质量在 1 万以上,甚至高达几百万的物质。

➢ **高分子溶液的性质**:高分子溶液具有稳定性较大、黏度较大的特性,它对溶胶有保护作用。

➢ **凝胶**:高分子化合物溶液在一定条件下,黏度逐渐变大,最后失去流动性,形成一种具有网状结构的半固态物质,这个过程称为胶凝,所形成的立体网状结构物质叫凝胶。

➢ **凝胶的性质**:具有弹性、膨润、离浆等性质。人体内约占体重三分之二的水,基本上是保存在凝胶里面。因此,凝胶对生命活动具有重要意义。

目标检测

一、选择题

1. 在电场作用下,下列溶胶的胶粒向阴极移动的是　　　　　　　　　　　　　(　　)

A. 硅酸溶胶　　　　　　　　　　B. 氢氧化铁溶胶

C. 硫化砷溶胶　　　　　　　　　D. 氯化银溶胶

2. 下列溶液属于真溶液的是　　　　　　　　　　　　　　　　　　　　　(　　)

A. 氢氧化铁溶胶　　　　　　　　B. 泥浆

C. 乳状液　　　　　　　　　　　D. NaCl 溶液

3. 丁铎尔效应是以下哪种原因产生的　　　　　　　　　　　　　　　　　(　　)

A. 布朗运动　　　　　　　　　　B. 光的散射

C. 光的折射　　　　　　　　　　C. 光的散射和折射

4. 溶胶稳定性的原因不是下列哪种情况　　　　　　　　　　　　　　　　(　　)

A. 胶粒的布朗运动　　　　　　　B. 胶粒带同性电荷

C. 水化膜的保护作用　　　　　　D. 光的散射

二、填空题

1. 一种或数种物质分散在另一种物质中所形成的体系称为＿＿＿＿＿＿,被分散的物质称为＿＿＿＿＿＿,容纳分散相的连续介质称为＿＿＿＿＿。

2. 分散系根据分散质颗粒大小,可分为＿＿＿＿＿、＿＿＿＿＿和＿＿＿＿＿。

3. 区别真溶液和胶体溶液,可以用＿＿＿＿＿区别。

4. 使胶体溶液发生聚沉现象,可采用＿＿＿＿＿、＿＿＿＿＿、＿＿＿＿＿和＿＿＿＿＿方法。

三、判断题

1. 真溶液在电场作用下可产生电泳现象。　　　　　　　　　　　　　　　(　　)

2. 溶胶在电场作用下不会发生电泳。　　　　　　　　　　　　　　　　　(　　)

3. 高分子化合物溶液属于胶体分散系。　　　　　　　　　　　　　　　　(　　)

4. 高分子化合物溶液对溶胶不会产生保护作用。　　　　　　　　　　　　(　　)

5. 丁铎尔效应可用于区别真溶液和胶体溶液。　　　　　　　　　　　　　(　　)

四、简答题

1. 为什么在长江、珠江等河流的入海处都有三角洲的形成?

2. 溶胶与高分子溶液具有稳定性的原因是哪些? 用什么方法可以分别破坏它们的稳定性?

3. 什么是凝胶? 凝胶有哪些主要性质?

(王春艳)

第六章 化学反应速率和化学平衡

学习目标

【掌握】化学反应速率和化学平衡的定义、数学表达式及相关简单计算。

【熟悉】可逆反应与化学平衡的关系；影响化学反应速率及化学平衡的因素；化学平衡移动的原理。

【了解】有效碰撞理论、平衡常数与化学反应进程的关系。

任何化学反应都涉及两个方面：反应进行的快慢和反应进行的程度。在化工生产实践中，我们希望加快反应速率，如工业上氨的合成，提高生产产量和提高经济效益；而有时我们又希望减慢某些反应的速率，如食物腐败、金属锈蚀等。因此对化学反应速率进行研究有助于确定反应途径中的各个步骤，从而达到掌控化学反应的目的。

并非所有化学反应都朝着一个方向进行。事实上几乎所有的化学反应都是可逆的，都能建立动态平衡。通过研究化学平衡，就能掌握化学反应进行的方向和化学反应进行的程度，在生产上利用平衡移动的原理就能缩短反应所需要的时间和反应所需要的周期，从而提高物质生产的效率。因此无论是化学反应速率还是化学平衡的研究对生产实践及我们的日常生活都有着重要的指导意义。

第一节 化学反应速率

在日常生活和生产实践中不同的化学反应有着不同的反应速率。不同的物质，在相同的反应条件下其反应速率也不同，所以物质自身的特性是决定反应速率的内因；而相同的物质，在不同的情况下其反应速率也不同，所以反应的环境和反应的条件是决定反应速率的外因。

一、化学反应速率及表示方法

（一）平均速率

化学反应速率是用来衡量化学反应进行快慢程度的，通常用单位时间内反应物浓度的减少或生成物浓度的增加来表示。平均速率以 $\bar{v}$ 表示，单位可以用 $mol \cdot L^{-1} \cdot s^{-1}$ 或 $mol \cdot L^{-1} \cdot min^{-1}$ 来表示。

例如，某一反应物 B 的初始浓度为：c_B，经过时间 Δt 后，其 B 物质浓度的改变量为 Δc_B，则在这 Δt 内 B 的化学反应的数学表达式为：

$$\overline{v}_{B} = \frac{|\Delta c_{B}|}{\Delta t} \qquad 公式(6-1)$$

【例 6-1】在某一化学反应中,反应物 B 的浓度在 10s 内从 5.0mol·L^{-1} 变成 1.0mol·L^{-1},求 10s 内 B 的化学反应速率是多少?

解:根据定义公式直接进行计算,即

$$\overline{v}_{B} = \frac{\Delta c_{B}}{\Delta t} = \frac{|5.0mol·L^{-1} - 1.0mol·L^{-1}|}{10s} = 0.4mol·L^{-1}·s^{-1}$$

答:在 10s 内 B 的化学反应速率是 0.4mol·L^{-1}·s^{-1}。

【例 6-2】反应 $2N_2O_5 \Longrightarrow 4NO_2 + O_2$ 在 2L 的密闭容器中发生,5min 内 N_2O_5 的质量减少了 10.8g,求:$\overline{v}(N_2O_5)$,$\overline{v}(NO_2)$,$\overline{v}(O_2)$。

解:5min 内 N_2O_5 减少的物质的量:$n(N_2O_5) = \frac{10.8g}{108g·mol^{-1}} = 0.1mol$

故 $\overline{v}(N_2O_5) = \frac{\Delta c(N_2O_5)}{\Delta t} = \frac{0.1mol/2L}{5min} = 0.01mol·L^{-1}·min^{-1}$

由 $\overline{v}(N_2O_5) : \overline{v}(NO_2) : \overline{v}(O_2) = 2 : 4 : 1$。

有 $\overline{v}(O_2) = \frac{1}{2}\overline{v}(N_2O_5) = \frac{1}{2} \times 0.01mol·L^{-1}·min^{-1} = 0.005mol·L^{-1}·min^{-1}$。

$\overline{v}(NO_2) = 2\overline{v}(NH_3) = 2 \times 0.01mol·L^{-1}·min^{-1} = 0.02mol·L^{-1}·min^{-1}$。

答:反应中各物质的速率为:$\overline{v}(O_2) = 0.005mol·L^{-1}·min^{-1}$;
$\overline{v}(NO_2) = 0.02mol·L^{-1}·min^{-1}$;$\overline{v}(N_2O_5) = 0.01mol·L^{-1}·min^{-1}$。

(二)瞬时速率

在反应过程中,反应物的浓度是随时都在变化的,速率也在发生着变化,故反应平均速率并不能真实说明反应进行的情况,因此最能精确表示反应速率的是瞬时速率。为了求得瞬时速率,结合反应:A+B===AB,根据实验测定结果绘出反应物 A 或 B 的浓度对时间的变化曲线,如图 6-1 所示。例如,要求 a 点时的瞬时速率,可以通过 a 点绘出这条曲线的一条切线,切线的斜率就是在 a 点时的瞬时速率。其数学表达式为:

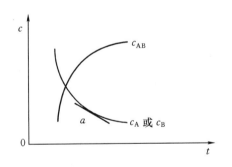

图 6-1　在反应 A+B===AB 中反应物浓度随时间的变化曲线

$$v_{A} = \lim_{\Delta t \to 0}\left|\frac{\Delta c_{A}}{\Delta t}\right| = \left|\frac{dc_{A}}{dt}\right| \qquad 公式(6-2)$$

或:

$$v_{B} = \lim_{\Delta t \to 0}\left|\frac{\Delta c_{B}}{\Delta t}\right| = \left|\frac{dc_{B}}{dt}\right| \qquad 公式(6-3)$$

如果没有特别说明,反应速率就是指 Δt 时间内的平均速率。

(三)注意事项

(1)化学反应速率是标量,即只有大小而没有方向。

(2)一般计算出来的化学反应速率是一段时间内的平均反应速率,不同时段的化学反应速

率是不相同的。

（3）对于固体物质或气态反应中的液体物质，反应在其表面进行，它们的"浓度"是不变的，因此不用液态和固态表示化学反应速率。

（4）对于同一反应，用不同物质浓度的变化表示该反应速率的数值各不相同，但它们都代表同一化学反应的反应速率，其化学反应速率比等于化学方程式中化学反应计量数之比。

对于任意一个化学反应：$mA + nB \Longrightarrow pP + qQ$

各物质的反应速率之间存在着下列关系：

$$\overline{v}_A : \overline{v}_B : \overline{v}_P : \overline{v}_Q = m : n : p : q \qquad \text{公式}(6-4)$$

因此，表示反应速率时，必须注明是用哪一种物质浓度的变化来表示的。

二、有效碰撞理论

化学反应的实质就是原子之间结合方式的改变。从化学键角度看，就是反应物分子内部旧化学键的断裂，生成物分子内部新化学键的形成。碰撞理论认为分子之间要发生反应，必须发生相互碰撞。反应物分子碰撞的频率越高，反应速率越大。但事实上并非反应物分子间的每次碰撞都能发生化学反应。例如，下列化学反应：

$$NO_2 + CO \xrightarrow{\ >327℃\ } NO + CO_2$$

当 NO_2 分子与 CO 分子碰撞时，只有 NO_2 分子中的 O 原子与 CO 分子中的 C 原子迎头碰撞，如图 6-2(a)所示，才有可能生成 NO 和 CO_2；而当 NO_2 分子中的 N 原子与 CO 分子中的 C 原子碰撞时，如图 6-2(b)所示，不能生成 NO 和 CO_2。

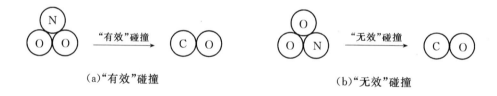

(a)"有效"碰撞　　　　　　　　　　　　(b)"无效"碰撞

图 6-2　反应物分子碰撞的方向

反应物粒子之间的绝大多数碰撞都是无效的，它们碰撞后立即分开，并无反应发生，只有少数反应物粒子之间的碰撞才能导致反应的发生。根据以上事实，人们提出了有效碰撞理论。该理论认为：在化学反应中，反应物分子进行了无数次碰撞，其中能发生反应的碰撞称为有效碰撞。

三、影响化学反应速率的因素

影响化学反应速率的因素有内因和外因两个方面。由反应物本身的组成、结构和不同性质引起的属于内因，是影响化学反应速率的决定因素。此外，化学反应速率还受到许多外界条件的影响，主要有反应物的浓度、温度、催化剂等。

(一)浓度对化学反应速率的影响

1. 基元和非基元反应

一步就能完成的化学反应称为基元反应,或称简单反应。例如:

$$2NO_2 \Longrightarrow 2NO + O_2 \qquad\qquad C(s) + O_2(g) \xrightarrow{\text{燃烧}} CO_2(g)$$

分几步进行的反应为非基元反应。例如:

$$2NO + 2H_2 \xrightarrow{800\text{℃}} N_2 + 2H_2O$$

上述反应实际上是分两步进行的:

第一步 $2NO + H_2 \Longrightarrow N_2 + H_2O_2$

第二步 $H_2O_2 + H_2 \Longrightarrow 2H_2O$

每一步为一个基元反应,总反应即为两步反应的加和。

2. 速率方程

对于一个给定的化学反应,把反应物浓度同反应速率联系起来的数学表达式就是速率方程,它往往是通过实验来确定的。化学家在大量实验的基础上总结出:对于基元反应,其反应速率与各反应物浓度幂的乘积成正比。浓度指数在数值上等于基元反应中各反应物前面的化学计量数。这种定量关系称为质量作用定律,其数学表达式称为速率方程式,简称速率方程。例如,对于基元反应:

$$mA + nB \Longrightarrow pP + qQ$$

其速率方程为:

$$v = \kappa\{c_A\}^m \cdot \{c_B\}^n \qquad\qquad\qquad 公式(6-5)$$

式中,c_A 和 c_B 分别为反应物 A 和 B 的浓度,其单位通常用 mol·L^{-1} 表示;κ 为用浓度表示的反应速率常数。如为气体反应,因恒温恒容时,各气体的分压与浓度成正比,故速率方程也可表示为:

$$v = \kappa'\{p_A\}^m \cdot \{p_B\}^n \qquad\qquad\qquad 公式(6-6)$$

式中,$p(A)$ 和 $p(B)$ 分别为反应物 A 和 B 的分压;κ' 为用分压表示的反应速率常数。

κ 是化学反应在一定温度下的特征常数,数值上等于反应物单位浓度时的反应速率。它的大小反映了一定条件下化学反应速率的快慢,从(6-5)和(6-6)式中不难看出 κ 或 κ' 与反应速率成正比,在相同条件下,κ 或 κ' 越大,反应速率越快;反之,κ 或 κ' 越小,反应速率越慢。对于指定反应来说,κ 或 κ' 受温度的影响最大,它是温度的函数,随温度变化而发生改变,不随浓度的改变而发生变化。

(二)温度对化学反应速率的影响

在已学过的化学反应及日常生活中我们都能感知到温度对化学反应速率有着显著的影响。一般来说升高温度能加快化学反应速率,降低温度能减慢化学反应速率,那么温度对化学反应速率的影响究竟有多大呢? 是否能找到它们之间的定量关系呢?

从有效碰撞理论中我们知道,有效碰撞是分子之间发生反应的必要条件。然而,能发生有效碰撞的分子必须是具有较高能量的分子,这种分子叫做活化分子。由此看出分子所具有能量的高低,决定着活化分子数目的多少,活化分子数目的多少决定着化学反应速率的快慢。而升高温度会使反应物分子的平均能量增大,这将导致活化分子的百分数增加,所以升高温度必然加快化学反应速率,见表 6-1。

表 6-1 温度对 H_2O_2 与 HI 反应速率的影响

$t/℃$	0	10	20	30	40	50
相对反应速率	1.00	2.08	4.32	8.38	16.19	39.95

从表中数据看出,温度每增加 10℃其反应速率在原来的基础上增加 2 倍以上。1884 年,荷兰化学家范特霍夫(J. H. van't Hoff,1852—1911)通过大量实验总结出一个近似规律:对多数反应来说,温度升高 10℃,反应速率在原来的基础上大约增加 2~4 倍。此规律被称作范特霍夫定律。

通过化学反应的速率方程可知,温度对反应速率的影响,实质上是温度对速率常数的影响,前面提到过,反应速率常数是温度的函数,温度升高时,速率常数增大,反应加快。反应速率常数与温度的关系可以用下式表示:

$$\kappa = Ae^{-E_a/RT} \hspace{3cm} 公式(6-7)$$

公式(6-7)中,A 为碰撞频率因子,e 是自然对数的底(2.718),E_a 为活化能(活化分子平均能量与反应物分子的平均能量之差),常用单位为:$kJ·mol^{-1}$,R 是摩尔气体常数,R = $8.314J·K^{-1}·mol^{-1}$,T 为热力学温度,单位为 K。这个方程是阿伦尼乌斯在 1889 年提出来的,人们把它叫做阿伦尼乌斯方程式。

从公式(6-7)中可以看出温度对反应速率的影响。对于一个给定的反应,如果温度变化不大 E_a 和 A 可以看做定值,因而速率常数就仅与温度有关了。因为速率常数随温度成指数关系变化,所以温度的微小变化将会导致速率常数发生较大的变化,尤其是活化能 E_a 较大时更是如此。

在实践中,人们经常通过调节温度来有效地控制化学反应速率。例如,用加热的方法来加快反应速率,将某些试剂保存在冰箱中或阴凉处以防变质。

(三)催化剂对化学反应速率的影响

催化剂是一种能改变化学反应速率但本身在反应前、后没有变化的物质;在反应结束时,催化剂可以无变化地加以回收。例如,由氯酸钾($KClO_3$)热分解制备氧气,可因加少量二氧化锰(MnO_2)而使反应大大加速。

催化剂能够增大化学反应速率,是因为它参加了化学反应,改变了反应的历程,降低了反应的活化能,从而增加了活化分子的百分数,显著加快了反应速率,如图 6-3 所示。

反应:A+ B ══ AB,当无催化剂时反应的活化能为 E_a,有催化剂 P 存在时,反应途径发生了变化,分两步完成:

$$A + P ══ AP \hspace{2cm} AP + B ══ AB + P$$

两步反应的活化能分别为 E'_a、E''_a,均小于 E_a,所以反应速率加快。由此可见,催化剂是通过降低反应的活化能来加快反应速率的。有些催化剂是通过提高反应的活化能使反应速率减慢的。

催化剂具有以下特点:

(1)催化剂只能改变化学反应速率,而不影响化学反应的始态和终态,即催化剂不能改变

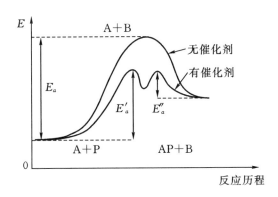

图 6-3　催化反应历程示意图

化学反应的方向。

（2）对可逆反应，催化剂可以同等程度地改变正、逆反应的速率。

（3）催化剂具有专一的选择性。不同的化学反应使用不同的催化剂；反应物相同，催化剂不同，生成物也不同。

课堂练习 6-1　运用化学反应速率的知识解释下列现象：

（1）夏天，将容易变质的食物放入冰箱。

（2）保存某些药物要用棕色试剂瓶，并贮存在阴凉、低温处。

（3）检测患者尿液中糖和蛋白质需要在加热条件下进行。

第二节　化学平衡

在化学反应的研究中仅考虑化学反应速率是不够的，因为有些化学反应在一定条件下能进行到底，而有的化学反应在一定条件下只能进行到一定程度。在这些化学反应中，反应物转换为生成物的同时，生成物也不断地向反应物转化。当反应体系中反应物及生成物的浓度不再发生改变，此时被认为反应达到了平衡。然而不同的化学反应进行的程度是不相同的，而且同一反应在不同的条件下进行的程度也会有很大的差别。那么在给定条件下，一个化学反应究竟有多少反应物可以转化成产物？哪些条件会对反应限度形成影响呢？这就涉及化学平衡问题。

一、可逆反应与化学平衡

有的化学反应在一定条件下一旦发生只朝着一个方向进行，反应物几乎完全转化成生成物，如氢氧化钠与盐酸的反应：$NaOH + HCl \Longrightarrow NaCl + H_2O$，我们把这种只能向一个方向进行，并且进行得很彻底的单向反应称为不可逆反应。实际上大多数化学反应进行得不彻底，在相同条件下反应物转变为生成物的同时，生成物又可以转变为反应物。如在一定条件下氢气与溴发生反应生成溴化氢：

$$H_2 + Br_2 \longrightarrow 2HBr \qquad\qquad 反应（6-1）$$

相同条件下溴化氢能分解生成氢气与溴：

$$2HBr \longrightarrow H_2 + Br_2 \qquad 反应(6-2)$$

因此在反应体系中存在着三种物质 H_2、Br_2 和 HBr 的混合物，反应(6-1)和(6-2)都在进行。若反应(6-1)为正向反应，则反应(6-2)就为(6-1)的逆向反应，这种在相同条件下既能向正反应方向进行又能向逆反应方向进行的化学反应，称为可逆反应，常用符号"$\rightleftharpoons$"表示可逆反应。所以溴与氢气的反应属于可逆反应，可表示为：

$$H_2 + Br_2 \rightleftharpoons 2HBr \qquad 反应(6-3)$$

在可逆反应中，通常把从左向右进行的反应称为正反应，从右向左进行的反应称为逆反应。

从反应(6-3)得知，可逆反应不能进行完全，即反应物不能全部转化为产物，反应体系中总是有反应物和产物。反应开始时，由于没有生成物，反应物浓度最大，正反应速率最大，随着反应的进行，反应物浓度不断减少，正反应速率逐渐减慢；另一方面，随着时间的推移产物从无到有并在不断增多，其浓度不断增大，逆反应也开始进行，其反应速率也在逐渐增大。在一定条件下，当反应进行到一定程度时，反应物和生成物的浓度不再发生改变，反应还在继续进行，但正反应速率和逆反应速率不再发生变化并且相等，反应体系中，反应处于相对静止状态，从表观上看好像反应不再继续进行，达到了最大限度，此时反应体系所处的状态称为化学平衡。化学平衡是指在一定条件下的可逆反应，正反应速率和逆反应速率相等，反应混合物中各组分的浓度保持不变的状态。如图 6-4 所示。

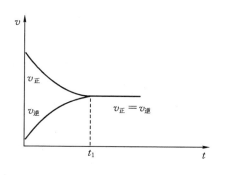

图 6-4　速率-时间示意图

化学平衡的建立，需要符合以下几个条件：

(1)反应开始时：$v_正 > v_逆$。

(2)反应过程中：$v_正$ 减小，$v_逆$ 增大。

(3)当时间到达 t_1 后：$v_正 = v_逆$，可逆反应达到平衡，建立了化学平衡。

化学平衡的主要特征是：

(1)逆：可逆反应。

(2)动：动态平衡。

(3)等：$v_正 = v_逆$。

(4)定：反应体系中各组分的浓度保持不变。

(5)变：条件改变，平衡状态改变。

(6)化学平衡的建立与途径无关。

二、化学平衡的移动

化学平衡是一种相对的、有条件的动态平衡，只要改变外界条件，原有平衡就会被破坏，可逆反应就会朝着新的反应方向进行，直至建立新的化学平衡。这种由于条件的改变，使可逆反应从一种平衡状态向另一种平衡状态转变的过程，称为化学平衡的移动。化学平衡移动的方向实质上就是向着减少这种改变的方向移动，影响化学平衡的因素有很多，这里主要介绍浓度、压强和温度等对化学平衡的影响。

(一)浓度对化学平衡的影响

可逆反应达到平衡后,改变平衡体系中任一反应物或生成物的浓度,都会引起化学平衡的移动。例如,在三氯化铁和硫氰化钾的反应中,生成物是六硫氰合铁(Ⅲ)酸钾和氯化钾,溶液呈红色,反应方程式如下:

$$FeCl_3 + 6KSCN \Longrightarrow K_3[Fe(SCN)_6](血红色) + 3KCl$$

如果在平衡混合物中,再加入 $FeCl_3$ 或者 KSCN 后,溶液红色均加深,表示生成物 $K_3[Fe(SCN)_6]$ 的浓度增大了,化学平衡向正反应方向发生了移动。

总之,在其他条件不变的情况下,增大反应物浓度或减小生成物的浓度,平衡向正反应方向进行;减小反应物浓度或增大生成物浓度,平衡向逆反应方向进行。因此,几种物质参加反应时,常常加大价格低廉物质的投料比,使价格昂贵的物质得到充分利用,从而降低成本,提高经济效益。

(二)压强对化学平衡的影响

压强的变化对液态或固态反应的平衡影响甚微,但对有气体参加的反应影响较大。对于此类可逆反应,$a A(g) + b B(g) \Longrightarrow y Y(g) + z Z(g)$,如果反应前后气体的化学计量数总数目不相等,即 $\Delta v = (y+z) - (a+b) \neq 0$,此时改变平衡体系的压强,平衡会发生移动,移动的方向与反应前后气体分子数的变化(即气体体积变化)相关。分为以下三种情况:

(1)当 $\Delta v > 0$,即生成物分子数大于反应物分子数时,例如反应:

$$N_2O_4(g) \Longrightarrow 2NO_2(g)$$
$$无色 \qquad 红棕色$$

增大压强,系统的红棕色变浅,即 N_2O_4 浓度增大,说明平衡向左移动,使气体体系中分子数减少。

(2)当 $\Delta v < 0$,即生成物分子数小于反应物分子数时,例如合成氨反应:

$$N_2(g) + 3H_2(g) \Longrightarrow 2NH_3(g)$$

增大压强有利于 NH_3 的合成,说明平衡向右移动,气体体系中分子数目减少。

(3)当 $\Delta v = 0$,反应前后分子总数相等时,例如反应:

$$H_2(g) + Br_2(g) \Longrightarrow 2HBr(g)$$

改变压强,不会使化学平衡发生移动。

根据上述讨论可以得出以下结论:压强变化只对反应前后气体分子数有变化的反应平衡系统有影响;其他条件不变时增大压强,平衡向气体分子数减少的方向移动,减少压强,平衡向气体分子数增加的方向移动。

需要指出,在恒温条件下向平衡体系中加入不参与反应的其他物质(如稀有气体),则:

(1)若体积不变,但系统的总压增加,这种情况下无论 $\Delta v > 0$,$\Delta v = 0$ 或 $\Delta v < 0$,平衡都不移动。这是因为平衡系统的总压虽然增加,但各物质的分压并无改变,平衡状态不变。

(2)若总压维持不变,则系统体积增大(相当于系统原来的压力减小),此时若 $\Delta v \neq 0$,平衡发生移动,移动方向与前述压强减小引起的平衡变化相同。

(三)温度对化学平衡的影响

可逆反应达到平衡后,改变温度,必然会使化学平衡发生移动。温度对化学平衡的影响与浓度和压强对化学平衡的影响有着本质上的差别。浓度和压强的改变并不影响标准平衡常数，只是引起反应体系的变化，导致化学平衡发生移动。而温度的变化引起标准平衡常数发生变化，从而引起化学平衡的移动，所以温度的变化引起的不仅是化学平衡的移动。

温度对标准平衡常数的影响与反应热有关。对放热反应来说，标准平衡常数随温度的升高而减小；对吸热反应来说，标准平衡常数随温度的升高而增大。例如反应，$2NO_2 \rightleftharpoons N_2O_4 + Q$，其正向反应是放热反应，在温度 T_1 下达到平衡，当温度由 T_1 升高到 T_2 时，标准平衡常数减小，此时化学平衡向逆反应（吸热反应）方向移动；而对于该反应的逆向吸热反应来说，当温度由 T_1 升高到 T_2 时，标准平衡常数增大，此时化学平衡向正反应（吸热反应）方向移动。同理，降低温度时，化学平衡向着放热反应的方向移动。

总之，对于任意一个可逆反应，升高温度，化学平衡向着吸热反应的方向移动；降低温度，化学平衡向着放热反应的方向移动。

课堂练习 6-2 进行下列实验并观察现象：

取充有 NO_2 和 N_2O_4 混合气体的平衡仪，将一端放入盛有热水的烧杯中，另一端放入盛有冰水的烧杯中，片刻取出，比较两端球中气体的颜色变化，并解释原因。

（四）催化剂对化学平衡的影响

当可逆反应达到平衡状态后，向这个体系加入催化剂，由于催化剂对于正、逆反应的影响程度相同，不能改变标准平衡常数，因此不能使化学平衡发生移动。但催化剂能同等程度地改变正、逆反应速率。应用到生产实践中可以缩短生产周期，降低生产成本，提高生产效率。

（五）平衡移动的原理——吕·查德里原理

综上所述，如在平衡体系中增大反应物浓度，平衡就会向着减少反应物浓度的方向移动；在有气体参加的平衡体系中，增大系统的压力，平衡就会向着减少气体分子数，即向减小系统压力的方向移动；升高温度，平衡向着吸热反应方向，即向降低系统温度的方向移动。这些结论于 1884 年由法国科学家吕·查德里归纳为一条普遍规律：如以某种形式改变一个平衡系统的条件（浓度、压力、温度），平衡就会向着减弱这个改变的方向移动。这个规律叫做吕·查德里原理，又称平衡移动的原理。这个原理适用于所有动态平衡系统。但须指出，它只适用于已达到平衡的系统，对于未达平衡的系统则不适用。

三、化学平衡常数

（一）化学平衡常数数学表达式

对于既有固相 A，又有 B 和 E 的水溶液，以及气体 F 和 H_2O 参与的一般反应，其通式为：

$$aA(s) + bB(aq) \rightleftharpoons eE(aq) + hH_2O + fF(g)$$

系统达平衡时，其标准平衡常数数学表达式为：

$$K^\theta = \frac{\{c_E/c^\theta\}^e \cdot \{p_F/p^\theta\}^f}{\{c_B/c^\theta\}^b} \qquad \text{公式(6-8)}$$

即以配平后的化学计量数为指数的反应物的 c/c^θ 或 (p/p^θ) 的乘积除以生成物的 c/c^θ 或 (p/p^θ) 的乘积所得的商（对于溶液的溶质取 c/c^θ，对于气体取 p/p^θ）。

（二）书写和应用平衡常数时注意事项

（1）写入平衡常数表达式中各物质的浓度或分压，必须是系统达到平衡状态时相应的值。

生成物为分子,反应物为分母,式中各物质浓度或分压的指数,就是反应方程式中相应的化学计量数。气体可用分压表示,而不能用浓度表示,这与气体规定的标准状态有关。

(2)平衡常数表达式必须与计量方程式相对应,同一化学反应以不同计量方程式表示时,平衡常数表达式不同,其数值也不同。例如:$2SO_2 + O_2 \longrightarrow 2SO_3$

$$K_1^\theta = \frac{\{p(SO_3)/p^\theta\}^2}{\{p(SO_2)/p^\theta\}^2 \cdot \{p(O_2)/p^\theta\}}$$

如将反应方程式改写成:$SO_2 + \frac{1}{2}O_2 \Longrightarrow SO_3$

$$K_2^\theta = \frac{\{p(SO_3)/p^\theta\}}{\{p(SO_2)/p^\theta\} \cdot \{p(O_2)/p^\theta\}^{1/2}}$$

K_1^θ 与 K_2^θ 的数值显然不同,两者之间存在以下关系:

$$K_1^\theta = (K_2^\theta)^2 \quad 或 \quad K_2^\theta = \sqrt{K_1^\theta}$$

因此在使用平衡常数的数据时,必须注意它所对应的反应方程式。

(3)反应式中若有纯固态、纯液态,它们的浓度在平衡常数表达式中可记作1,因此不必列入表达式中。

(三)标准平衡常数的意义

(1)标准平衡常数的大小是可逆反应进行程度的标志。标准平衡常数越大,说明正反应进行的程度越大;标准平衡常数越小,说明反应进行的程度越小。

(2)标准平衡常数是可逆反应的特性常数。标准平衡常数取决于反应的本性和温度,对于给定的化学反应,标准平衡常数仅随温度而变化,而与反应物的初始浓度及反应途径无关。

(四)化学平衡的有关计算

已知可逆反应的平衡常数和反应物的初始浓度,依据此条件来计算各物质的平衡浓度及反应物的平衡转化率。化学平衡是可逆反应进行的最大限度,即某反应在给定条件下达到化学平衡时具有最大的转化率。平衡转化率是指定条件下的最大转化率。

反应物的平衡转化率用符号 α 表示,其定义为:

$$\alpha = \frac{平衡时已转化的指定反应物的浓度}{指定反应物的初始浓度} \times 100\% \qquad 公式(6-9)$$

或

$$\alpha = \frac{反应物初始浓度 - 反应物平衡浓度}{反应物的初始浓度} \times 100\% \qquad 公式(6-10)$$

【例6-3】25℃时,可逆反应:$Pb^{2+}(aq) + Sn(s) \Longrightarrow Pb(s) + Sn^{2+}(aq)$ 的标准平衡常数 $K^\theta = 2.2$,若 Pb^{2+} 的起始浓度为 $0.10mol \cdot L^{-1}$,计算 Pb^{2+} 和 Sn^{2+} 的平衡浓度及 Pb^{2+} 的转化率。

解:设 Sn^{2+} 的平衡浓度为 $x\,mol \cdot L^{-1}$,由反应式可知 Pb^{2+} 的平衡浓度为 $(0.1-x)mol \cdot L^{-1}$,则:

$$Pb^{2+}(aq) + Sn(s) \Longrightarrow Pb(s) + Sn^{2+}(aq)$$

起始:　　　$c(Pb^{2+}) = 0.10$　　　　　　　　　0

平衡:　　　$0.1-x$　　　　　　　　　　　　x

上述可逆反应达到平衡时有:

$$K^\theta = \frac{c(Sn^{2+})/c^\theta}{c(Pb^{2+})/c^\theta} = \frac{x}{0.1-x} = 2.2$$

解得：$x=0.07$

Pb^{2+} 和 Sn^{2+} 的平衡浓度为：

$c(Sn^{2+})=x=0.07mol \cdot L^{-1}$，$c(Pb^{2+})=(0.1-x)mol \cdot L^{-1}=0.03mol \cdot L^{-1}$。

Pb^{2+} 的平衡转化率为：

$$\alpha = \frac{平衡时已转化的指定反应物的浓度}{指定反应物的初始浓度} \times 100\%$$

$$= \frac{0.10-0.03}{0.10} \times 100\% = 70\%$$

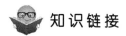 **知识链接**

啤酒中的泡沫

炎热的夏季，打开冰镇啤酒倒入玻璃杯中，马上会泛起大量泡沫。这是为什么呢？原来啤酒在制造过程中充入了大量的 CO_2 气体，啤酒中已经溶解的 CO_2 与未溶解的 CO_2 不停运动，达到平衡状态：$CO_2(g) \rightleftharpoons CO_2(aq)+Q$，打开啤酒瓶时，由于气体的压强下降，根据吕·查德里原理，平衡向放出 CO_2 气体的方向移动，以减弱气体的压强下降对平衡的影响。同时，玻璃杯的温度比冰镇啤酒得高，使得平衡向减弱温度升高的方向移动，即向吸热方向移动，从溶液中释放 CO_2 是吸热的，所以大量的 CO_2 气体从溶液中放出。因此，会产生大量泡沫涌出的现象。

 学习小结

化学反应速率和化学平衡是无机化学知识中具有代表性的理论知识。大部分内容较抽象、理论性强，但在医用化学的学习中占有重要地位。通过学习有关内容可以更好地理解体内生化反应、药物代谢等一系列变化过程。本章的学习内容总结如下：

➤ 化学反应速率是用来描述化学反应快慢的物理量，常用单位时间内反应物或生成物浓度的减少或增加来表示。影响化学反应速率的因素分为内因和外因两种，后者主要包括反应物的浓度、温度、压强、催化剂等。

➤ 化学平衡的主要特点是动、等、定、变、逆。某一时刻的平衡状态是该条件下反应进行的最大程度。化学平衡是一种量的变化，所遵循的规律可以用数学表达式来进行描述。

➤ 在反应 $aA(s)+bB(aq) \rightleftharpoons eE(aq)+hH_2O+fF(g)$ 中，化学平衡常数的计算公式为：$K^{\theta} = \dfrac{\{c_E/c^{\theta}\}^e \cdot \{p_F/p^{\theta}\}^f}{\{c_B/c^{\theta}\}^b}$，其中气体的浓度用分压表示，固体和液体的浓度可以不必列出。平衡常数的大小是化学反应进行程度的标志。

➤ 可逆反应因某种条件的改变使得平衡状态发生转变的过程称为化学平衡的移动。其影响因素有浓度、压强和温度。他们对化学平衡的影响可以概括为一个普遍规律，即化学平衡总是向能够减弱改变平衡的方向移动，这就是平衡移动原理。

目标检测

一、选择题

1. 改变压强，平衡不移动的是 （　　）

A. $H_2O + C(s) \rightleftharpoons CO + H_2$

B. $CO + NO_2 \rightleftharpoons CO_2 + NO$

C. $CaCO_3(s) \rightleftharpoons CaO(s) + CO_2$

D. $2SO_2 + O_2 \rightleftharpoons 2SO_3$

2. 使已达到平衡的可逆反应 $2SO_2 + O_2 \rightleftharpoons 2SO_3 + Q$ 向正方向移动，需要改变的条件是 （　　）

A. 升高温度

B. 减小压强

C. 增加氧气的浓度

D. 加入催化剂

3. 恒温下，在反应 $2NO_2(g) \rightleftharpoons N_2O_4(g)$ 达到平衡后的体系中加入惰性气体，则 （　　）

A. 平衡向右移动

B. 平衡向左移动

C. 条件不充分，无法判断

D. 平衡不移动

4. 增大压强和降低温度，平衡移动方向一致的是 （　　）

A. $N_2 + O_2 \rightleftharpoons 2NO - Q$

B. $N_2 + 3H_2 \rightleftharpoons 2NH_3 + Q$

C. $H_2 + I_2(g) \rightleftharpoons 2HI + Q$

D. $4NH_3 + 3O_2 \rightleftharpoons 2N_2 + 6H_2O(g) + Q$

二、填空题

1. 影响化学反应速率的外界因素主要有_____、_____、_____和_____。

2. 可逆反应 $2NO + O_2 \rightleftharpoons 2NO_2 + Q$ 已达平衡，升高温度，平衡向_____方向移动；减小压强，平衡向_____方向移动；减少氧气的浓度，平衡向_____方向移动。

三、计算题

已知可逆反应 $CO + H_2O(g) \rightleftharpoons CO_2 + H_2$，在 1073K 达到平衡时，$[CO] = 0.25 \, mol \cdot L^{-1}$、$[H_2O] = 2.25 \, mol \cdot L^{-1}$、$[CO_2] = 0.75 \, mol \cdot L^{-1}$、$[H_2] = 0.75 \, mol \cdot L^{-1}$，计算：

(1) 平衡常数 K^{θ}；

(2) 一氧化碳和水蒸气的起始浓度；

(3) 一氧化碳的平衡转化率。

（李　璐）

第七章 氧化还原与电极电势

学习目标

【掌握】氧化还原反应及其基本概念。

【熟悉】能斯特方程式的应用。

【了解】电极电势的应用。

自然界中的化学反应大致分为两类:一类是在反应前后参加反应的各种物质之间没有电子的得失,例如中和反应、沉淀反应等,另一类是在反应前后参加反应的各种物质之间有电子的转移,此类反应就是氧化还原反应,失去电子的过程称为氧化,得到电子的过程称为还原。氧化还原反应是自然界普遍存在的一类重要反应,本章主要介绍氧化还原反应的一般特征、电极电势的产生原因,并介绍与此相关的溶液 pH 值的测定方法。

第一节 氧化还原反应

一、氧化还原反应的定义

生活中常见的化学反应,有些涉及电子的得失与化合价的变化,如:

$$C + O_2 \xrightarrow{\text{燃烧}} CO_2$$

碳元素得到了氧,发生了氧化反应,化合价由 0 价变为 +4 价。再如:

$$CuO + H_2 =\!=\!= Cu + H_2O$$

反应后氧化铜失去氧变为铜,发生了还原反应,化合价由 +2 变为 0 价。

我们将失去电子化合价升高的变化称为氧化;得到电子化合价降低的变化称为还原。在同一个化学反应中,同时伴有氧化反应和还原反应,例如,上述氢气还原氧化铜的反应,CuO 发生了还原,H_2 发生了氧化,氧化与还原是同时进行的。

$$\overset{+2}{Cu}O + \overset{0}{H_2} = \overset{0}{Cu} + \overset{+1}{H_2}O$$

氧化还原反应是氧化反应和还原反应的总称。凡是有电子转移发生和元素化合价改变的反应就称为氧化还原反应。反应中,一种物质失去电子,化合价升高,发生氧化反应;必然同时伴有另一种物质得到电子,化合价降低,发生还原反应,并且电子得失数目相等。

二、氧化数

为了准确描述氧化还原反应中原子带电状态的变化,人们提出了氧化数的概念。1970年,国际纯粹和应用化学联合会(IUPAC)把氧化数定义为某元素一个原子的表观荷电数,这种表观荷电数由假定把每个化学键中的电子指定给电负性较大的原子而求得。例如在 NaCl 中,氯元素的电负性比钠元素大,因而 Cl 的氧化数为 -1,Na 的氧化数为 $+1$;又如在 NH_3 中,N 与 H 以共价单键结合,三对成键的电子都归电负性较大的氮原子所有,故 N 的氧化数为 -3,H 的氧化数为 $+1$。

确定元素氧化数的一般原则如下:

(1)单质的氧化数为零。

(2)所有元素的原子,其氧化数的代数和在多原子的分子中为零;在多原子的离子中等于离子所带的电荷数。

(3)H 在化合物中的氧化数一般为 $+1$,但在活泼金属的氢化物中,如 NaH、CaH_2,H 的氧化数为 -1。

(4)O 在化合物中的氧化数一般为 -2。但在过氧化物中,如 H_2O_2、BaO_2,氧化数为 -1;在超氧化物中,如 KO_2,氧化数为 $-\dfrac{1}{2}$;在 OF_2 中,氧化数为 $+2$。

在确定元素的氧化值时,需注意的是,氧化数是一种人为规定的形式电荷并不是一个元素原子所带的真实电荷,因此还必须通过了解化合物的结构来确定氧化数。例如 $S_2O_3{}^{2-}$ 和 $S_4O_6{}^{2-}$ 的结构分别为:

$$
\begin{array}{ccc}
& O & \\
& \parallel & \\
O^- \!\!-\!\! S \!\!-\!\! O^- & & \\
& | & \\
& S &
\end{array}
\qquad
\begin{array}{ccccc}
O & & & & O \\
\parallel & & & & \parallel \\
O^- \!\!-\!\! S \!\!-\!\! S \!\!-\!\! S \!\!-\!\! S \!\!-\!\! O^- \\
\parallel & & & & \parallel \\
O & & & & O
\end{array}
$$

在 $S_2O_3{}^{2-}$ 中,处于中心的 S 的氧化数为 $+4$,而另一个 S 的氧化数为 0。在 $S_4O_6{}^{2-}$ 中,处于中间的两个 S 氧化数为 0,而两端的两个 S 氧化数为 $+5$。为了简便起见,若同一种元素在化合物中含有两个不同氧化数,常采用平均氧化数表示,因此,$S_2O_3{}^{2-}$ 中的 S 平均氧化数为 $+2$,而 $S_4O_6{}^{2-}$ 中的 S 平均氧化数为 $+\dfrac{5}{2}$。

【例 7-1】试确定 Mn 元素在 $KMnO_4$、$MnO_4{}^{2-}$、MnO_2 中的氧化数。

解:设 Mn 的氧化数为 x,因为 O 的氧化数为 -2,K 为 $+1$,则

在 $KMnO_4$ 中:$1 + x + 4 \times (-2) = 0$, $x = +7$

在 $MnO_4{}^{2-}$ 中:$x + 4 \times (-2) = -2$, $x = +6$

在 MnO_2 中:$x + 2 \times (-2) = 0$, $x = +4$

【例 7-2】计算 Fe_3O_4 中 Fe 的氧化数。

解:设 Fe 的氧化数为 x,因为 O 的氧化数为 -2,则

$$3x + 4 \times (-2) = 0, \quad x = +\dfrac{8}{3}$$

根据氧化数的概念,氧化数升高的过程称为氧化,氧化数下降的过程称为还原。

课堂练习 7-1 写出下列化合物中划线部分元素的氧化数：

$K_2\underline{Mn}O_4$ $(NH_4)_2\underline{S}_2O_8$ $Na\underline{N}O_2$ $Na_2\underline{S}_4O_6$ $K_2\underline{Cr}_2O_7$ $H_3\underline{As}O_4$

三、氧化剂和还原剂

在氧化还原反应中，氧化数升高的物质叫做还原剂，氧化数降低的物质叫做氧化剂，还原剂失去电子，自身被氧化，氧化剂得到电子，自身被还原，它们的相对应的反应产物分别叫做氧化产物和还原产物。

例如，下列反应中：

$$\underset{\text{氧化剂}}{\overset{+1}{Na}ClO} + \underset{\text{还原剂}}{2\overset{+2}{Fe}SO_4} + H_2SO_4 === \underset{\text{还原产物}}{Na\overset{-1}{Cl}} + \underset{\text{氧化产物}}{\overset{+3}{Fe}_2(SO_4)_3} + H_2O$$

在这个反应中，次氯酸钠是氧化剂，Cl 的氧化数从 +1 降低到 -1，被还原，使硫酸亚铁氧化；硫酸亚铁是还原剂，Fe 的氧化数从 +2 升高到 +3，被氧化，使次氯酸钠还原；硫酸虽然也参与了该反应，但没有氧化数的改变，通常被称作反应介质。

此外，某些单质或化合物在反应中既是氧化剂又是还原剂，对于下列两个反应：

$$\overset{0}{Cl}_2 + H_2O === H\overset{+1}{Cl}O + H\overset{-1}{Cl}$$

$$4K\overset{+5}{Cl}O_3 === 3K\overset{+7}{Cl}O_4 + K\overset{-1}{Cl}$$

氯气、氯酸钾既是氧化剂又是还原剂。这类氧化还原反应叫做歧化反应，指氧化反应与还原反应发生在同一物质中同一种元素上，是氧化还原反应的一种特殊类型。

第二节   电极电势及应用

一、电极电势

(一)原电池

氧化还原反应的特征是反应过程中伴随电子的转移。那么是否可以设计一种装置，使氧化剂与还原剂不直接接触就发生电子转移从而产生电流呢？答案是肯定的，这种装置就是原电池。

1.原电池的组成

若将锌片置入硫酸铜溶液中，锌片逐渐溶解变成 Zn^{2+} 进入溶液，而 Cu^{2+} 则变成金属 Cu 从溶液中析出，这是因为发生了氧化还原反应，反应中电子从 Zn 原子转移到 Cu^{2+}，化学能以热能形式释放出来，其离子反应方程式为：

$$Zn + Cu^{2+} = Zn^{2+} + Cu + Q$$

若不使 Zn 与 $CuSO_4$ 溶液直接接触，如图 7-1 所示，在一个盛有 $ZnSO_4$ 溶液的烧杯中插入锌片，另一个盛有 $CuSO_4$ 溶液的烧杯中插入铜片，两个烧杯用盐桥连接。盐桥是一个充满 KCl（或 KNO_3）饱和溶液的 U 形管，它的作用是通过 K^+ 和 Cl^- 离子向两端扩散构成电流通路，维持两溶液的电中性。用导线将铜片和锌片与检流计连接起来，接通电路后检流计指针发生偏转，说明有电流通过，从检流计指针偏转的方向表明电子是从锌极流向铜极（电流则是从铜极流向锌极)的。这样就构成了一个由 $Zn-ZnSO_4$ 电极和 $Cu-CuSO_4$ 电极组成的原电池,简称铜-锌原电池。原电池是将化学能转化为电能的装置。从理论上讲任何自发进行的氧化还原反应都可设计成原电池。

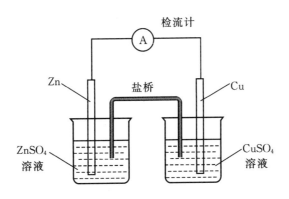

图 7-1　铜-锌原电池示意图

2.电极反应与电池反应

在原电池中,还原剂电对为负极(-),负极发生氧化反应失去电子,生成其氧化型物质;氧化剂电对为正极(+),正极都发生还原反应得到电子,生成其还原型物质。在铜-锌原电池中,正极和负极发生的电极反应分别为:

负极:$Zn - 2e^- \rightleftharpoons Zn^{2+}$　　　　氧化反应

正极:$Cu^{2+} + 2e^- \rightleftharpoons Cu$　　　　还原反应

氧化还原的半反应又称为电极反应,两个电极反应合并即得电池反应:

$$Zn + Cu^{2+} \rightleftharpoons Zn^{2+} + Cu$$

3.原电池的表示式

通常原电池是由盐桥连接的两个电极组成。原电池的组成可以用符号表示。书写表示式需符合如下规定:

(1)习惯上,负极写在左侧,正极写在右侧,并用"-""+"在括号内标明。

(2)以"|"竖线表示两相的界面,"‖"表示盐桥,同一相中不同物质间用","表示。溶液紧靠盐桥,电极板远离盐桥。

(3)电池中各物质状态(g、l、s)用括号在后面注明,溶液需标明浓度,气体物质要标注分压。

(4)当电对中没有电子导体时,用惰性金属,如铂作电极。

按上述规定,铜-锌原电池可表示为:

$$(-)Zn | ZnSO_4(c_1) \parallel CuSO_3(c_2) | Cu(+)$$

(二)电极电势的产生与电源的电动势

在铜锌原电池中,由指针的偏转方向可知,电流从 Cu 电极流向 Zn 电极,即 Cu 的电势高,为正极,Zn 的电势低,为负极。电子从 Zn 原子流向 Cu^{2+} 而非从 Cu 原子流向 Zn^{2+},与金属在溶液中的情况有关。

当金属片插入它的盐溶液时,一方面金属离子(M^{n+})在溶剂 H_2O 分子及溶液阴离子的作用下进入溶液中,而把电子留在金属片上,这就是溶解过程;另一方面,溶液中的水合金属离子也会从金属表面得到电子而沉积到金属表面上,这就是沉积过程。当溶解速率与沉积速率相等时,即达到了平衡:

$$M(s) \underset{沉积}{\overset{溶解}{\rightleftharpoons}} M^{n+}(aq) + ne^-$$

在金属板上　　在溶液中　　在金属板上

若金属溶解的倾向大于金属离子沉积的倾向,则达平衡时,金属表面因留有较多电子而带负电荷。由于静电作用,溶液中的正离子就会排布在金属板表面附近的液层中,于是在金属的界面处形成如图 7-2(a)所示的双电层。相反,若金属离子沉积倾向大于溶解倾向,则达到平衡时,金属表面因沉积了过多的金属离子而带正电荷,溶液中的负离子就会排布在靠近金属板附近的液层中而形成如图 7-2(b)所示的双电层。无论形成哪一种双电层,都会使金属与溶液之间产生电势差。

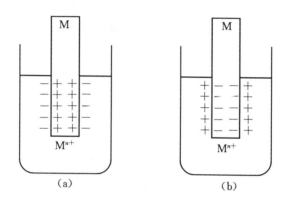

图 7-2　金属电极的电极电势

这种产生在金属和它的盐溶液之间的电势差称为该金属的电极电势,用 $\varphi_{(M^{n+}/M)}$ 表示。电极电势主要取决于金属本身的活泼性。金属越活泼,溶解的倾向越大,达到平衡时金属表面积累的电子越多,电极电势越低;反之,金属越不活泼,溶解倾向越小,而沉积倾向越大,电极电势越高。

由于不同的电极具有不同的电极电势,如果将两个不同的电极组成原电池,原电池就可以产生电流。在没有电流通过的情况下,正、负两极的电极电势之差称为电源的电动势,用符号 E 表示,它等于正极的电极电势 φ^+ 减去负极的电极电势 φ^-,即:

$$E = \varphi^+ - \varphi^-$$

(三)标准电极电势

1. 标准氢电极

电极电势的绝对值至今仍无法直接测定,只能用电极电势的相对值表示。通常我们会选定某一电极作为基准,其他电极与之比较来测定。标准氢电极就是测定电极电势的基准。IUPAC 规定标准氢电极(SHE)的电极电势为零,即 $\varphi^{\theta}_{(H^+/H_2)} = 0.0000V$,是电极电势的相对标准,其电极反应为:

$$2H^+(aq) + 2e^- \rightleftharpoons H_2(g)$$

2.标准电极电势

某一电极在标准状态下测得的电极电势称为该电极的标准电极电势,标准状态指测定温度为298.15K 时,组成电对的各物质浓度均为 $1.0mol \cdot L^{-1}$,气体的分压为101.325kPa,用符号 $\varphi^{\theta}(Ox/Red)$ 表示。待测标准电极与标准氢电极可组成一个原电池。例如,测定 Cu^{2+}/Cu 电对的标准电极电势 $\varphi^{\theta}(Cu^{2+}/Cu)$,可将标准铜电极与标准氢电极组成原电池,电压表显示电流从铜电极流向标准氢电极,可知铜电极为正极,标准氢电极为负极。实验测得该原电池的标准电动势为 0.337V,则铜电极的标准电极电势为:

$$E^{\theta} = \varphi^{\theta}(Cu^{2+}/Cu) - \varphi^{\theta}(H^+/H_2) = 0.337V$$

利用同样的方法,可以测量其他电极的标准电极电势 φ^{θ}。应用标准电极电势的数值时,需要注意以下几点:

(1)标准电极电势是在水溶液中测定的,它不适用于非水溶液系统及高温、固相下的反应。

(2)标准电极电势 φ^{θ} 是强度性质,无加合性,与物质的数量无关。如 Zn^{2+}/Zn 电极,不管是 $Zn^{2+} + 2e^- \Longrightarrow Zn$,还是 $2Zn^{2+} + 4e^- \Longrightarrow 2Zn$,其标准电极电势 $\varphi^{\theta}(Zn^{2+}/Zn)$ 均为 $-0.763V$。

(3)标准电极电势是平衡态的电极电势,与电极反应的写法无关。如 $AgCl/Ag$ 电极,无论按 $AgCl(s) + e^- \Longrightarrow Ag + Cl^-$ 书写,还是按 $Ag + Cl^- \Longrightarrow AgCl(s) + e^-$ 书写,该电极的标准电极电势 $\varphi^{\theta}(AgCl/Ag)$ 都是 0.2222V。

(四)能斯特方程

标准电极电势是在标准状态下测得的,只能在标准状态下使用。而实际生活中绝大多数氧化还原反应都是在非标准状态下进行的。随着温度、离子浓度、气体的分压等因素的改变,电极电势也会随之变化。德国科学家能斯特(Nernst)从理论上推导出电极电势与反应温度、浓度等因素的关系,称为能斯特方程。对于任意反应:

$$aOx + ne^- \Longrightarrow bRed$$

能斯特方程表示为

$$\varphi = \varphi^{\theta} - \frac{RT}{nF}\ln\frac{c_{Red}^b}{c_{Ox}^a} \qquad 公式(7-1)$$

式中 φ ——非标准状态下的电极电势,单位 V;

φ^{θ} ——标准电极电势,单位 V;

T ——热力学温度,单位 K;

F ——法拉第常数,96485J $\cdot V^{-1} \cdot mol^{-1}$;

R ——摩尔气体常数,8.314J $\cdot K^{-1} \cdot mol^{-1}$;

n ——电极反应式中所转移电子数;

c_{Ox}、c_{Red} ——电极反应中氧化型、还原型各组分浓度(或分压)幂的乘积。

当 $T = 298.15K$ 时,将各常数带入公式(7-1)中,并将自然对数转变为常用对数,则能斯特方程可转换为:

$$\varphi = \varphi^{\theta} - \frac{0.05916}{n}\lg\frac{c_{Red}^b}{c_{Ox}^a} \qquad 公式(7-2)$$

【例7-3】已知298.15K 时,$\varphi^{\theta}(Fe^{3+}/Fe^{2+}) = 0.769V$,将铂丝插在 $c(Fe^{3+}) = 1.0mol \cdot L^{-1}$,$c(Fe^{2+}) = 0.010mol \cdot L^{-1}$ 的溶液中,计算组成 Fe^{3+}/Fe^{2+} 电极的电极电势。

解：已知电极反应为 $Fe^{3+} + e^- \rightleftharpoons Fe^{2+}$

$$\varphi^{\theta}(Fe^{3+}/Fe^{2+}) = 0.769V$$

$$\varphi(Fe^{3+}/Fe^{2+}) = \varphi^{\theta}(Fe^{3+}/Fe^{2+}) - \frac{0.05916}{1}lg\frac{c(Fe^{2+})}{c(Fe^{3+})}$$

$$= 0.769 - 0.05916 \times lg\frac{0.010}{1.0} = 0.887V$$

可以看出，当温度一定时，电极电势主要与标准电极电势 φ^{θ} 有关，另外还与 c(还原型)$/c$(氧化型)有关。

【例 7-4】 在 298.15K 时，将 Pt 电极板浸入 $c(Cr_2O_7^{2-}) = c(Cr^{3+}) = 0.10mol \cdot L^{-1}$，$c(H^+) = 10.0mol \cdot L^{-1}$ 溶液中，计算 $\varphi(Cr_2O_7^{2-}/Cr^{3+})$ 值。

解：已知电极反应为 $Cr_2O_7^{2-} + 14H^+ + 6e^- \rightleftharpoons 2Cr^{3+} + 7H_2O$

查表得 $\varphi^{\theta}(Cr_2O_7^{2-}/Cr^{3+}) = 1.23V$

$$\varphi(Cr_2O_7^{2-}/Cr^{3+}) = \varphi^{\theta}(Cr_2O_7^{2-}/Cr^{3+}) - \frac{0.05916}{n}lg\frac{c^2(Cr^{3+})}{c(Cr_2O_7^{2-}) \cdot c^{14}(H^+)}$$

$$= 1.23 - \frac{0.05916}{6}lg\frac{0.10^2}{0.10 \times 10.0^{14}} = 1.36V$$

计算结果表明，酸性介质会使氧酸盐的电极电势增大。因此对于有 H^+ 或 OH^- 参加的电极反应，电极的电极电势除了受氧化型物质和还原型物质浓度的影响外，还与溶液的 pH 值有关。

二、电极电势的应用

(一)比较氧化剂和还原剂的相对强弱

电极电势的大小可以反映电对中物质得失电子能力的相对强弱，也就是物质氧化性和还原性的相对强弱。电极电势愈高，表明氧化剂愈易得电子变成它的还原型，其氧化剂是较强的氧化剂；反之，电极电势愈低，还原剂愈容易失电子变成它的氧化型，其还原剂是较强的还原剂。从标准电极电势表(见附录)可以看出，Li 是最强的还原剂，其氧化型 Li^+ 是最弱的氧化剂；而 F_2 是最强的氧化剂，其相应的还原型 F^- 是最弱的还原剂。

课堂练习 7-2 根据电极电势解释下列现象：

金属铁能置换铜离子，而三氯化铁溶液又能溶解铜板。

(二)计算电池电动势

对于两个电极组成的原电池，电极电势较大的氧化型电极是正极，电极电势较小的还原型电极是负极。电池的电动势 E 为：

$$E = \varphi^+ - \varphi^-$$

(三)判断氧化还原反应进行的方向

对于一个可以自发正向进行的氧化还原反应，其氧化剂具有较高电势，还原剂具有较低电势，存在着正向电势差，所以，其电池电动势必然大于 0，即 $E = \varphi^+ - \varphi^- > 0$。因此可根据电池的电动势 E 判断氧化还原反应进行的方向：

当 $E > 0$，氧化还原反应正向自发进行；

当 $E<0$，氧化还原反应逆向自发进行；

当 $E=0$，氧化还原反应达到平衡。

【例 7-5】分析在 298.15K 时，标准状态下反应：$2Fe^{3+} + Sn^{2+} \Longrightarrow 2Fe^{2+} + Sn^{4+}$ 的进行方向和电池电动势 E^{θ}。

解：查表得 $\varphi^{\theta}(Fe^{3+}/Fe^{2+}) = 0.771V$，$\varphi^{\theta}(Sn^{4+}/Sn^{2+}) = 0.151V$，假定此反应正向进行，则氧化剂为 Fe^{3+}，其电对为 Fe^{3+}/Fe^{2+}，设为正极；还原剂为 Sn^{2+}，其电对为 Sn^{4+}/Sn^{2+}，设为负极，则：

$$E^{\theta} = \varphi^{\theta}(Fe^{3+}/Fe^{2+}) - \varphi^{\theta}(Sn^{4+}/Sn^{2+}) = 0.771 - 0.151 = 0.620(V)$$

$\because E^{\theta}>0$

$\therefore$ 反应正向自发进行。

一般情况下，非标准状态的氧化还原反应进行方向应该根据 E 值来判断，但是，E^{θ} 是决定 E 值大小的主要因素，因此，当 E^{θ} 大于 0.3V 时，可根据 E^{θ} 值对反应方向直接作出判断，而不必考虑浓度的影响。但必须指出的是，如果反应中有沉淀及难解离物种形成，或 H^+ 离子、OH^- 离子参与反应而溶液的 pH 变化很大时，即使 E^{θ} 很大，也要根据 E 值来判断。

 知识链接

配制硫酸亚铁溶液时，为什么要加入少量硫酸和铁屑？

硫酸亚铁晶体溶于水后电离产生亚铁离子，极容易被水中的溶解氧所氧化为三价铁离子，而三价铁离子也具有较强的氧化性（得电子能力），例如在水溶液中能够氧化单质铁：$2Fe^{3+} + Fe \Longrightarrow 3Fe^{2+}$，也就是说加入铁屑能使被氧化的三价铁又被铁还原为亚铁离子，故应加入铁屑。实际上在配制 $FeSO_4$ 溶液时在加入还原铁粉的同时还要滴入几滴稀硫酸以防止少量二价铁离子水解。

 学习小结

氧化还原与电极电势是无机化学中的重点和难点章节。氧化还原反应与生命活动密切相关，生物体内营养物质的代谢过程又伴随着电子转移和提供能量所需的电势的变化。通过本章的学习可以了解以下内容：

➤ 氧化还原反应的特征是元素化合价的改变，其实质是反应中发生了电子的转移。其中，得到电子的物质称为氧化剂，失去电子的物质称为还原剂，氧化反应和还原反应总是同时发生，并且电子的得失数目相等。

➤ 在氧化还原反应中将化学能转变为电能的装置叫原电池。原电池的负极发生氧化反应；正极发生还原反应。两个电极之间的电势差叫做电动势（E）。通过计算电池电动势 E，可判断电池反应的方向：$E>0$，氧化还原反应正向自发进行；$E<0$，氧化还原反应逆向自发进行；$E=0$，氧化还原反应达到平衡。

➤ 电极电势来源于电池反应。标准电极电势 E^{θ} 的大小标志着元素得失电子能力的大小。利用 E^{θ} 可以判断氧化剂和还原剂的相对强弱。E^{θ} 越小，还原型物质的还原性越强，氧化型物质的氧化性越弱；E^{θ} 越大，氧化型物质的氧化性越强，还原型物质的还原性越弱。

目标检测

一、选择题

1. 下列有关氧化数的叙述中,错误的是　　　　　　　　　　　　　　　　　　( )

A. 单质的氧化数均为零

B. 氧化数既可以是整数,也可以是分数

C. 氢的氧化数均为+1,氧的氧化数均为-2

D. 同一元素在不同的化合物中可以有不同的氧化数

2. 以下说法正确的是　　　　　　　　　　　　　　　　　　　　　　　　　( )

A. 物质所含有的元素氧化数升高的反应叫还原反应

B. 在氧化还原反应中,失去电子的元素氧化数降低

C. 在氧化还原反应中,物质中某元素失去电子,则该物质是氧化剂

D. 还原剂中必定有一种元素被氧化

3. 判断在反应 $2Cl_2 + 2Ca(OH)_2 \Longrightarrow Ca(ClO) + CaCl_2 + 2H_2O$ 中,Cl_2 是　( )

A. 还原剂　　　　　　　　　　　B. 氧化剂

C. 既是氧化剂又是氧化剂　　　　D. 既不是氧化剂又不是氧化剂

4. 下列微粒中既有氧化性,又有还原性的是　　　　　　　　　　　　　　　( )

A. H^+　　　　　　　　　　　　B. Fe^{2+}

C. Cu^{2+}　　　　　　　　　　　D. S^{2-}

二、填空题

1. Fe_3O_4 中 Fe 的氧化数是_____,$Na_2S_2O_8$ 中 S 的氧化数是_____,$H_2C_2O_4$ 中 C 的氧化数是_____,NH_2OH 中 N 的氧化数是_____。

2. 指出化学反应方程式: $2KMnO_4 + 5H_2O_2 + 6HNO_3 \Longrightarrow 2Mn(NO_3)_2 + 2KNO_3 + 8H_2O + 5O_2 \uparrow$ 中氧化剂是_____,还原剂为_____。

三、简答题

盐桥的作用是什么?

四、计算题

1. 将下列反应设计成原电池,写出正、负极反应、电池反应、电池组成式。

$$2KMNO_4 + 16HCl \Longrightarrow 2KCl + 2MnCl_2 + 5Cl_2 + 8H_2O$$

2. 在 298.15K 时,将银丝插入 $AgNO_3$ 溶液中,将铂板插入 $FeSO_4$ 和 $Fe_2(SO_4)_3$ 混合溶液中组成原电池,分别计算下列两种情况下原电池的电动势,并写出原电池符号、电极反应和电池反应。

(1) $c(Ag^+) = c(Fe^{3+}) = c(Fe^{2+}) = 1.0mol \cdot L^{-1}$。

(2) $c(Ag^+) = 0.010mol \cdot L^{-1}$; $c(Fe^{3+}) = 1.0mol \cdot L^{-1}$; $c(Fe^{2+}) = 0.010mol \cdot L^{-1}$。

3. 已知 $\varphi^\theta(Pb^{2+}/Pb) = -0.1262V$, $\varphi^\theta(Sn^{2+}/Sn) = -0.1375V$,在 298.15K,有如下反应:其中 $c(Pb^{2+}) = 0.0010mol \cdot L^{-1}$,$c(Sn^{2+}) = 0.100mol \cdot L^{-1}$,求利用此反应所设计的原电池的电动势 E,并判断反应自发进行的方向。

(李　璐)

第八章　配位化合物

学习目标

【掌握】配合物、螯合物的概念以及配合物的组成、命名和分类。

【熟悉】配位平衡,影响配位平衡的因素。

【了解】配位化合物在医学中的意义。

配位物的存在和应用非常广泛,在生命过程中起着重要的作用,人体内各种必需的微量元素多以配合物的形式存在,如人体血液中起输送氧气作用的血红素,是一种含有亚铁的配合物。配合物与医药学关系密切,许多药物本身就是配合物,如锌胰岛素是含锌的配合物;维生素 B_{12} 是一种含钴的配合物。人体内的各种酶几乎都是由各种金属离子组成的配合物,或者通过与体内生物大分子结合形成配合物而发挥其预防或治疗疾病的目的,因此学习有关配合物的基本知识,对学习医学是十分必要的。

第一节　配合物的基本概念

一、配合物的定义

取三支试管,分别加少量硫酸铜溶液。在第一支试管中,加入少量稀 $BaCl_2$ 溶液,有白色 $BaSO_4$ 沉淀生成。在第二支试管中加入少量稀 NaOH,有蓝色 $Cu(OH)_2$ 沉淀生成。在第三支试管中加少量氨水,生成浅蓝色 $Cu(OH)_2$ 沉淀,继续加入氨水,沉淀溶解变成深蓝色溶液。将该溶液分装在两支试管里,一支试管中加入少量 $BaCl_2$ 溶液,生成白色 $BaSO_4$ 沉淀;另一支试管中加入少量 NaOH,无 $Cu(OH)_2$ 沉淀产生。显然由于过量氨水的加入,体系中的 Cu^{2+} 发生了某种反应。经分析生成了其结构为 $[Cu(NH_3)_4]SO_4$ 的新物质。这说明 $CuSO_4$ 溶液与过量氨水发生了下列反应:

$$CuSO_4 + 4NH_3 \rightleftharpoons [Cu(NH_3)_4]SO_4$$

或离子方程式

$$Cu^{2+} + 4NH_3 \rightleftharpoons [Cu(NH_3)_4]^{2+}$$

从上述实验表明,溶液中的 Cu^{2+} 和 NH_3 不是游离存在的,是以结合状态存在,而且结合得很牢固,SO_4^{2-} 是游离存在的。从解离方程式可知,$[Cu(NH_3)_4]^{2+}$ 是比较复杂的一类离子。这种由简单的正离子(或原子)与一定数目的中性分子或阴离子按一定的组成和空间构型,通过配位键结合形成的结构复杂的离子称为配离子,如 $[Cu(NH_3)_4]^{2+}$、$[Fe(CN)_6]^{3-}$ 等。含有配离子的化合物称为配位化合物,如 $[Cu(NH_3)_4]SO_4$、$K_4[Fe(CN)_6]$,$K_3[Fe(CN)_6]$、

$K_2[HgI_4]$ 等都是配合物。

二、配合物的组成

配合物是由内界和外界组成的。内界是由中心离子和配体通过配位键结合形成的一个相当稳定的整体,是配合物的特征部分,用方括号标明。方括号外面的离子,构成外界。内界和外界之间的化学键是离子键。

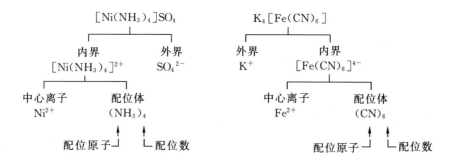

(一)中心离子(或原子)

能与配体形成配位键的金属阳离子统称为中心离子,它们是配合物的形成体。位于内界的中心,一般都是带正电荷的阳离子。

常见的中心离子为过渡金属元素的离子,如 Cu^{2+}、Fe^{3+}、Co^{2+}、Ag^+、Cr^{3+} 等,也有中性原子做配合物形成体的,如 $[Ni(CO)_4]$、$[Fe(CO)_5]$ 等中的 Ni、Fe。

(二)配位体

在配合物中,能与中心离子直接结合的阴离子或中性分子称为配位体,简称配体。如 X^-、CN^-、NH_3、H_2O、SCN^- 等。配体中具有孤对电子并与中心离子形成配位键的原子叫配位原子,配位原子都是非金属元素的原子。常见的配位原子为 C、N、O、S 和卤素等电负性较大的非金属元素的原子,常见的配位体见表 8-1。

表 8-1　常见的配位体

配位原子	配位体举例
卤素	F^-、Cl^-、Br^-、I^-
O	H_2O、$RCOO^-$、$C_2O_4^{2-}$(草酸根离子)
N	NH_3、NO^-(亚硝基)、NH_2—CH_2—CH_2—NH_2(乙二胺)
C	CN^-(氰离子)
S	SCN^-(硫氰根离子)

按配体中所含配位原子数目的不同,可将配体分为单齿配体和多齿配体,只含一个配位原子的配体称为单齿配体,如 NH_3、$S_2O_3^{2-}$、X^-、CN^-、H_2O 等;含有两个或两个以上配位原子的配体称为多齿配体,如乙二胺[$(H_2NCH_2CH_2NH_2)$,缩写为 en]中有两个氨基氮配位原子,属于双齿配体。又如,乙二胺四乙酸根离子(EDTA)中,除有两个氨基氮是配位原子外,还有

四个羟基氧也是配位原子,含有六个配位原子,属于六齿配体。

$$H_2N-CH_2-CH_2-NH_2$$

乙二胺(en)

乙二胺四乙酸根离子(EDTA)

(三)配位数

与中心离子(或原子)直接以配位键相结合的配位原子的总数叫做该中心离子(或原子)的配位数。例如在$[Cu(NH_3)_4]^{2+}$中,中心离子Cu^{2+}的配位数为4;在$[Ag(NH_3)_2]^+$中,中心离子Ag^+的配位数为2;在$[Fe(CN)_6]^{4-}$和$[CoCl_3(NH_3)_3]$中,中心离子Fe^{2+}和Co^{3+}的配位数皆为6。目前已知形成体的配位数有2、4、6、8,其中最常见的配位数为2、4和6。

在计算中心离子的配位数时,一般是先确定中心离子和配体,再找出配体的数目。由单齿配体形成的配合物,配位数等于配体数。如$[Pt(NH_3)_4]Cl_2$和$[Pt(NH_3)_2Cl_2]$的中心离子都是Pt^{2+},前者的配位体是NH_3,后者的配位体是NH_3和Cl^-。这些配位体都是单齿的,配位数都是4。如果是多齿配位体,配体的数目等于各配体的配位原子数与配体个数乘积之和。如$[Cu(en)_2]^{2+}$中的乙二胺(en)是双齿配体,代表每1个en有2个N原子与中心离子Cu^{2+}配位。上述配合物的配位数为$2\times2=4$。一些离子的常见配位数见表8-2。

表8-2　一些离子的常见配位数

配位数	离　　子
2	Ag^+、Cu^{2+}、Au^+
4	Zn^{2+}、Cu^{2+}、Hg^{2+}、Ni^{2+}、Co^{2+}、Pt^{2+}、Pd^{2+}、Si^{4+}、Ba^{2+}
6	Fe^{2+}、Fe^{3+}、Co^{2+}、Co^{3+}、Cr^{3+}、Pt^{4+}、Pd^{4+}、Al^{3+}、Si^{4+}、Ca^{2+}、Ir^{3+}
8	Mo^{4+}、W^{4+}、Ca^{2+}、Ba^{2+}、Pb^{2+}

(四)配离子的电荷

配离子带有电荷,配离子的电荷等于中心离子和配位体电荷的代数和。如$[Cu(NH_3)_4]^{2+}$配离子的电荷数$=+2+0\times4=+2$。由于配合物是电中性的,因此,外界离子的电荷总数和配离子的电荷总数相等,符号相反,所以配离子的电荷数也可以根据外界离子来确定,如$K_3[Fe(CN)_6]$中,外界有3个K^+离子,可知$[Fe(CN)_6]^{3-}$是-3价的,从而可进一步推断中心离子是Fe^{3+}。

三、配位化合物的命名和分类

(一)配位化合物的命名

配合物的命名方法基本遵循一般无机化合物的命名原则。阴离子名称在前,阳离子名称在后,分别称为"某化某""某酸""氢氧化某"和"某酸某"等。

配合物的命名顺序为:配位体数目(中文数字表示)—配位体名称—合—中心离子(原子)名称—中心离子电荷数(罗马数字加括号表示)。复杂的配体名称写在"()"中,外面写明配体数目。若有多种配位体时,一般先无机配位体后有机配位体,先阴离子配体后中性分子配位体。不同配体名称之间以圆点分开。将配离子名称和外界按照阴离子名称在前,阳离子名称在后给出配合物的名称。如$[Co(NH_3)_4Cl_2]Cl$命名为氯化二氯·四氨合钴($Ⅲ$)。

下列是一些配合物的命名实例:

配离子为阴离子的配合物

$K_2[PtCl_6]$	六氯合铂($Ⅳ$)酸钾
$K_2[SiF_6]$	六氟合硅($Ⅳ$)酸钾
$K_4[Fe(CN)_6]$	六氰合铁($Ⅱ$)酸钾
$K_3[Fe(CN)_6]$	六氰合铁($Ⅲ$)酸钾
$Na_2[Cu(NH_3)_4]$	四氨合铜($Ⅱ$)酸钠
$K[PtCl_5(NH_3)]$	五氯·一氨合铂($Ⅳ$)酸钾
$H_2[PtCl_6]$	六氯合铂($Ⅳ$)酸

配离子为阳离子的配合物

$[Zn(NH_3)_4]SO_4$	硫酸四氨合锌($Ⅱ$)
$[Cu(NH_3)_4]Br_2$	二溴化四氨合铜($Ⅱ$)
$[Co(NH_3)_6]Cl_3$	三氯化六氨合钴($Ⅲ$)
$[CrCl_2(H_2O)_4]Cl$	氯化二氯·四水合铬($Ⅲ$)
$[Co(NH_3)_5(H_2O)]Cl_3$	三氯化五氨·一水合钴($Ⅲ$)

中性配合物

$[Fe(CO)_5]$	五羰基合铁
$[Ni(CO)_4]$	四羰基合镍
$[PtCl_4(NH_3)_2]$	四氯·二氨合铂($Ⅳ$)
$[Co(NO_2)_3(NH_3)_3]$	三硝基·三氨合钴($Ⅲ$)

有些常见的配离子或配合物还有一些俗名。如:$K_3[Fe(CN)_6]$称为铁氰酸钾(俗称赤血盐),$K_4[Fe(CN)_6]$称亚铁氰化钾(俗称黄血盐),$K_2[PtCl_6]$称氯铂酸钾,$H_2[SiF_6]$称氟硅酸等。

(二)配位化合物分类

配位化合物通常分为简单配合物、螯合物和多核配合物三种类型。

1.简单配合物

简单配合物的分子只有一个中心原子,每个配体只有一个配位原子与中心原子结合,如$[Zn(NH_3)_4]SO_4$、$K[PtCl_5(NH_3)]$等。

2.螯合物

螯合物又称内配合物,是由中心原子与多齿配体以配位键结合形成的具有环状结构的配合物。螯合物中的配位键犹如螃蟹的螯把中心原子钳住一样,将中心原子嵌在中间,从而形成螯合环。

能形成螯合环的多齿配体称螯合剂。如Cu^{2+}与两分子乙二胺$H_2N-CH_2-CH_2-NH_2$

（简写为 en）形成两个五元环的螯合物。如图 8-1 所示。

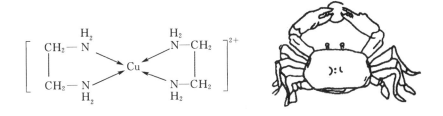

图 8-1　二乙二胺合铜离子螯合物结构

　　螯合物分子具有很高的稳定性，并且其稳定性与螯环的大小和数目有关。螯合物一般难溶于水，在溶液中较难解离，易溶于有机溶剂。利用螯合物的这些特点常在分析化学上作定性、定量测定。

　　3. 多核配合物

　　多核配合物的分子或离子中含有两个或两个以上的中心原子，一个配位原子同时与两个中心原子结合，如 μ-二羟基·八水合二铁（Ⅲ）离子：

$$\left[(H_2O)_4Fe \overset{\overset{\displaystyle O}{\displaystyle |}{\displaystyle H}}{\underset{\underset{\displaystyle H}{\displaystyle |}{\displaystyle O}}{}} Fe(H_2O)_4\right]^{4+}$$

　　课堂练习 8-1　*举例说明下列名词的含义。*

（1）配合物　（2）配离子　（3）配位体　（4）配位原子　（5）配位数　（6）螯合物

第二节　配位平衡

　　配离子在水溶液中解离成中心离子与配位体的过程称为解离反应。当配离子的生成反应和解离反应速率相等时，体系所处的动态平衡称为配位平衡。配合物在水溶液中的稳定性是指配离子解离为简单离子和配体的程度。解离程度越小，配合物的稳定性越高。配合物的稳定性可以用配位平衡常数进行定量表示。

一、配位平衡常数

　　向 $AgNO_3$ 溶液中加入过量氨水，则有 $[Ag(NH_3)_2]^+$ 生成：
$$Ag^+ + 2NH_3 \longrightarrow [Ag(NH_3)_2]^+$$

　　该反应为配位反应。若向此反应中加入 NaCl 溶液，无白色 AgCl 沉淀；但加入 KI 溶液，则有黄色的 AgI 沉淀析出。说明溶液中有少量的 Ag^+，即 $[Ag(NH_3)_2]^+$ 可发生解离反应：
$$[Ag(NH_3)_2]^+ \longrightarrow Ag^+ + 2NH_3$$

　　一定温度下，当配位反应和解离反应速率相等时，体系达到动态平衡称为配位平衡，可表示为：
$$Ag^+ + 2NH_3 \underset{\text{配位}}{\overset{\text{解离}}{\rightleftharpoons}} [Ag(NH_3)_2]^+$$

配位平衡的平衡常数称为配离子的稳定常数,用 $K_稳$ 表示:

$$K_稳 = \frac{\left[\mathrm{Ag(NH_3)_2}\right]^+}{\left[\mathrm{Ag^+}\right]\left[\mathrm{NH_3}\right]^2}$$

该平衡常数反映了配离子的稳定性。$K_稳$ 值越大,表明配离子越容易生成,配合物越稳定。

二、配位平衡的移动

当条件改变时,配位平衡就会发生移动。

(一)溶液酸度的影响

根据酸碱质子理论,很多配体都是碱。当溶液 pH 减小时,它们能与溶液中的 H^+ 离子结合生成弱酸,使配位平衡向右移动,导致配离子解离度增大,稳定性降低。这种因溶液酸度增大而导致配离子解离的现象称为酸效应。

如向 $\left[\mathrm{Cu(NH_3)_4}\right]^{2+}$ 溶液中加酸,由于 NH_3 与 H^+ 生成 NH_4^+,增大了 $\left[\mathrm{Cu(NH_3)_4}\right]^{2+}$ 的解离度,降低了其稳定性。

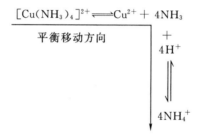

溶液的酸性越强,越容易使配离子解离,酸效应越明显。

(二)水解效应的影响

当溶液的 pH 升高时,中心原子(特别是高价金属离子)将发生水解而使配位平衡向解离方向移动,导致配离子的稳定性降低,这种现象称为水解效应。

如升高溶液的 pH,配离子 $\left[\mathrm{FeF_6}\right]^{3-}$ 可发生如下反应:

$$\mathrm{Fe^{3+} + H_2O \rightleftharpoons Fe(OH)^{2+} + H^+}$$
$$\mathrm{Fe(OH)^{2+} + H_2O \rightleftharpoons Fe(OH)_2^+ + H^+}$$

$$\left[\mathrm{FeF_6}\right]^{3-} \rightleftharpoons \mathrm{Fe^{3+} + 6F^-}$$

平衡移动方向 $+$
    $3OH^-$

$$\mathrm{Fe(OH)_3}$$

在水溶液中,酸效应和水解效应同时存在。一般采取在不发生水解的前提下,提高溶液的 pH 有利于增加配合物的稳定性。

(三)沉淀平衡的影响

若在配离子溶液中加入沉淀剂,由于金属离子和沉淀剂生成沉淀,会使配位平衡向解离的方向移动;反之,若向沉淀中加入能与金属离子形成配合物的配位剂,则沉淀可转化为配离子而溶解。

如向$[Ag(NH_3)_2]^+$溶液中加入 NaBr 溶液,立即生成淡黄色 AgBr 沉淀。若再向溶液中加入 $Na_2S_2O_3$ 溶液,可使 AgBr 沉淀溶解生成$[Ag(S_2O_3)_2]^{3-}$离子。反应如下:

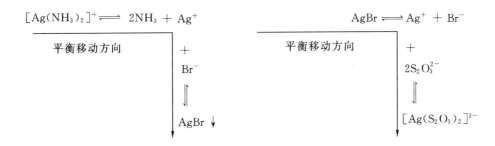

上述过程实质上是配位剂与沉淀剂争夺金属离子的过程,即溶液中同时存在配位平衡和沉淀平衡。这两个平衡既相互联系,又相互制约。配合物的 $K_稳$ 越大,沉淀的溶解度越大,沉淀越易转化为配离子;反之,当配合物的 $K_稳$ 越小,沉淀的溶解度越小,配离子越易转化为沉淀。

第三节 配合物在医学中的意义

配合物在医学中有重要的意义和广泛的应用。主要表现在:

(1)配合物在生命过程中起重要作用。例如,血红素就是一种含铁的螯合物,它在人体内起着输送氧气的作用。

(2)一些药物本身就是配合物或配位剂:EDTA 二钠盐、具有抗癌作用的顺式-二氯二氨合铂(Ⅱ)顺铂、二氯二茂钛,治疗血吸虫病的酒石酸锑钾,对恶性贫血有防治作用的含钴配合物维生素 B_{12},治疗糖尿病的胰岛素对调节体内的物质代谢(尤其是糖类代谢)有重要作用。最近还发现金的配合物$[Au(CN)_2]^-$有抗病毒作用。

(3)有些螯合剂可用作重金属(Pb^{2+},Pt^{2+},Cd^{2+},Hg^{2+})中毒的解毒剂。如二巯基丙醇或EDTA 二钠盐等可治疗金属中毒。因为它们能和有毒金属离子形成稳定的螯合物,然后从肾脏排出。

(4)有些配合物用作抗凝血剂防止血液凝固。柠檬酸钠能与血液中的 Ca^{2+} 形成螯合物,避免血液凝结,是一种有效的血液抗凝剂。

(5)一些临床生化检验常用配合物的形成反应。例如检验人体是否发生有机汞农药中毒,可检测血清中铜的含量。螯合滴定在医药分析中,广泛应用于测定镁盐、钙盐、铝盐和铋盐等药物中金属离子的含量。

螯合治疗法是一种用医疗方法来清除体内的有毒金属(铅和镉)和处于不正常位置的金属

离子,从而改善新陈代谢的功能和血流量,它也可以把基本元素重新分配到体内更多功能的单位。具体方法是通过一支细小口径的针,或者柔韧的聚四氟乙烯导管,静脉注射一种称为乙二胺四乙酸(EDTA)合成氨基酸螯合剂,这种螯合剂能够与人体内的矿物质结合,可清除及重新平衡体内不正常的金属离子,从而减少自由基的产生和改善酶的功能。

 知识链接

微量金属元素在人体内的存在形式及作用

人体必需的金属离子,绝大多数是以配合物的形式存在于体内,它们对人体的生命活动发挥着各种各样的作用。如血红素就是铁的配合物,它与呼吸作用有密切关系。目前证明对人体有特殊生理功能的必需微量元素有 Mn、Fe、Co、Mo、I、Zn 等;有些必要的微量元素是酶和蛋白质的关键成分(如 Fe、Cu、Zn 等),有些参与激素的作用(如 Ni 促进胰腺作用);有些则影响核酸的代谢作用(如 V、Cr、Ni、Fe、Cu 等)。各种酶分子几乎都含有以配合物形态存在的金属元素,它们控制着生物体内极其重要的化学作用。

 学习小结

➢ 由中心原子或离子与围绕在它周围的一组离子或分子所组成的复杂化合物称为配合物。

配合物由内界和外界组成。内界是由中心离子和配体通过配位键结合而成的一个相当稳定的整体。外界是距离中心离子较远的带相反电荷的离子。在学习过程中要掌握中心离子、配体、配位数等概念。

➢ 配合物命名遵循一般无机化合物的命名原则。配离子的命名顺序为:配位体数目(中文数字表示)—配位体名称—合—中心离子名称—中心离子电荷数(罗马数字加括号表示)。若有多种配位体时,一般先无机配位体后有机配位体;先阴离子配体后中性分子配体。不同配体名称之间以圆点分开。要特别注意计算配位数时单齿配体和多齿配体的区别。

➢ 当配位反应和解离反应速率相等时,体系所处的动态平衡称为配位平衡,配位平衡常数也称为配离子的稳定常数,用 $K_稳$ 表示。$K_稳$ 反映了配离子的稳定性。$K_稳$ 值越大,表明配离子越容易生成,配合物越稳定。改变溶液的 pH,加入沉淀剂或新配体等都可使配位平衡发生移动。

➢ 螯合物是由中心原子与多齿配体以配位键结合形成的具有环状结构的配合物,其稳定性与螯环的大小和数目有关。

 目标检测

一、选择题

1. 在 $[Co(en)(C_2O_4)_2]^-$ 中,Co^{3+} 的配位数是 （ ）

A. 3　　　　B. 4　　　　C. 5　　　　D. 6

2.下列配合物中命名正确的是 （ ）

A. $[CoCl_2(NH_3)_4]Cl$ 氯化四氨·二氯·合钴（Ⅲ）

B. $K[Co(NO_2)_4(NH_3)_2]$ 二氨·四硝基合钴（Ⅲ）酸钾

C. $[CoCl_2(NH_3)_2(H_2O)_2]Cl$ 氯化二氯·二氨·二水合钴（Ⅲ）

D. $[Co(NO_2)_2(en)_2]Cl$ 氯化二（乙二胺）·二硝基合钴（Ⅲ）

3.已知某配合物的组成为 $CoCl_3 \cdot 5NH_3 \cdot H_2O$，其水溶液呈弱酸性，加入强碱并加热至沸有氨放出，同时产生 Co_2O_3 沉淀；加入 $AgNO_3$ 于另一份该配合物溶液中，有 $AgCl$ 沉淀生成，过滤后再加 $AgNO_3$ 时无变化，但加热至沸又产生 $AgCl$ 沉淀，沉淀量为第一次沉淀量的 1/2，该配合物的化学式为 （ ）

A. $[CoCl_2(NH_3)_5]Cl \cdot H_2O$ B. $[Co(NH_3)_5H_2O]Cl_3$

C. $[CoCl(NH_3)_5]Cl_2 \cdot H_2O$ D. $[CoCl_2(NH_3)_4]Cl \cdot NH_3 \cdot H_2O$

4.下列物质为多齿配体的是 （ ）

A. H_2O B. NH_3 C. CO D. EDTA

5.配合物命名时，若配体不止一种,则命名顺序下列说法不正确的是 （ ）

A. 无机配体在前,有机配体在后

B. 先阴离子,后中性分子

C. 同类配体按先右后左的顺序排列

D. 同类配体按配位原子元素符号的英文字母顺序排列

6.螯合物的形成使配合物的稳定性 （ ）

A. 减弱 B. 增强 C. 基本不变 D. 不变

二、命名下列配合物

1. $NH_4[Cr(NCS)_4(NH_3)_2]$

2. $[Cr(H_2O)(en)(C_2O_4)(OH)]$

3. $[Co(ONO)(NH_3)_5]SO_4$

三、写出下列配合物的化学式

1.四羟基合铝（Ⅲ）酸

2.四羰基合镍

3.二（硫代硫酸根）合银（Ⅰ）酸钠

四、请解释下列问题

1.重金属盐中毒时,为什么往往可以灌蛋清解毒？

2.已知 NaCN、KCN 有剧毒,但是亚铁氰化钾（$K_4[Fe(CN)_6]$）和铁氰化钾（$K_3[Fe(CN)_6]$）虽然都含有氰根,却没有毒性,为什么？

（王　蓓　吕雅娟）

中 篇

有机化学

第九章　有机化合物概述

⊙ 学习目标

【掌握】有机化合物的定义、分类、命名、特性及表示方法。

【熟悉】有机化合物的结构理论、电子效应、反应类型。

【了解】有机反应中的酸碱理论。

自然界的物质概括起来可分为无机化合物和有机化合物两大类,有机化合物与人们的衣食住行、生老病死有着密切的联系。如淀粉、纤维素、脂肪及多种药物等,都属于有机化合物,生命现象和遗传现象的物质基础——蛋白质与核酸也是有机化合物。疾病的发生、发展、预防、诊断和治疗过程均与有机化合物有关。本章内容是学习后续章节必备的基础知识。

第一节　有机化学的基本理论

一、有机化合物和有机化学

早在 17 世纪,人们曾把从生物体中获得的物质称为有机物,意指"有生机之物",认为有机物是在一种"生命力"的作用下才能产生,只能存在于生物体内,不可能通过无机物人工合成。这种"生命力"学说把有机物和无机物截然分开。直到 1828 年,德国化学家维勒利用氰酸钾和氯化铵(无机物)成功合成尿素(有机物)。实践证明了有机物不一定都来自有生命的机体。从此,否定了"生命力学说",在维勒之后,人们又相继合成了醋酸(1845 年)、油脂(1854 年)等有机化合物,充分说明"生命力"并不是区别有机物和无机物的标志。从此,有机化学的发展得到了极大地推动。现在,人们已经能够合成自然界已有的或自然界没有的有机物,同时确立了有机化合物的现代定义,即有机化合物是含碳元素的化合物。但有些含碳元素的化合物,如一氧化碳、碳酸及其盐和碳化物等均具有典型的无机化合物的成键方式和化学性质,仍属于无机化合物,且绝大多数有机化合物除含碳元素外,还含有氢、氧、氮、硫、磷和卤素等元素,所以现在人们把碳氢化合物及其衍生物称为有机化合物,简称有机物。研究有机化合物的组成、结构、性质及其变化规律、合成方法和应用的学科,称为有机化学。

有机化学与医学的关系十分密切,医学工作者研究和服务的对象是人本身,其职责是为人类预防和治疗疾病,提高人们的健康水平和生活质量。而人体是由许多种化学物质组成的,这些物质除了水分和无机盐以外,绝大多数是有机化合物。诺贝尔奖获得者科恩伯格(Kornberg)指出:"人类的形态和行为是由一系列各负其责的化学反应决定的""生命的许多方面都可以用化学语言来表达""生命可以理解成化学"。临床上,绝大多数合成药物、中草药的有效成分等都是有机物。医学基础课如生物化学、生理学、免疫学、遗传学、药理学等学科,都需要有机化学知识作基础。所以医学专业学生学习有机化学的一些基本知识是非常必要的。

二、有机化合物的特点

大量科学实践证明,有机物与无机物之间没有绝对的界限,二者可以相互转化,相互联系,它们都遵循一般的化学规律。但是由于碳原子在元素周期表中的特殊位置,决定了有机物特殊的成键方式,它们主要形成共价键,表现出一些不同于无机物的特点。如有机物种类繁多,具有可燃性,熔点低,难溶于水,易溶于有机溶剂,导电性、稳定性差,反应速率慢,副产物多等特点。必须指出,这些有机化合物的特性,是针对大多数有机化合物而言的,也有少数有机化合物并不具有这些特性。如四氯化碳不仅不能燃烧,而且可用作灭火剂,有些特殊性能的高分子化合物由于耐高温,还可用于宇宙航行器上。因此,有机物的这些特性是相对的,它反映的是大多数有机物的特点。

三、有机化合物的命名

有机化合物的命名是学习有机化学的重要内容之一,既要反映出分子的元素组成及所含各原子的数目,还要准确地反映出分子中原子间相互连接的次序和方式,名称和结构式是一对一的关系,一个名称仅表示一种有机物。

命名有机物或确定其立体异构时,常需要比较原子或基团的大小,为此先讨论次序规则。

(一)次序规则

确定某个原子或基团大小次序的方法称为次序规则。其要点如下:

(1)某原子或基团的大小次序,按所连第一个原子的原子序数大小排序,原子序数较大者为大基团,也称为优先基团,原子序数较小者为小基团,也称为次优基团;同位素按相对原子质量的大小排序。常见原子和基团的优先次序是:

$$-I > -Br > -Cl > -F > -S > -OH > -NH_2 > -CH_3 > D > -H$$

(2)若第一个原子相同,则向外延伸,比较其次相连原子的原子序数,依次类推直到比较出大小为止。如比较—CH_3和—CH_2CH_3的大小时,第1个原子都是碳,再比较碳原子所连的原子,先看—CH_3,和碳原子直接相连的3个原子是 H、H、H;而—CH_2CH_3中,和第1个碳原子直接相连的是 C、H、H,其中有1个碳原子,碳的原子序数大于氢,—CH_2CH_3的次序比—CH_3优先。常见烷基的优先次序排列如下:

$$-CH(CH_3)_2 > -CH_3CH_2CH_3 > -CH_2CH_3 > -CH_3$$

(3)含有双键或三键的基团可看成是以单键与2个或3个相同原子连接。例如:

比较醛基和羟甲基时：

常见基团的优先次序如下：

$$-C\equiv CH > -CH=CH_2 > -CH_2CH_3$$
$$-COOH > -COR-CHO > -CH_2OH$$

(二)官能团的次序

对于复合官能团(或多官能团)化合物的命名,需要掌握官能团的次序。在命名时,首先确定 1 个主官能团,其他官能团则作为取代基。主官能团的优先次序见表 9-1,排在前面的官能团总是后面的主官能团。

表 9-1 官能团的优先次序

优先次序	官能团	化合物类别	优先次序	官能团	化合物类别
1	—COOH	羧酸	7	—OH	(酚羟基)酚
2	—SO₃H	磺酸	8	—NH₂	胺
3	—CN	腈	9	C=C	烯烃
4	—CHO	醛	10	—C≡C—	炔烃
5	C=O	酮	11	—X(Cl,Br, I)	卤代烃
6	—OH	(醇羟基)醇			

(三)有机化合物的命名规则

有机化合物的命名,目前国内外普遍采用的是系统命名法(又称 IUPAC 命名法)。我国依照这个命名原则,又结合汉字特点,制定出适合我国的系统命名法。有时也采用来源命名法、普通命名法等。如 HOOCCOOH 系统命名法命名为乙二酸,根据来源也称为草酸;CH₃OH 系统命名法命名为甲醇,根据来源也称为木醇。在此简要介绍系统命名法。

有机化合物系统命名法的基本原则为:选母体—标位次(编号)—写名称。首先选定有机物的母体——链状或环状化合物,并以此母体名称为主体名;其次对母体进行编号,以便确定官能团和取代基的位次;最后按规定的顺序将取代基和官能团的位次、数目和名称写到母体名称的前面。

1. 选母体

选定有机物的母体——链状或环状化合物,并以此母体名称为主体名称。

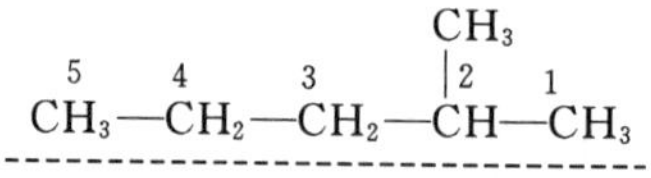

$$\overset{5}{CH_3}-\overset{4}{CH_2}-\overset{3}{CH_2}-\overset{2}{\underset{\underset{CH_3}{|}}{CH}}-\overset{1}{CH_3}$$

（母体是含 5 个碳原子的戊烷）

2-甲基戊烷

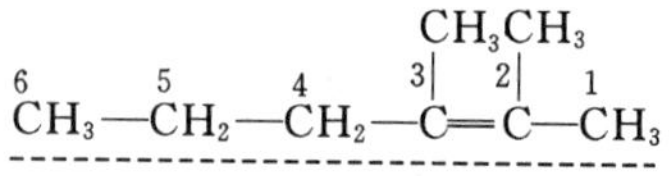

$$\overset{6}{CH_3}-\overset{5}{CH_2}-\overset{4}{CH_2}-\overset{3}{\underset{\underset{CH_3}{|}}{C}}=\overset{2}{\underset{\underset{}{}}{C}}-\overset{1}{CH_3}$$

（母体是含 6 个碳原子的己烯）

2,3-二甲基-2-己烯

2. 标位次

将选定的母体用 1、2、3……（或 α、β…）进行编号,以便确定官能团和取代基的位次。在母体上编号时,首先使官能团的位次尽可能小,然后再保证取代基的位次尽可能小。例如:

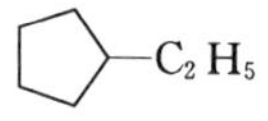

（母体是环戊烷）

乙基环戊烷

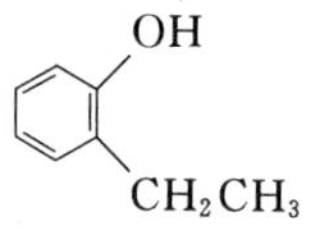

（母体是苯酚）

2-乙基苯酚

3. 写名称

写有机物名称的顺序为:取代基的位次—数目—名称—官能团的位次—母体名称。取代基的编号写在其名称前面,用"-"半字线隔开;相同的取代基或官能团合并书写,并用二、三等表示其数目;表示位次的数字间用","隔开;前一取代基名称与后一取代基编号之间也用半字线分开。不同的取代基按次序规则(先小基团后大基团)依次书写。例如:

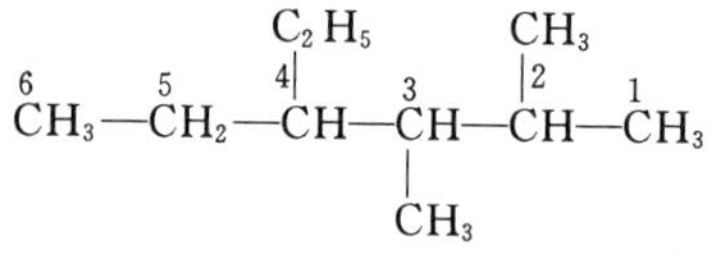

2,3-二甲基-4-乙基己烷

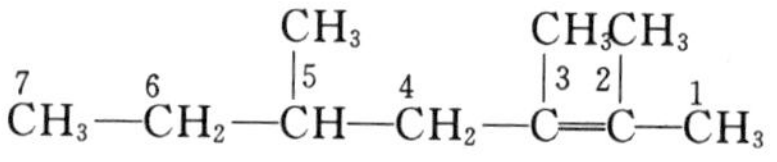

2,3,5-三甲基-2-庚烯

该命名规则适用于大多数简单有机物的命名,比较复杂的命名可参考有关专著。（日常生活中,有些有机化合物根据来源也采用俗名来命名）

课堂练习 9-1 用系统命名法命名下列化合物:

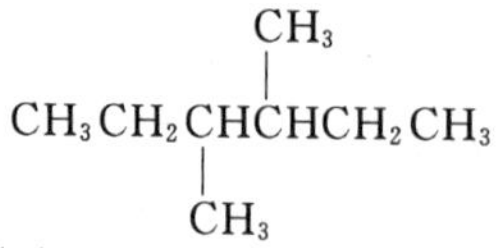

$$CH_3CH_2CHCHCH_2CH_3$$

（1）

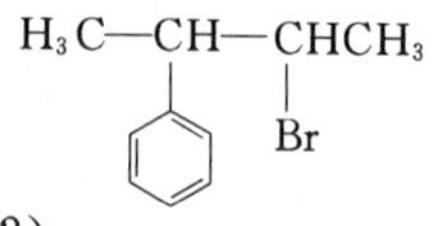

（2）

四、有机化学反应类型

有机化学反应就是有机物中旧键的断裂和新键的形成过程。有机物中最主要的化学键是共价键。共价键的断裂方式有两种:均裂和异裂。根据共价键断裂方式的不同,有机化学反应分为自由基型反应和离子型反应。

(一)自由基型反应

有机物分子中的共价键断裂时,成键的1对共用电子平均分配给原来键合的2个原子或基团,这种键的断裂方式称为均裂。由均裂产生的带有单电子的活泼原子或基团称为自由基或游离基,是电中性的。如下所示:

$$—\overset{|}{\underset{|}{C}} : A \xrightarrow{均裂} —\overset{|}{\underset{|}{C}}· \ + \ A·$$
$$自由基 \quad 自由基$$

自由基只能在反应过程中产生,且瞬间存在,是活泼的中间体。

有机物通过自由基之间碰撞结合所发生的反应称为自由基型反应或游离基型反应。这种反应常在光照、加热或过氧化物(R—O—O—R)存在下进行。反应一旦发生将会快速进行到底,是一种连锁反应。其反应历程可分为链引发、链增长和链终止三个阶段。如烷烃的氯代反应历程就是自由基型反应。

人体内物质在代谢过程中不断产生自由基,其中氧分子在还原过程中产生的许多氧自由基最为人们所关注。适量的自由基为人体生命活动所必需。由于人体内存在着消除自由基或防止自由基生成的保护系统,因此可避免自由基在体内积聚过多。疾病及某些外界因素均能诱导自由基的积累。自由基的致病作用是多方面的,其中自由基引发的脂质过氧化作用可使细胞膜受损,轻则细胞的通透性改变,重则结构破坏,功能丧失,机体随之出现一系列病理变化,所以自由基的积累是导致人体疾病与衰老的重要因素。

(二)离子型反应

有机物分子中的共价键断裂时,成键的1对共用电子由某1个原子或基团所获得,产生正、负离子,这种键的断裂方式称为异裂。如下所示:

$$—\overset{|}{\underset{|}{C}} : A \xrightarrow{异裂} —\overset{|}{\underset{|}{C}}^+ \ + \ A:^-$$
$$正碳离子$$

$$—\overset{|}{\underset{|}{C}} : A \xrightarrow{异裂} —\overset{|}{\underset{|}{C}}:^- \ + \ A^+$$
$$负碳离子$$

由异裂产生的带正电荷的碳原子称为正碳离子,带负电荷的碳原子称为负碳离子,无论正碳离子还是负碳离子都是很不稳定的,只能瞬间存在。

这种经过异裂生成的正碳离子或负碳离子中间体,与进攻试剂之间所进行的反应称为离子型反应。离子型反应大多在酸、碱或极性溶剂存在下进行。如苯的卤代、硝化和磺化反应就属于离子型反应。

离子型反应又分为亲电反应和亲核反应。由亲电试剂（缺电子的分子或正离子，如 $AlCl_3$、H^+、Cl^+ 等）进攻负碳离子所发生的反应称为亲电反应；由亲核试剂（富含电子的分子或负离子，如 H_2O、NH_3、OH^-、CN^- 等）进攻正碳离子所发生的反应称为亲核反应。

$$\text{有机反应}\begin{cases}\text{自由基反应}\\[1mm]\text{离子型反应}\begin{cases}\text{亲电反应}\begin{cases}\text{亲电取代反应}\\\text{亲电加成反应}\end{cases}\\\text{亲核反应}\begin{cases}\text{亲核取代反应}\\\text{亲核加成反应}\end{cases}\end{cases}\end{cases}$$

五、有机化学反应中的酸碱理论

有机化学中的酸碱理论是理解有机化学反应的基本概念之一。在无机反应中，采用阿伦尼乌斯酸碱理论能较好地解释这些水溶液中的反应。而在有机化学反应中，很多是非水溶液体系，广泛应用的是布朗斯特酸碱理论和路易斯酸碱理论。

（一）布朗斯特酸碱质子理论

布朗斯特酸碱质子理论认为：凡是能给出质子的叫酸，能与质子结合的叫碱。因此布朗斯特酸碱理论通常又称酸碱质子理论。酸碱质子理论体现了酸与碱两者相互转化与相互依存的关系：酸给出质子后，产生的酸根为原来酸的共轭碱，酸越强，其共轭碱越弱；同样，碱接受质子后形成的质子化合物为原来碱的共轭酸，碱越强，其共轭酸越弱。

$$\underset{\text{酸}}{HCl} + \underset{\text{碱}}{H_2O} \longrightarrow \underset{\text{共轭碱}}{Cl^-} + \underset{\text{共轭酸}}{H_3O^+}$$

$$\underset{\text{酸}}{H_2SO_4} + \underset{\text{碱}}{CH_3OH} \longrightarrow \underset{\text{共轭碱}}{HSO_4^-} + \underset{\text{共轭酸}}{CH_3OH_2^+}$$

化合物的酸性强度通常用酸在水中的离解常数 K_a 或其负对数 pK_a 表示，K_a 值越大或 pK_a 越小，酸性越强；化合物的碱性强度可用碱在水中的离解常数 K_b 或其负对数 pK_b 表示，K_b 值越大或 pK_b 越小，碱性越强。

（二）路易斯酸碱理论

路易斯酸碱理论认为：酸是电子对的接受体，碱是电子对的给予体，所以路易斯酸碱理论亦称电子理论。例如：

$$\underset{\text{路易斯酸}}{H^+} + \underset{\text{路易斯碱}}{:Cl^-} \longrightarrow HCl \qquad \underset{\text{路易斯碱}}{:Cl^-} + \underset{\text{路易斯酸}}{AlCl_3} \longrightarrow AlCl_4^-$$

路易斯酸能接受外来电子对，它们具有亲电性，常作为亲电试剂；路易斯碱能给出电子对，它们具有亲核性，常作为亲核试剂。

按以上两种酸碱概念，布朗斯特定义的碱也是路易斯定义的碱，布朗斯特定义的酸和路易斯酸略有不同。例如：HCl、H_2SO_4 等，按布朗斯特定义它们都是酸，按路易斯定义它们只有所给出的质子是酸，而本身不是酸。

六、有机化合物的分类

有机物的种类和数目庞大，为了学习和研究的方便，必须进行科学分类。一般分类方法有两种,一种是根据碳的骨架来分类,另一种是根据官能团进行分类。

(一)按碳的骨架分类

根据碳链的不同,有机化合物分为两类。

1. **开链化合物(脂肪族化合物)**

这类有机物的结构特点是分子中的碳架成开放的链状,可以是直链,也可以有支链,最早是从动物的脂肪中发现的,所以也叫脂肪族化合物。例如:

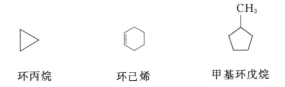

3,4-二甲基己烷   丁醛   5-甲基-2-己酮

2. **闭链化合物**

这类有机物的结构特点是碳原子与碳原子之间或碳原子与其他元素原子之间连接成闭合的环状。根据成环的原子种类不同又分为碳环化合物和杂环化合物两类。

(1)碳环化合物 是指成环的原子全部是碳原子。根据成环的结构不同又分为脂环族化合物和芳香族化合物。

脂环族化合物:从结构上可以看做是开链化合物首尾连接成环,性质类似于脂肪族化合物,所以也称为脂环族化合物。例如:

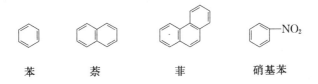

环丙烷   环己烯   甲基环戊烷

芳香族化合物大多数含有苯环或稠合苯环,与脂肪族化合物性质不同。在有机化学发展的初期,这类化合物是从树脂或香脂中得到的,大多数都具有芳香气味,所以称为芳香化合物。后来发现,含有苯环的化合物不一定都有芳香气味,而有芳香气味的化合物也不一定含有苯环。所以,芳香族化合物中的"芳香"一词已失去其原有的涵义。例如:

苯   萘   菲   硝基苯

(2)杂环化合物 是指成环的原子除了碳原子外还含有其他元素的原子。例如:

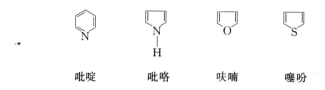

| 吡啶 | 吡咯 | 呋喃 | 噻吩 |

(二)按官能团分类

有机化合物的化学性质除了与碳原子间连接的方式有关外,主要取决于分子中特殊的原子或基团。这些能决定化合物主要性质的原子或基团叫做官能团。由于含有相同官能团的化合物的化学性质基本相似。所以,可以根据官能团对有机化合物进行分类,以便于学习。表9-2列举了常见的官能团及其对应的有机物。

表9-2 常见官能团及其对应的有机物类别

有机物类别	官能团		实例	
烯烃	$\diagdown C=C \diagup$	双 键	$CH_2=CH_2$	乙烯
炔烃	$-C\equiv C-$	三 键	$CH\equiv CH$	乙炔
卤代烃	$-X$ (Cl, Br, I)	卤 素	CH_3CH_2Br	溴乙烷
醇、酚	$-OH$	羟 基	CH_3CH_2OH C_6H_5OH	乙醇 苯酚
醛	$-CHO$	醛 基	CH_3CHO	乙醛
酮	$\diagdown C=O$	酮 基	CH_3COCH_3	丙酮
羧酸	$-COOH$	羧 基	CH_3COOH	乙酸
胺	$-NH_2$	氨 基	$CH_3CH_2NH_2$	乙胺

第二节 有机化合物的结构理论

有机化合物的结构理论是人们在不断实践的过程中丰富和发展起来的,它对有机化学的发展起了重要的指导作用,同时对深入认识有机物的结构与性质,以及反应规律都有重要意义。

一、碳原子的结构特点及轨道杂化

碳元素位于元素周期表中第二周期第ⅣA族,碳原子的原子序数是6,碳原子核外的6个电子是分层排布的,基态时的电子构型为$1s^2 2s^2 2P^2$。s轨道是球形对称的,如图9-1所示。p

轨道呈哑铃形的立体形状,又分为 p_x、p_y、p_z,它们的形状相同,但在空间的取向不同,分别沿着 x 轴、y 轴和 z 轴方向伸展,相互间夹角为 90°。碳原子的 p_x、p_y 中各分布着一个单电子,p_z 轨道是空轨道。

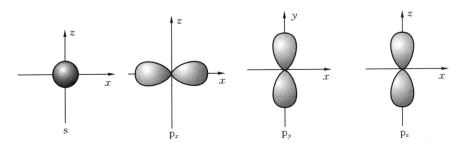

图 9-1 s 轨道和 p 轨道电子云

由此可见,基态碳原子的 4 个价电子中,只有 2 个成单电子,其他电子都已成对。在形成分子时,理论上讲也只能形成 2 对共用电子对。但实践证明,碳原子在有机化合物的结构中,一般都是 +4 价。理论上含有 4 个成单电子,才能形成 4 对共用电子对。为了解决这个矛盾,1931 年鲍林(Pauling)和斯莱脱(Slater)在价键理论的基础上提出了杂化轨道理论。

二、杂化轨道理论

(一)杂化轨道理论的要点

在成键过程中,由于原子间的相互影响,同一原子中轨道不同,但是能量相近的原子轨道"混杂"起来,重新组合成数目相等的新的原子轨道。这种轨道重新组合的过程称为轨道杂化,简称杂化,形成的新的原子轨道称为杂化轨道。杂化前后轨道数目不变。只是和原子轨道相比,能量平均化,形态和方向都发生了变化。杂化后的轨道形状一头大一头小,类似于葫芦形。同时,杂化轨道的成键能力增强,成键时在较大一头重叠,有利于最大程度的重叠,形成稳定的共价键。

原子轨道的杂化,只有在形成分子的过程中才会发生,孤立的原子是不会发生杂化的。

(二)杂化轨道类型

根据参与杂化的原子轨道的种类和数目不同,可以组成不同类型的杂化轨道。下面以碳原子为例,讨论 sp^3、sp^2 和 sp 杂化轨道。

1. sp^3 杂化轨道

碳原子的电子构型为 $1s^2 2s^2 2p^2$,在成键时,由于原子间的相互影响,碳原子中的 1 个 2s 电子首先激发到 2p 轨道形成激发态,然后激发态碳原子的 1 个 2s 轨道和 3 个 2p 轨道杂化形成 4 个能量、形状完全相同的 sp^3 杂化轨道。

这种轨道在空间的立体分布,使 4 个轨道相距最远,电子间排斥力最小,体系最稳定。同时轨道的电子云形状,由原来的球形对称(s)和纺锤形对称(p)变为一头大、一头小的形状,如图 9-2 所示。这样可增加与其他原子轨道重叠成键的能力,使轨道成键时重叠程度增大,形成的共价键更加稳固。

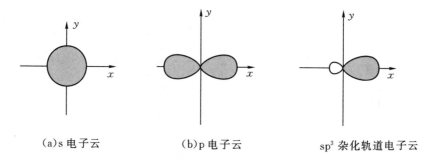

(a)s 电子云   (b)p 电子云   sp³ 杂化轨道电子云

图 9-2 sp³ 杂化轨道形成的电子云分布图

每个 sp³ 杂化轨道含有 1/4s 和 3/4p 轨道成分。4 个 sp³ 杂化轨道对称地指向正四面体的 4 个顶点,杂化轨道间夹角为 $109°28'$,如图 9-3 所示。烷烃分子中碳的 4 个共价键均由这种 sp³ 杂化轨道形成,甲烷中的 4 个 C—H 键完全相同,如图 9-4 所示。

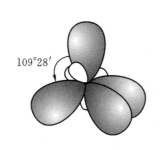

图 9-3 碳原子的 sp³ 杂化轨道的空间分布

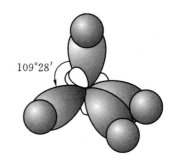

图 9-4 甲烷的结构

在有机化合物中,饱和碳原子均为 sp³ 杂化。

2. sp² 杂化轨道

在碳原子的激发态中,1 个 2s 轨道和 2 个 2p 轨道杂化形成 3 个能量、形状完全相同的 sp² 杂化轨道,剩余的 1 个 2p 轨道未参与杂化。每 1 个 sp² 杂化轨道含有 1/3s 和 2/3p 轨道成分。

3 个 sp² 杂化轨道的对称轴处在同一个平面上,指向平面三角形的三个顶点,sp² 杂化轨道间的夹角为 120°,剩余的未参与杂化的 1 个 2p 轨道的对称轴垂直于平面三角形所在的平面,如图 9-5 所示。烯烃分子中的双键碳原子就是发生的 sp² 杂化。

在有机化合物中,双键碳原子均为 sp² 杂化。

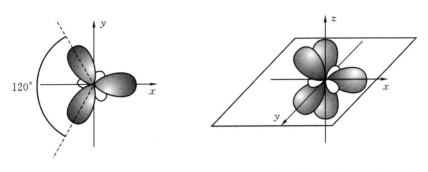

（a）三个 sp² 杂化轨道   （b）未杂化 2p$_z$ 轨道垂直于 sp² 杂化轨道所在的平面

图 9-5   碳原子的 sp² 杂化轨道的空间分布

3. sp 杂化轨道

在碳原子的激发态中，1 个 2s 轨道和 1 个 2p 轨道杂化形成 2 个能量、形状完全相同的 sp 杂化轨道。每个 sp 杂化轨道含有 1/2s 和 1/2p 轨道成分，剩余的 2 个相互垂直的 2p 轨道未参与杂化。

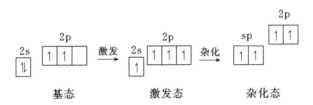

2 个 sp 杂化轨道对称地分布在碳原子的两侧，呈直线形，二者之间的夹角为 180°，剩余的未参与杂化的 2 个相互垂直的 2p 轨道垂直于这条直线，如图 9-6 所示。

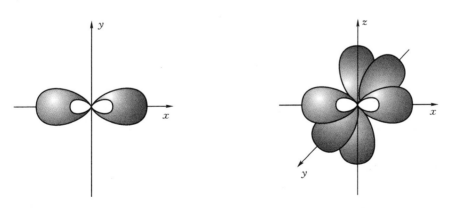

（a）两个 sp 杂化轨道   （b）未杂化的 2p$_z$ 和 2p$_y$ 轨道垂直于 sp² 杂化轨道

图 9-6   碳原子的 sp 杂化轨道的空间分布

炔烃分子中的三键碳原子就是发生的 sp 杂化。在有机化合物中，三键碳原子均为 sp 杂化。

课堂练习 9 - 2 说出下列有机化合物中"＊C"的杂化方式。

$$\underset{*}{CH_3}\underset{*}{CH}=\underset{*}{CH_2} \qquad \underset{*}{CH_2}=\underset{*}{CH_2} \qquad \overset{\displaystyle O}{\underset{*}{CH_3}\overset{\parallel}{CH}}$$

丙烯   乙烯   乙醛

$$\overset{*}{CH}\equiv\overset{*}{CH} \qquad CH_3\overset{*}{C}\equiv\overset{*}{CH} \qquad H\overset{*}{C}\equiv N \qquad \overset{*}{CH_4} \qquad \overset{*}{CH_3}\overset{*}{CH_3} \qquad \overset{*}{CH_2}Cl_2$$

乙炔   丙炔   氢氰酸   甲烷   乙烷   二氯甲烷

三、共价键的种类

共价键是由成键原子的原子轨道或杂化轨道重叠形成的,根据其重叠方式不同,共价键分为 σ 键和 π 键。

成键轨道沿着键轴(成键原子核间连线)方向以"头碰头"的方式相互重叠所形成的共价键称为 σ 键。如图 9 - 7(a)所示。两相互平行的原子轨道以"肩并肩"的方式发生轨道重叠,形成的共价键称为 π 键。如图 9 - 7(b)所示 。其特征是原子轨道重叠部分不呈圆柱状对称分布,而是具有 1 个对称面,由 C—C σ 键所在平面的上下两部分组成,既不能单独存在,也不能自由旋转。有机物的重键中均含有 π 键,双键中 1 个是 σ 键,另 1 个是 π 键;三键中则有 1 个 σ 键和 2 个 π 键。

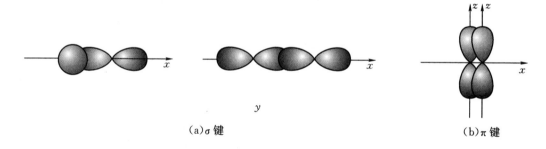

(a)σ 键   (b)π 键

图 9 - 7   有机化合物中的 σ 键与 π 键示意图

烷烃分子中的各原子之间均以 σ 键相连。C—C σ 键是由成键碳原子的 1 个 sp³ 杂化轨道和另 1 个碳原子的 1 个 sp³ 杂化轨道重叠而成的,C—H σ 键是由碳原子的 1 个 sp³ 杂化轨道与氢原子的 1s 轨道重叠而成的。如图 9 - 8 所示。

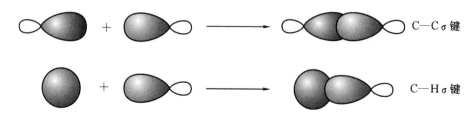

图 9 - 8   烷烃中 σ 键的形成

乙烯分子中的 2 个碳原子,各形成 3 个 sp^2 杂化轨道,两个碳原子各用 1 个 sp^2 杂化轨道头碰头重叠形成 1 个 C—C σ 键,每个碳原子剩余的 2 个 sp^2 杂化轨道各自与 2 个氢原子的 1s 轨道重叠形成 2 个 C—H σ 键,而未参与杂化的 2 个 2p 轨道对称轴彼此平行,从侧面"肩并肩"重叠形成 1 个 π 键,如图 9-9 所示。这样就形成了碳碳双键。

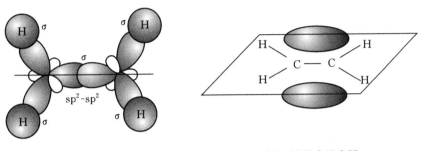

(a)乙烯 σ 键形成示意图　　(b)乙烯 π 键形成示意图

图 9-9　乙烯分子中的 σ 键和 π 键

乙炔分子中的 2 个碳原子,各形成 2 个 sp 杂化轨道,两个碳原子各用 1 个 sp 杂化轨道头碰头重叠形成 1 个 C—C σ 键,每个碳原子剩余的 1 个 sp 杂化轨道与 1 个氢原子的 1s 轨道重叠形成 1 个 C—H σ 键,而每个 sp 杂化的碳原子还各有 2 个未参与杂化的相互垂直的 2p 轨道,分别从侧面"肩并肩"重叠形成 2 个 π 键,相互垂直地分布在 σ 键周围,如图 9-10 所示,这样就形成了碳碳三键。

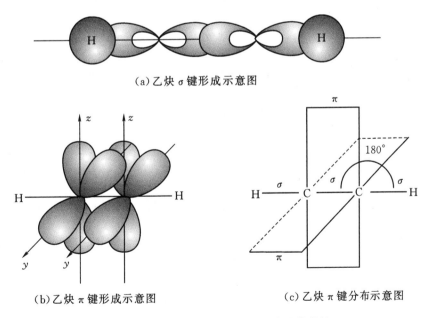

(a)乙炔 σ 键形成示意图

(b)乙炔 π 键形成示意图　　(c)乙炔 π 键分布示意图

图 9-10　乙炔分子的形成及分子中的化学键

四、共价键的属性

共价键的键长、键角、键能和键的极性等属性是描述有机化合物的结构和性质的基础。

键长是指成键的两个原子核间距离,键长单位为 pm。共价键的键长主要取决于两个原子的成键类型,受邻近原子或基团的影响较小。碳碳双键的键长比碳碳单键短,而比碳碳三键的键长长。应用 X -射线衍射等物理方法,可以测定键长。

$$C-C \qquad C=C \qquad C\equiv C$$

键长(pm)　　154　　　　　　134　　　　　　120

分子中一个原子分别于另外两个原子形成的共价键之间的夹角称为键角。在有机分子中,饱和碳原子四个键的键角等于或接近 $109°28'$。某些键角受外力作用,改变过大会影响分子的稳定性。

离解能是裂解分子中某一个共价键时所需的能量,键能是指分子中同种类型共价键离解能的平均值。以共价键结合的双原子分子的键能等于其离解能,但多原子分子键能不同于其离解能。例如,甲烷有四个碳氢键,其先后裂解所需的离解能是各不相同的,其键能就是四个碳氢键离解能的平均值($415.3 kJ \cdot mol^{-1}$)。通过键能可判断键的稳定性,键能越大,键越稳定。

共价键的极性是共价键属性之一。同种元素的原子或两个电负性(原子对成键电子对吸引能力大小的量度)相同的原子组成的共价键,由于共用电子对的电子云均匀地分布于两个原子核之间,这种共价键是非极性键。如果组成共价键的两个原子的电负性不同,则形成极性共价键。它们的共用电子对的电子云不是均匀地分布在两个原子核之间,而是靠近电负性较大的原子使它带部分负电荷(用 δ^- 表示),电负性较小的原子则带部分正电荷(用 δ^+ 表示)。例如,氯甲烷,电负性较大的氯原子带部分负电荷,碳原子带部分正电荷。两个键合原子的电负性相差愈大,键的极性愈强。

键的极性大小影响分子的极性。由极性键结合的双原子分子是极性分子。由极性键结合的多原子分子是否有极性,则与分子的几何形状有关。分子的极性直接影响物质的熔点、沸点和溶解度等物理性质和化学性质。

第三节　　有机化合物分子中的电子效应

在有机化合物分子中,因为原子间、原子与基团间、基团与基团间、键与键间的相互影响,使分子中的电子云发生一定程度的移动,这种作用称为电子效应。电子效应是结构理论的重要组成部分,对有机化合物的性质有较大的影响。电子效应分为诱导效应和共扼效应两种,它们在推测有机物结构和分析有机物性质等方面有重要作用。

一、诱导效应

在戊烷分子中由于碳原子吸引共用电子对的能力相同,所以分子中每个碳原子的电子云密度是相同的。

$$-\overset{|}{\underset{|}{C}}_5-\overset{|}{\underset{|}{C}}_4-\overset{|}{\underset{|}{C}}_3-\overset{|}{\underset{|}{C}}_2-\overset{|}{\underset{|}{C}}_1-H \longrightarrow \overset{|}{\underset{|}{C}}_5-\overset{|}{\underset{|}{C}}_4-\overset{|}{\underset{|}{C}}_3-\overset{|}{\underset{|}{C}}_2-\overset{|}{\underset{|}{C}}_1\rightarrow Cl$$

当链端的氢原子被氯原子取代后,由于氯原子的电负性大于氢原子,C—Cl 键的电子云强烈地偏向氯原子,而使氯原子带有部分负电荷(δ^-),与氯原子直接相连的 C_1 上带有部分正电荷(δ^+),C_1 上的正电荷又吸引 C_1—C_2 之间键的共用电子对,使 C_2 带有比 C_1 较少的正电荷($\delta\delta^+$),这样依次传递下去,C_3 带有的正电荷($\delta\delta\delta^+$)比 C_2 还少一些。这种影响沿着分子链向某一方向依次传递并迅速减弱,一般经过 3 个碳原子以后这种影响就可忽略不计。这种由于某成键原子或基团的电负性不同,引起分子中的电子云沿着分子链向某一方向传递而导致分子中的电子云密度分布发生改变的的现象称为诱导效应。诱导效应是由分子内静电作用产生的永久性效应,与外界条件无关。

诱导效应分为吸电子诱导效应和斥电子诱导效应。以 C—H 键中的 H 作为比较标准,当电负性不同的原子或基团(X 或 Y)取代 C—H 键的 H 后,其电子云密度分布不同于 C—H 键,X 的电负性大于 H,C—X 键的电子云偏向 X,X 称为吸电子基,由它引起的诱导效应称为吸电子诱导效应,也称 $-I$ 效应;Y 的电负性小于 H,C—Y 键的电子云偏离 Y,Y 称为斥电子基,由它引起的诱导效应称为斥电子诱导效应,也称 $+I$ 效应。

$$-\overset{|}{\underset{|}{C}}\rightarrow X \qquad\qquad -\overset{|}{\underset{|}{C}}-H \qquad\qquad -\overset{|}{\underset{|}{C}}\leftarrow Y$$
$$-I\text{ 效应} \qquad\qquad\quad \text{对照标准} \qquad\qquad +I\text{ 效应}$$

根据实验结果,有机物中常见取代基的电负性大小的次序如下:

—COOH＞—F＞—Cl＞—Br＞—I＞—OCH$_3$＞—C$_6$H$_5$＞—CH＝CH$_2$＞—H＞—CH$_3$＞—CH$_2$—CH$_3$

排在 H 前面的是吸电子基,后面的是斥电子基。

诱导效应是一种永久存在的电子效应,与外界条件无关。它沿着分子链由近及远传递并迅速减弱乃至消失,因此,是一种"短程效应"。诱导效应仅使共价键中的电子云密度引起定向偏移,并不改变各原子的电子层结构。分子中电子云密度的分布改变,将会影响到整个分子的性质。

诱导效应的应用——马氏规则　乙烯是对称烯烃,分子中 π 电子云分布是均匀的,丙烯是不对称烯烃,其双键碳原子中,1 个 C 原子连接 2 个 H,另 1 个 C 原子连接 H 和—CH$_3$。由于甲基的电负性小于氢原子,甲基对双键表现出斥电子诱导效应,所以碳碳双键上电子云密度比乙烯的大,并且 π 电子云分布也不均匀,甲基所连接的双键碳原子上电子云密度较小,带有部分正电荷,而双键另一侧碳原子电子云密度较大,带有部分负电荷。当 HBr 与之加成时,H$^+$ 加到带有部分负电荷的双键碳原子上,而 Br$^-$ 加到带有部分正电荷的双键碳原子上,所以主产物是 2-溴丙烷。

$$CH_3\rightarrow CH\overset{\delta^+}{=\!=}\overset{\delta^-}{CH_2}$$

1870 年,俄国化学家马尔柯夫尼柯夫(V. V. Markovnikov)从实践中总结出不对称烯烃与不对称试剂加成反应的经验规律:当不对称烯烃与不对称试剂发生加成反应时,不对称试剂中带正电荷的部分总是加到不对称烯烃碳碳双键含氢较多的碳原子上,而带负电荷的部分则加到碳碳双键含氢较少的碳原子上,这一规律称为马尔柯夫尼柯夫规则,简称马氏规则。

如果反应体系中有少量过氧化物存在时,不对称烯烃与 HBr 试剂的加成反应就不再遵循马氏规则了,得到的是反马氏规则的产物。

课堂练习 9-3 说出下列烯烃与 HBr 加成的主要产物:

(1) $CH_3CH_2CH=CH_2$ (2) $CH_3\overset{\underset{\displaystyle CH_3}{|}}{C}=CH_2$ (过氧化物存在)

二、共轭效应

在共轭体系中,由于原子间的相互影响,使整个分子中的电子云分布趋向于平均化,键长趋向于平均化,体系能量降低的电子效应称为共轭效应。常见的共轭效应有三种类型。

1. π-π 共轭

分子内具有单双键交替排列的结构体系称为 π-π 共轭体系,发生在 2 个 π 键之间的共轭效应称为 π-π 共轭效应,简称 π-π 共轭。如 1,3-丁二烯、苯等分子中存在 π-π 共轭。如图 9-11 所示。

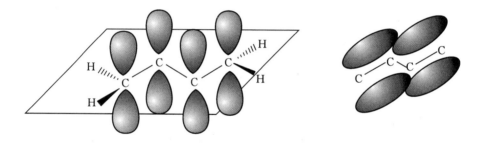

(a)1,3-丁二烯 p 轨道的重叠示意图   (b)1,3-丁二烯大 π 键示意图

图 9-11 1,3-丁二烯的共轭 π 键

2. p-π 共轭

分子中由 p 轨道与 π 键相互平行重叠形成的体系称为 p-π 共轭体系。该体系中,p 电子产生离域,引起电子云密度分布趋向于平均化的现象称为 p-π 共轭效应,简称 p-π 共轭。如:在氯乙烯及氯苯分子中,氯原子的 1 对孤对电子所处的 p 轨道与形成 π 键的两 p 轨道平行重叠,形成 p-π 共轭体系。p 电子总是向双键方向偏移,使得碳氯键键长缩短,极性减小,氯原子活泼性减弱。

$$CH_2=CH-\overset{..}{\underset{..}{Cl}}:$$

3. σ-π 共轭(超共轭)

分子中的 C—H σ 键与 π 键被 1 个单键隔开时,虽然它们的键轴不平行,但能发生部分重叠,这样形成的共轭体系称为 σ-π 共轭体系,又称超共轭体系。在该体系中,发生 σ 电子离域作用,引起电子云密度平均化的现象称为 σ-π 共轭效应,也称超共轭效应。如丙烯分子中存

在 σ-π 共轭(甲基有斥电子效应),甲基上的 C—Hσ 键与 π 键形成 σ-π 共轭体系,C—H 键上的电子云部分离域到 π 键上,产生 σ-π 超共轭效应。

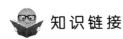

有机物分子中的共轭效应也会直接影响化合物的性质。

知识链接

有机化学发展历史简介

"有机化学"一词于 1806 年首次由瑞典的贝采里乌斯(J. J. Berzelius)提出,从"生命力"学说被冲击以后,有机化学的历史大致可以分为三个时期。

一是萌芽时期(19 世纪初到提出价键概念之前)

在这一时期,已经分离出了许多的有机物,也制备出了一些衍生物,并对它们作了某些定性的描述。当时的主要问题是如何表示有机物分子中各原子间的关系,以及建立有机化学的体系。法国化学家拉瓦锡(A. L. Lavoisier)发现,有机物燃烧后生成二氧化碳和水。他的工作为有机物的定量分析奠定了基础。在 1830 年,德国化学家李比希(J. von Liebig)发展了碳氢分析法;1883 年,法国化学家杜马(J. B. A. Dumas)建立了氮分析法。这些有机物定量分析方法的建立,使化学家们能够分析出有机化合物的实验式。

二是经典有机化学时期(1858 年价键学说的建立到 1916 年价键的电子理论的引入)

早在 1848 年法国科学家巴斯德(L. Pasteur)发现了酒石酸的旋光异构现象。1874 年荷兰化学家范特霍夫(J. H. van't Hoff)和法国化学家列别尔(J. A. Le Bel)分别独立地提出了碳价四面体学说,即碳原子占据四面体的中心,它的 4 个价键指向四面体的 4 个顶点。这一学说揭示了有机物旋光异构现象的原因,也奠定了有机立体化学的基础,推动了有机化学的发展。1858 年,德国化学家凯库勒(F. A. Kekule)等提出了碳是四价的概念,并第一次用一条短线"—"表示"键"。凯库勒还提出了在一个分子中碳原子可以相互结合,且碳原子之间不仅可以单键结合,还可以双键或三键结合。此外,凯库勒提出了六元环苯的结构。

在这个时期,有机物结构的测定,以及在反应和分类方面都取得了很大的进展。但价键还只是化学家在实践中得出的一种概念,有关价键的本质问题还没有得到解决。

三是现代有机化学时期

1916 年路易斯(G. N. Lewis)等人在物理学家发现电子、并阐明了原子结构的基础上,提出了价键的电子理论。他们认为,各原子外层电子的相互作用是使原子结合在一起的原因。相互作用的外层电子如果从一个原子转移到另一个原子中,则形成离子键;两个原子如共用外层电子,则形成共价键。通过电子的转移或共用,使相互作用原子的外层电子都获得稀有气体的电子构型。这样,价键图像中用于表示价键的"—",实际上就是两个原子共用的一对电子。价键的电子理论的运用,赋予经典的价键图像表示法以明确的物理意义。

1927 年以后,海特勒(W. H. Heitler)等人用量子力学的方法处理分子结构的问题,建立了价键理论,为化学键提出了一个数学模型。后来,米利肯(R. S. Mulliken)用分子轨道理论处理分子结构,其结果与价键的电子理论所得的结果大体上是一致的,由于计算比较简便,解决了许多此前不能解决的问题。对于复杂的有机物分子,要得到波函数的精确解是很困难的,休克尔(E. Hückel)创立了一种近似解法,为有机化学家们广泛采用。在 20 世纪 60 年代,在大量有机合成反应经验的基础上,伍德沃德(R. B. Woodward)和霍夫曼(R. Hoffmann)认识到化学反应与分子轨道的关系,他们研究了电环化反应、σ键迁移重排和环加成反应等一系列反应,提出了分子轨道对称守恒原理。日本科学家福井谦一也提出了前线轨道理论。

在这个时期的主要成就还有取代基效应、线性自由能关系、构象分析,等等。

 ## 学习小结

➤ 有机化合物是碳氢化合物及其衍生物。

➤ 有机化合物可按碳骨架和官能团分类。官能团是决定一类化合物主要性质的原子或基团。含有相同官能团的化合物其化学性质基本相似。

➤ 共价键有异裂、均裂两种断裂方式。当共价键断裂时,共用电子对被成键原子一方获得而产生正、负离子,这种键的断裂方式称为共价键的异裂。通过共价键异裂产生正、负离子,它们之间进行的反应称为离子型反应。当共价键断裂时,成键的两个原子各分享一个电子,生成具有单电子的原子或原子团,这种键的断裂方式称为共价键的均裂。共价键均裂时生成的具有单电子的原子或原子团称为自由基或游离基。由共价键均裂产生的自由基所参加的反应称为自由基反应。

➤ 有机化学中广泛应用的酸碱理论是布朗斯特酸碱理论和路易斯酸碱理论。

➤ 有机化合物中的碳原子有 sp^3、sp^2、sp 三种杂化方式,杂化轨道的形状分别为正四面体、平面三角形和直线型结构。

➤ 共价键的类型:σ键与π键。

➤ 在有机化合物分子中,因为原子间、原子与基团间、基团与基团间、键与键间的相互影响,使分子中的电子云发生一定程度的移动,这种作用称为电子效应。电子效应分为诱导效应和共扼效应两种,它们在推测有机物结构和分析有机物性质等方面有重要作用。

 ## 目标检测

一、命名下列有机化合物

1. $CH_3CH_2CHCH_2CH_3$ (CH₂CH₃ above, CH₃ below)

2. $CH_3CHCH=CH_2$ (CH₃ below)

3. $CH_3CHCHCH=CHCH_3$ (CH₃ above, CH₃ below)

4. $CH_3CHCH_2CH_2C≡CH$ (CH₃ above)

5. $H_3C-\bigcirc\langle{CH_3 \atop CH_3}$

6. CH_3CHCH_3 (Br above)

二、简答题

1.有机化合物怎样分类？分别说明并举例。

2.简述杂化轨道的要点及分类。

3.什么是有机化合物的电子效应？它分为几种？

4.简述 σ 键和 π 键的特点和区别。

（王春艳 罗 旭）

第十章　烃和卤代烃

学习目标

【掌握】烷烃、环烷烃、烯烃、二烯烃、炔烃、芳香烃、卤代烃的结构、命名方法、同分异构现象及主要的化学性质。

【熟悉】各类烃的分类。

【了解】常见的烷烃、环烷烃、烯烃、二烯烃、炔烃、芳香烃、卤代烃。

烃是由碳和氢两种元素组成的化合物。它是有机化合物的母体,其他的有机化合物均可看作是烃的衍生物。烃可分为:

$$
烃
\begin{cases}
开链烃(脂肪烃)
\begin{cases}
饱和链烃(烷烃) \\
不饱和链烃
\begin{cases}
烯烃 \\
炔烃
\end{cases}
\end{cases} \\
闭链烃
\begin{cases}
脂环烃 \\
芳香烃
\end{cases}
\end{cases}
$$

第一节　烷　烃

一、烷烃的结构

烷烃分子中所有的碳原子彼此间均以单键相连,碳原子的其余价键完全为氢原子所饱和。根据烷烃的定义,表 10-1 列出了几种简单的烷烃。

表 10-1　几种简单的烷烃

名称	分子式	结构简式
甲烷	CH_4	CH_4
乙烷	C_2H_6	CH_3CH_3
丙烷	C_3H_8	$CH_3CH_2CH_3$
丁烷	C_4H_{10}	$CH_3CH_2CH_2CH_3$

比较上述烷烃的组成,可以看出:在烷烃的一系列化合物中,碳原子和氢原子在数量上存在着一定的比例关系。烷烃分子的通式为 C_nH_{2n+2}。如 $n=1$ 时,分子式和结构简式均为 CH_4(甲烷);$n=2$ 时,分子式为 C_2H_6,结构简式为 $CH_3—CH_3$。具有同一通式的化合物称为同系

列。任何两个相邻的烷烃,在组成上都相差一个 CH_2。CH_2 称为系列差。任何不相邻的烷烃间则相差两个或多个 CH_2。同系列烷烃的化学性质一般来说很相似。

烷烃分子中碳原子全部是 sp^3 杂化。

二、烷烃的同分异构现象

在烷烃系列中,从 C_4H_{10} 开始每个分子式都可以写出若干个不同的结构式,即碳原子的排列方式有所不同。

由于烷烃的异构现象主要表现在碳链的骨架不同,因此烷烃的异构体也称为碳链异构体。在烷烃分子中,除甲烷、乙烷、丙烷没有碳链异构体外,其他的烷烃都存在不同数目的碳链异构体。且随着分子中碳原子数的增加,异构体的数目也显著增加。表 10-2 列出了部分烷烃的碳链异构体的数目。

表 10-2　几种烷烃异构体的数目

烷烃	异构体数目	烷烃	异构体数目
C_4H_{10}	2	C_9H_{20}	35
C_5H_{12}	3	$C_{10}H_{22}$	75
C_6H_{14}	5	$C_{11}H_{24}$	159
C_7H_{16}	9	$C_{12}H_{26}$	355
C_8H_{18}	18	$C_{15}H_{32}$	4347

观察异构体的结构式可以发现,碳原子在碳链所处的位置不同,它们所连接的碳原子和氢原子的数目也不相同。据此,可以把碳原子分为 4 类:

$$\underset{1}{H_3C}-\underset{2}{H_2C}-\underset{3}{\overset{H}{\underset{CH_3}{C}}}-\underset{4}{\overset{CH_3}{\underset{CH_3}{C}}}-CH_3$$

与 1 个碳原子直接相连的碳原子称为伯碳原子(一级或 $1°$),如上式中的 C_1。
与 2 个碳原子直接相连的碳原子称为仲碳原子(二级或 $2°$),如上式中的 C_2。
与 3 个碳原子直接相连的碳原子称为叔碳原子(三级或 $3°$),如上式中的 C_3。
与 4 个碳原子直接相连的碳原子称为季碳原子(四级或 $4°$),如上式中的 C_4。

与此相对应,连接在伯、仲、叔碳原子上的氢原子分别称为伯氢原子($1°H$)、仲氢原子($2°H$)、叔氢原子($3°H$)。由于 4 种碳原子和 3 种氢原子所处的位置不同,它们在反应活性上也有很大的差异。

课堂练习 10-1　写出下列化合物的结构简式:

(1)分子量为 72,含有一个侧链的烷烃。

(2)分子量为 114,同时含有伯、仲、叔、季碳原子的烷烃。

三、烷烃的命名

有机化合物种类繁多、数量庞大、结构又比较复杂,正确而简便地对有机化合物进行命名,是学习有机化学的重要内容之一。烷烃的命名又是其他各种有机化合物命名的基础,必须熟练掌握。烷烃的命名法有两种,即普通命名法和系统命名法。

学习命名法之前,先介绍烷基的概念,烷基是烷烃分子中去掉一个氢原子后剩余的基团。通式为—C_nH_{2n+1}用 R—表示,见表 10-3。

表 10-3 部分烷烃及烷基

烷烃		烷基	
甲烷	CH_4	甲基	CH_3—
乙烷	CH_3CH_3	乙基	CH_3CH_2—
丙烷	$CH_3CH_2CH_3$	丙基	$CH_3CH_2CH_2$—
		异丙基	CH_3CHCH_3
异丁烷	$CH_3\overset{\underset{\mid}{CH_3}}{CH}CH_3$	异丁基	$CH_3\underset{\underset{CH_3}{\mid}}{CH}CH_2$—
		叔丁基	$CH_3\overset{\underset{\mid}{CH_3}}{\underset{\underset{CH_3}{\mid}}{C}}CH_3$

(一)普通命名法

普通命名法只适用于结构比较简单的烷烃,基本原则如下:

(1)按照分子中碳原子数目称"某烷",碳原子数在十以下的分别用甲、乙、丙、丁、戊、己、庚、辛、壬、癸表示;碳原子数在十以上的用中文数字十一、十二、……表示。例如:

CH_4 C_5H_{12} C_9H_{20} $C_{25}H_{52}$
甲烷   戊烷   壬烷   二十五烷

(2)为区别异构体,常把直链烷烃称为"正"某烷,把带支链的称为"异"或"新"某烷。例如:

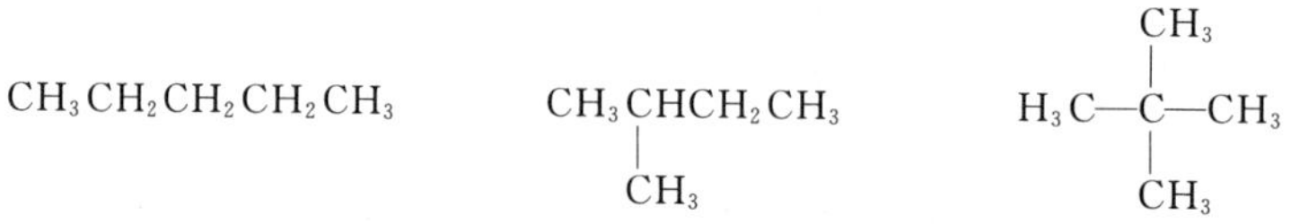

$CH_3CH_2CH_2CH_2CH_3$ $CH_3CHCH_2CH_3$ $H_3C—C—CH_3$
正戊烷   异戊烷   新戊烷

随着碳原子数目的增加,烷烃同分异构体的数目急剧增加,普通命名法无法命名所有的异构体,对于结构比较复杂的烷烃只能采用系统命名法来命名。

(二)系统命名法

系统命名法是根据国际纯粹与应用化学联合会(IUPAC)制定的命名原则,结合我国特点而制定的一套命名原则。

烷烃的命名中系统命名法对于无支链的烷烃,省去"正"字。对于结构复杂的烷烃按以下步骤进行命名:

1.选主链

选择最长碳链作为主链,以它做母体,支链作为取代基。根据主链所含碳原子数称"某"烷(名称同普通命名法)。

2.给主链碳原子编号

从靠近支链的一端开始,用阿拉伯数字 1、2、3、······给主链碳原子编号,使各取代基都有尽可能小的编号。

3.命名

将取代基的名称写在母体名称的前面,并标明取代基的位次;取代基的位次与名称之间加一半字线。例如:

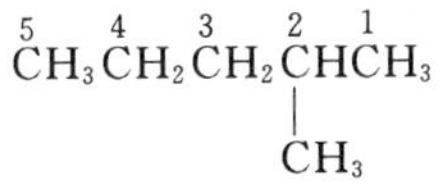

$$\overset{5}{C}H_3\overset{4}{C}H_2\overset{3}{C}H_2\overset{2}{C}H\overset{1}{C}H_3$$
$$|$$
$$CH_3$$

2-甲基戊烷

采用系统命名法命名时,经常会遇到一些具体情况需要处理。例如:

(1)如果有几个相同的取代基则将其合并,并在取代基名称前用二、三、四等注明取代基的数目。例如:

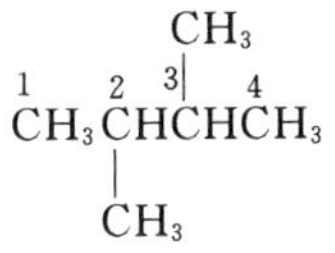

$$CH_3$$
$$|$$
$$\overset{1}{C}H_3\overset{2}{C}H\overset{3}{C}H\overset{4}{C}H_3$$
$$|$$
$$CH_3$$

2,3-二甲基丁烷

(2)如果有几个不同的取代基,则命名时将较小的取代基写在前,较大的取代基写在后。常用烷基的顺序为甲基<乙基<丙基<异丙基。例如:

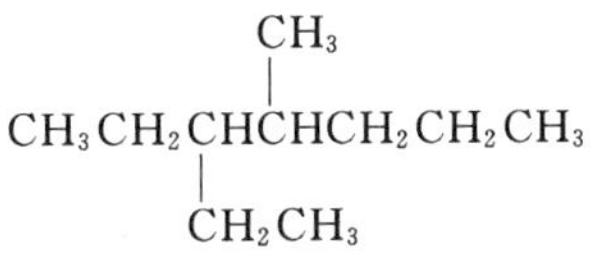

$$CH_3$$
$$|$$
$$CH_3CH_2CHCHCH_2CH_2CH_3$$
$$|$$
$$CH_2CH_3$$

4-甲基-3-乙基庚烷

(3)遇到主链有多个相同的取代基,并且有几种可能的编号时,应当选定使各个取代基编号最小的命名。例如:

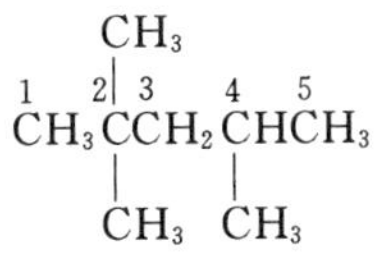

$$CH_3$$
$$|$$
$$\overset{1}{C}H_3\overset{2}{C}\overset{3}{C}H_2\overset{4}{C}H\overset{5}{C}H_3$$
$$|\quad\quad|$$
$$CH_3\ \ CH_3$$

2,2,4-三甲基戊烷

系统命名法中能够准确的给出每个有机化合物的名称,而且名称与结构式是一一对应的,每个化合物只有一个名称。反过来也可以从化合物的系统名称,写出它的结构式。

四、烷烃的性质

(一)烷烃的物理性质

烷烃在室温下的状态与碳原子数及链的结构有关。直链烷烃中含 $C_1 \sim C_4$ 个碳原子的为气态；$C_5 \sim C_{17}$ 个碳原子的是液态；C_{18} 个碳原子以上的高级烷烃是固态。在烷烃系列中，物理常数随相对分子质量的增加而有规律地变化。直链烷烃的沸点随着相对分子质量的增大而升高，除较小的烷烃外，链上每增加一个碳原子，沸点上升约 $20 \sim 30℃$。支链异构体比直链异构体具有较低的沸点，支链越多，沸点越低。例如：正戊烷的沸点为 $36℃$，而有一个支链的异戊烷为 $28℃$，有两个支链的新戊烷为 $9.5℃$。直链烷烃的熔点也是随着碳原子数的增加而升高，见表 $10-4$。

表 10-4　一些直链烷烃的熔点

名称	熔点(℃)	名称	熔点(℃)
戊烷	−130	十一烷	−26
己烷	−95	十二烷	−10
庚烷	−90.5	十三烷	−6
辛烷	−57	十四烷	5.5
壬烷	−54	十五烷	10
癸烷	−30	十六烷	18

溶解度与溶质和溶剂的结构有关。由于烷烃是非极性或弱极性分子，因此不溶于极性很强的水和其他极性溶剂，而溶解于非极性或弱极性的有机溶剂，如四氯化碳和苯等。即烷烃在有机溶剂中的溶解度，符合"相似相溶"的经验规律。直链烷烃的相对密度也是随着碳原子数的增加而增大，但增加的值很小，所有烷烃的密度都小于1，即比水轻。

(二)烷烃的化学性质

烷烃是一类不活泼的有机化合物，分子中原子之间是以比较牢固的 C—C σ 键和 C—H σ 键结合，在常温下化学性质比较稳定，很难与强酸、强碱、强氧化剂、强还原剂反应。但在适宜的反应条件(如关照、高温或催化剂)下，可以发生自由基反应。

1. 卤代反应

烷烃分子中的氢原子被其他原子或基团取代的反应，称为取代反应。被卤素原子取代的反应称为卤代反应或卤化反应。

甲烷与氯气在紫外光作用下或加热到250℃以上可发生取代反应。甲烷分子中的 4 个氢原子逐步被氯原子取代。

$$CH_4 + Cl_2 \xrightarrow{光照} CH_3Cl + HCl$$

$$CH_3Cl + Cl_2 \xrightarrow{光照} CH_2Cl_2 + HCl$$

$$CH_2Cl_2 + Cl_2 \xrightarrow{光照} CHCl_3 + HCl$$

$$CHCl_3 + Cl_2 \xrightarrow{光照} CCl_4 + HCl$$

反应最终得到的主要是上述 4 种氯代物的混合物。由于分离这些产物较困难,常不经分离就把混合物直接做溶剂使用。

其他卤素也能进行类似的反应,但各种卤素的反应活性不同。卤素与烷烃反应的相对活性是:$F_2 > Cl_2 > Br_2 > I_2$。由于氟代反应非常剧烈,难以控制,而碘代反应非常缓慢以至难以进行,因此卤代反应通常是指氯代反应和溴代反应。

上述甲烷的氯代反应,一旦发生就持续进行下去,很难停留在某一步,直至终结为止。

2. 氧化反应

有机化学反应中的氧化反应是指在有机化合物分子中加进去氧原子或脱去氢原子。还原反应是指脱去氧原子或加进去氢原子。

烷烃在常温、常压下不与氧化剂反应,但可以在空气中燃烧,完全氧化生成二氧化碳和水,同时放出大量的热能。

$$CH_4 + 2O_2 \xrightarrow{点燃} CO_2 + 2H_2O + Q$$

汽油、柴油的主要成分是不同碳原子数的烷烃混合物,燃烧时放出大量的热量,它们都是重要的燃料。烷烃的不完全燃烧放出有毒气体一氧化碳,使空气受到严重污染。

五、烷烃的来源和重要的烷烃

(一)烷烃的来源

烷烃主要来源于天然气、石油和煤的加工产物。天然气是蕴藏在地层内的可燃性气体。不同产地的天然气组成不完全相同,但大都含有 75% 的甲烷、15% 的乙烷及 5% 的丙烷,其余为其他烷烃。天然气是很好的气体燃料,也是重要的化工原料。石油是从油田开采出来的,未经加工的石油称为原油。原油是一种深褐色的黏稠液体,它的主要成分是各种烃类(烷烃和环烷烃,个别产地的石油中还含有芳香烃)的复杂混合物。根据不同需要,把石油进行分馏,按沸点不同,可获得各种用途的分馏产物,见表 10 - 5。将煤隔绝空气加热,可得到焦炭和煤焦油,而煤焦油中含有相当多的烷烃。

表 10 - 5 石油馏分的组成和用途

名 称	主要成分	用 途
天然气	$C_1 \sim C_4$	燃料、化工原料
汽油	$C_5 \sim C_{15}$	飞机、汽车等燃料
煤油	$C_{11} \sim C_{16}$	燃料、工业洗油
柴油	$C_{15} \sim C_{18}$	柴油机燃料
润滑油	$C_{16} \sim C_{20}$	润滑剂、防锈剂
石蜡	$C_{20} \sim C_{30}$	化工原料
油渣、沥青	$> C_{30}$	铺路及建筑材料

(二)重要的烷烃

在药物制剂方面,有一大类用于皮肤表面、五官等处的外用软膏剂。软膏剂是将药物加入适宜的基质中制成一种容易涂布于皮肤、黏膜或创面的半固体外用制剂。软膏剂主要有保护创面、润滑皮肤和局部治疗的作用。

软膏剂有主药和基质两部分组成。基质不仅是软膏的赋形剂,也是药物的载体,对软膏剂的质量及其药物的释放与吸收都有重要的关系。作为软膏剂的常用基质,烃类是其重要成分之一,而且其中大部分属于饱和烃。主要有:

1. 凡士林

凡士林又称软石蜡,是液体烃类和固体烃类的半固体混合物,熔点 38～60℃。有黄、白两种,后者是漂白或脱色而得。本品无嗅味,无刺激性,不溶于水,溶于乙醚或石油醚,性质稳定,不会酸败,能与多种药物配伍,特别适用于遇水不稳定的药物,如某些抗生素等。凡士林有适宜的黏稠性和涂展性,可单独用作软膏基质。由于凡士林油腻性大而吸收性差,妨碍水性分泌物的排出和热的发散,故不适用于急性并有大量渗出物的患处。

2. 固体石蜡

固体石蜡为各种固态烃的混合物,熔点为 50～65℃,可用于调节软膏的稠度。石蜡与其他原料熔合后不会单独析出,故优于蜂蜡。石蜡在医药上还可用于蜡疗,工业上是制造蜡烛的原料。

3. 液体石蜡

液体石蜡为各种液态烃的混合物,为无色透明液体,不溶于水和醇,能溶于醚和氯仿。能与多种脂肪油或挥发油混合,作为软膏剂的基质,主要用于调节软膏的稠度,在油脂性或 W/O 型(油包水)软膏中以与药物粉末共研以利于药物与基质混匀。在医药上还可用做配制滴鼻剂或喷雾剂,也可用做缓泻剂。

此外,烷烃在其他方面还有一些独特的应用。据报道,土星、木星和冥王星等行星大气层的主要成分是甲烷。另外,烟叶和苹果等植物的叶或果实的表面有很薄一层防止水分蒸发的保护膜,被证明是高级烷烃。某些昆虫同类之间为传递各种信息而分泌的物质,这种物质被称为"昆虫外激素",其中含有高级烷烃。例如,有一种蚁能分泌出有气味的物质,用以传递警戒信息,其中含有正十一烷和正十三烷的成分。又如,雌虎蛾引诱雄虎蛾的性外激素 2-甲基十七烷。人们可以合成这种性外激素来引诱雄虎蛾而将其杀死,从而达到消灭害虫之目的。这样,既不伤害其他昆虫,又不污染环境。这是近几年发展起来的第 3 代农药的特点。

第二节 烯 烃

分子中含有碳碳双键或三键的烃称为不饱和烃,不饱和烃所含的氢原子数目比相应的烷烃少。不饱和烃包括烯烃和炔烃,它们都是非常重要的有机化合物。

分子中含有碳碳双键的烃称为烯烃。根据分子中碳碳双键的数目,烯烃又可分为单烯烃(含 1 个双键)、二烯烃(含 2 个双键)和多烯烃(含多个双键)。通常烯烃是指含有 1 个碳碳双键的不饱和烃,通式是 C_nH_{2n}。碳碳双键是烯烃的官能团。

一、烯烃的结构

乙烯(CH_2=CH_2)是最简单的烯烃,现代物理方法研究表明:乙烯分子中碳原子为 sp^2 杂化,分子中 2 个碳原子和 4 个氢原子处于同一平面。碳碳双键的键能为 $610kJ \cdot mol^{-1}$,键长为 135pm,是由一个 σ 键和一个 π 键组成。

二、烯烃的异构和命名

(一)烯烃的异构

由于烯烃分子中存在着碳碳双键,所以烯烃的同分异构体数目比同数碳原子的烷烃要多。概括起来,主要有三种异构:

1.碳链异构

烯烃的碳链异构与烷烃相似,是由碳链的骨架不同而引起的异构现象。例如:

$$CH_2=CHCH_2CH_3 \qquad CH_2=CCH_3$$
$$\qquad\qquad\qquad\qquad | $$
$$\qquad\qquad\qquad\qquad CH_3$$

1-丁烯   2-甲基丙烯

2.位置异构

由于官能团或环状化合物的取代基的位置不同,而产生的同分异构现象。例如:

$$CH_2=CHCH_2CH_3 \qquad CH_3CH=CHCH_3$$

1-丁烯   2-丁烯

3.顺反异构

在烯烃分子中由于碳碳双键不能自由旋转,致使与双键碳原子直接相连的原子或基团在空间的相对位置被固定下来。当双键两端的碳原子各连接 2 个不同的原子或基团时,则双键碳上的 4 个基团在空间就有两种不同的排列方式,产生两种异构体。这种具有相同构造式的化合物的不同空间排列方式又称构型。例如 2-丁烯的两种构型为:

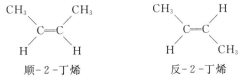

顺-2-丁烯   反-2-丁烯

以上两种构型的原子或基团的连接顺序以及双键的位置均相同,其区别仅仅是基团在空间的排列方式不同。2 个相同的基团排列在双键同一侧的称为顺式构型,排列在双键异侧的称为反式构型。像这种由于碳碳双键(或碳环)不能旋转而导致分子中原子或基团在空间的排列方式不同所产生的异构现象,称为顺反异构,又称几何异构,属于立体异构的一种。

(二)烯烃的命名

烯烃的系统命名法及其原则基本与烷烃相似,但由于烯烃分子中含有碳碳双键,比烷烃的命名要复杂一些。其要点如下:

(1)选择含有双键在内的最长碳链为主链,侧链视为取代基,按主链碳原子数目命名为"某烯"。

(2)从离双键最近的一端开始给主链碳原子依次编号,将双键碳原子的最小编码写在烯烃名称的前面,并用短线隔开。若双键正好在中间,则主链编号从靠近取代基一端开始。

(3)取代基的命名和位次写在母体名称前面,表示方法与烷烃相同。例如:

$$CH_2=CCH_2CH_3 \qquad CH_3CHCH=CHCH_3 \qquad CH_3C=CHCH_2CHCH_3$$
$$\quad\ \ |\qquad\qquad\qquad\qquad |\qquad\qquad\qquad\qquad |\qquad\qquad\ \ |$$
$$\quad\ \ CH_2CH_2CH_3 \qquad\qquad CH_3 \qquad\qquad\qquad\ CH_3\qquad\quad CH_3$$

2-乙基-1-戊烯　　　　　4-甲基-2-戊烯　　　　　　2,5-二甲基-2-己烯

三、烯烃的性质

(一)烯烃的物理性质

烯烃的物理性质和相应的烷烃相似。在常温常压下,含 $C_2 \sim C_4$ 个碳原子的烯烃为气态, $C_5 \sim C_{18}$ 个碳原子的烯烃为液态,C_{19} 个碳原子以上的烯烃为固态。它们的熔点、沸点和相对密度都随着相对分子质量的增加而升高。烯烃都难溶于水而易溶于有机溶剂。

(二)烯烃的化学性质

烯烃的官能团是碳碳双键,它是由 1 个 σ 键和 1 个 π 键构成,由于 π 键不稳定,容易断裂,且电子云密度较高,易受缺电子试剂进攻。所以,烯烃的化学性质比烷烃活泼得多,易发生加成、氧化、聚合等反应。

1.加成反应

有机化合物分子中的双键或叁键中的 π 键断裂,加入其他原子或基团的反应称为加成反应。加成反应是不饱和烃的典型性质,其特点是使不饱和键变成饱和键。

(1)催化加氢　烯烃与氢在催化剂(Pt、Pd、Ni)存在下发生加成反应,生成相应的饱和烃。

$$RCH=CHR' + H_2 \xrightarrow{Pt} RCH_2CH_2R'$$

此反应只能在催化剂存在下才能进行,因此也称为催化氢化反应。可以根据吸收氢的量来确定分子中所含双键的数目。

(2)加卤素　烯烃容易与氯或溴发生加成反应,生成邻二卤代烃。例如,在常温下将乙烯气体通入溴的四氯化碳溶液或溴水中,溴的棕红色立即褪去,生成无色的 1,2-二溴乙烷。这个反应有明显的颜色变化,在实验室中常用此方法来检验不饱和烃。由于反应活性的因素,烯烃与卤素加成,一般是指和氯或溴的加成反应。

$$RCH=CHR' + X_2 \longrightarrow RCHCHR'$$
$$\qquad\qquad\qquad\qquad\qquad |\ \ \ |$$
$$\qquad\qquad\qquad\qquad\qquad X\ \ X$$

(3)加卤化氢　烯烃与卤化氢发生反应,生成卤代烃。例如:

$$RCH=CHR + HX \longrightarrow RCH_2CHR$$
$$\qquad\qquad\qquad\qquad\qquad\qquad |$$
$$\qquad\qquad\qquad\qquad\qquad\qquad X$$

卤化氢的反应活性顺序为:HI>HBr>HCl。

乙烯是对称烯烃,加氯化氢时,氯原子加到双键两端任一碳原子上,都生成相同的产物。但对于结构不对称的烯烃如丙烯,与 HBr 加成时就有两种情况,加成产物也可以有两种:

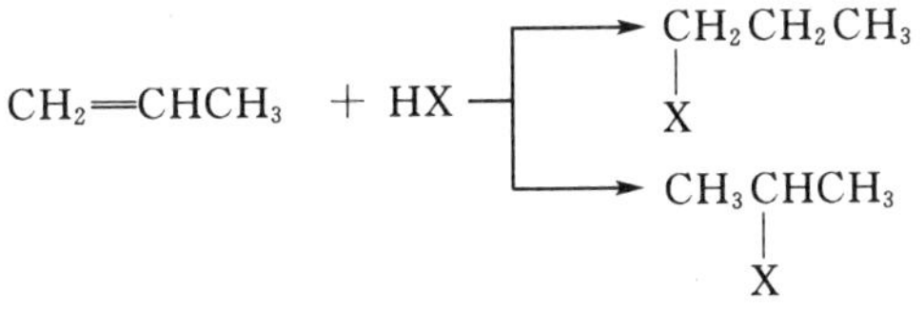

$$CH_2\!=\!CHCH_3 + HX \longrightarrow \begin{array}{c} CH_2CH_2CH_3 \\ | \\ X \end{array}$$
$$\begin{array}{c} CH_3\,CHCH_3 \\ | \\ X \end{array}$$

根据马氏规则,丙烯与卤化氢加成时,主要产物是 2-卤丙烷。

2.氧化反应

烯烃很容易被氧化,随着氧化剂氧化能力的大小和反应条件的不同,氧化产物也不同。用稀的高锰酸钾碱性冷溶液氧化烯烃时,生成邻二醇,此反应称为羟基化反应。

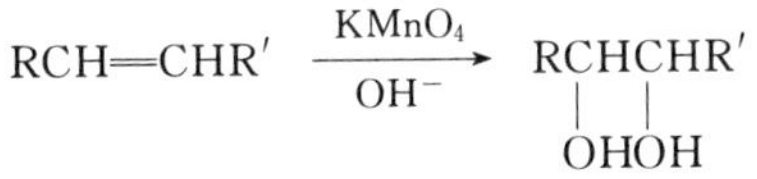

$$RCH\!=\!CHR' \xrightarrow[OH^-]{KMnO_4} \begin{array}{c} RCHCHR' \\ | \ \ | \\ OHOH \end{array}$$

该反应容易进行,速度较快,并且随着反应的进行高锰酸钾溶液的紫色逐渐消失,生成褐色的二氧化锰沉淀,现象明显,易于观察,常用于定性检验不饱和烃。

如果使用氧化性强的酸性高锰酸钾则生成二氧化碳、小分子羧酸和酮。

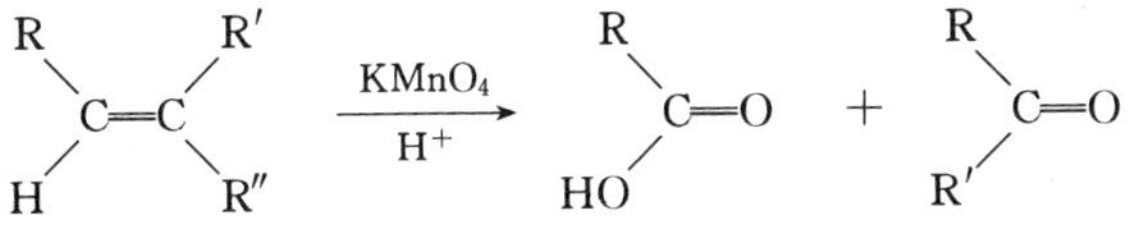

$$\begin{array}{c} R \quad\quad R' \\ \diagdown\!\!\diagup \\ C\!=\!C \\ \diagup\quad\diagdown \\ H \quad\quad R'' \end{array} \xrightarrow[H^+]{KMnO_4} \begin{array}{c} R \\ \diagdown \\ C\!=\!O \\ \diagup \\ HO \end{array} + \begin{array}{c} R \\ \diagdown \\ C\!=\!O \\ \diagup \\ R' \end{array}$$
羧酸　　　　　　　　　酮

3.聚合反应

聚合反应是由小分子结合成大分子的过程。在一定条件下,烯烃分子中的 π 键断裂,发生的自身加成反应也属于聚合反应。例如:

$$nCH_2\!=\!CH_2 \xrightarrow{催化剂} \left[\begin{array}{c} CH_2-CH_2 \end{array}\right]_n$$
聚乙烯

乙烯称为单体,生成的产物称为聚合物($n=500\sim2000$),n 称为聚合度。聚乙烯是一种无毒,电绝缘性很好的塑料,广泛用于食品袋、塑料杯等日用品的生产,是目前世界上产量最大的一种塑料。其他的烯烃也可以发生聚合反应。

课堂练习 10-2　说出下列有机化合物为何种物质:

某烃 A,能使高锰酸钾酸性溶液和溴水褪色,与 HCl 作用得到 B,B 与 1-氯丙烷是同分异构体,试推断 A、B 的结构并写出名称。

四、共轭二烯烃的结构及共轭效应

分子中含有 2 个或 2 个以上碳碳双键的不饱和烃为多烯烃,多烯烃中最重要的是二烯烃。二烯烃分子中含有 2 个碳碳双键,比相同碳原子数的单烯烃少 2 个氢原子,通式是 C_nH_{2n-2}。

1,3-丁二烯是最简单的共轭二烯烃，CH_2=CH—CH=CH_2 分子中 2 个双键中间隔 1 个单键，经测定 2 个双键的键长为 137pm，比一般烯烃分子中的碳碳双键的键长 135pm 长；而碳碳单键的键长为 147pm，比一般烷烃分子中的碳碳单键的键长 154pm 短，说明分子中的键长发生了平均化。

1,3-丁二烯分子中 4 个碳原子均以 sp^2 杂化的形式参于成键。它们彼此提供 1 个 sp^2 杂化轨道相互重叠形成 3 个碳碳 σ 键，在形成 σ 键的同时，4 个碳原子的 4 个未杂化的垂直于杂化轨道所在平面的 p 轨道相互平行从侧面交盖重叠。即不仅是 C_1 与 C_2、C_3 与 C_4 的 p 轨道之间的重叠，C_2 与 C_3 的 p 轨道也有一定程度的重叠。每个碳原子剩余的 sp^2 杂化轨道分别与氢原子的 1s 轨道重叠，形成 6 个碳氢 σ 键，分子中所有原子都在同一平面上。见图 9-11。

由此可知，1,3-丁二烯分子中的 π 电子云分布不同于在单烯烃中那样只局限（或称"定域"）在 2 个成键碳原子之间，而是扩散（或称"离域"）到 4 个碳原子周围，如图 9-11 所示，整个分子的 π 电子云连成一片，形成了以 4 个碳原子为中心的一个整体，这样的现象称为 π 电子离域或键的离域，这样的 π 键称为离域大 π 键或共轭 π 键。离域 π 键的形成，不仅使单、双键的键长产生了平均化，而且使分子的内能降低，体系趋于稳定，即谓共轭体系。

这种具有共轭 π 键结构的共轭体系，由于原子间相互影响，使整个分子中电子云密度的分布趋向于平均化，键长也趋向于平均化，体系能量降低而稳定性增加的效应称为共轭效应。

第三节 炔 烃

分子中含有碳碳叁键的烃称为炔烃。碳碳叁键是炔烃的官能团。炔烃比相应的单烯烃分子少 2 个氢原子。因此。含有 1 个碳碳叁键的炔烃通式和二烯烃的通式相同为 C_nH_{2n-2}。

一、炔烃的结构

乙炔（HC≡CH）是最简单的炔烃。实验证明：乙炔分子中所有 σ 键和成键的 4 个原子都在同一条直线上。分子中的 2 个碳原子发生 sp 杂化，以碳碳叁键结合，一个 σ 键两个 π 键。σ 键是 2 个碳原子各以 1 个 sp 杂化轨道"头碰头"相互重叠形成，同时，每一个碳原子的 2 个未参加杂化，并相互垂直的 p 轨道两两相互平行重叠形成 2 个相互垂直的 π 键。2 个 π 键的电子云围绕 σ 键形成圆柱形。每个碳原子的另外 1 个 sp 杂化轨道和氢原子的 1s 轨道重叠，形成 2 个碳氢 σ 键。

二、炔烃的异构和命名

炔烃的同分异构与烯烃相似，也是既有碳链异构又有碳碳叁键的位置异构，但无顺反异构，其异构体的数目比同碳原子数的烯烃少。另外，炔烃与同碳原子数的二烯烃互为同分异构体。炔烃的系统命名原则与烯烃相似，只需将"烯"字改作"炔"字即可。例如：

$$CH \equiv CCH_2CH_2CH_3 \qquad\qquad CH_3C \equiv CCH_2CH_3$$
$$\text{1-戊炔} \qquad\qquad\qquad \text{2-戊炔}$$

三、炔烃的性质

(一)炔烃的物理性质

炔烃的物理性质与烯烃相似,也是随着相对分子质量的增加而呈规律性的变化。直链炔烃中,含碳原子数为 $C_2 \sim C_4$ 个的炔烃为气态,$C_5 \sim C_{15}$ 个的炔烃为液态,C_{16} 个以上的炔烃为固态。通常炔烃的沸点比相应的烯烃高 $10 \sim 20℃$,密度也稍大。炔烃难溶于水,易溶于苯、丙酮、石油、醚等有机溶剂。炔烃与烯烃都含有 π 键,所以其化学性质也相似,可以发生氧化、加成、聚合等反应。

(二)炔烃的化学性质

1.加成反应

(1)催化氢化 炔烃可与氢加成首先生成烯烃,最终得到饱和烷烃。例如:

$$RC\!\equiv\!CR' + H_2 \xrightarrow{Pt} \underset{H}{\overset{R}{C}}\!=\!\underset{H}{\overset{R'}{C}} \xrightarrow[Pt]{H_2} RCH_2CH_2R'$$

(2)加卤素 炔烃与氯或溴较易发生亲电加成反应生成四卤代物。例如:

$$RC\!\equiv\!CR' + Br_2 \longrightarrow \underset{Br}{\overset{}{RC}}\!=\!\underset{Br}{\overset{}{CR'}} \xrightarrow{Br_2} RCBr_2CBr_2R'$$

炔烃与溴的加成,使溴的红棕色褪去,可作为不饱和烃的鉴定反应。

(3)加卤化氢 炔烃与卤化氢的加成,最终生成二卤代烷烃。一般情况下遵守马氏规则。

$$CH_3C\!\equiv\!CH \xrightarrow{HBr} \underset{Br}{\overset{}{CH_3C}}\!=\!CH_2 \xrightarrow{HBr} CH_3CBr_2CH_3$$

2.氧化反应

炔烃可被高锰酸钾溶液氧化。同时,高锰酸钾溶液的紫红色褪去,可用于鉴别不饱和烃。但炔烃使高锰酸钾溶液退色的速度要慢一些。

乙炔被氧化时,生成二氧化碳,同时还有褐色的二氧化锰沉淀生成。例如:

$$HC\!\equiv\!CH + KMnO_4 + H_2O \longrightarrow CO_2\uparrow + KOH + MnO_2\downarrow$$

其他炔烃的氧化,可因结构不同而得到不同的产物,若炔烃的三键在 1—位碳原子上,三键断裂生成羧酸和二氧化碳。若三键碳原子上无氢原子,则氧化生成两分子羧酸。例如:

$$RC\!\equiv\!CH \xrightarrow[H^+]{KMnO_4} RCOOH + CO_2\uparrow$$

$$RC\!\equiv\!CR' \xrightarrow[H^+]{KMnO_4} RCOOH + R'COOH$$

通过对氧化产物结构的分析可推测炔烃的结构。

3.聚合反应

乙炔也可发生聚合反应,与烯烃不同的是,炔烃一般不聚合成高分子化合物,而发生二聚或三聚反应。在不同催化剂作用下,乙炔可以分别聚合成链状或环状化合物。例如:

$$2CH\!\equiv\!CH \xrightarrow[NH_4Cl]{Cu_2Cl_2} HC\!\equiv\!C\!-\!\overset{H}{\underset{}{C}}\!=\!CH_2$$

$$3CH \equiv CH \xrightarrow[\text{高温}]{\text{催化剂}} \bigcirc$$

课堂练习 10－3 完成下列反应：

$$CH_3CH_2C \equiv CCH_2CH_3 \xrightarrow[H^+]{KMnO_4}$$

第四节　环烷烃

脂环烃及其衍生物广泛存在于自然界中,特别是在石油和动植物体内,如甾体化合物和萜类等。许多药物中也含有脂环烃的结构,如颠茄生物碱类的解痉药阿托品、莨菪碱及吗啡类的镇痛药等。本节重点讨论环烷烃。

一、环烷烃的结构及稳定性

1885 年拜尔(Baeyer)提出了张力学说。学说的论点是:碳原子成环时处于同一平面,具有平面型分子结构。对于环烷烃,根据饱和碳原子之间都以 sp^3 杂化轨道成键,分子的键角越接近正四面体角($109°28'$)越稳定,而且容易形成。张力学说认为环丙烷的三个碳原子在同一平面成正三角形分布键角为 $60°$,环丁烷是正四边形键角为 $90°$。所以形成环丙烷时每个键必须向内偏转 $24°44'$,形成环丁烷时,每个键必须向内偏转 $9°44'$,键的偏转使分子内部产生了张力,这种键角的偏转产生的张力称角张力,角的偏转程度越大,张力也越大,环就越不稳定,容易发生开环反应生成较稳定的开链化合物以解除角张力,环丙烷的偏转角度比环丁烷大,所以环丙烷更易开环。环戊烷和环己烷的键角均接近 $109°28'$,所以不易开环,化学性质稳定。

现代理论认为:环烷烃分子中的碳原子都以 sp^3 杂化轨道成键,当键角为 $109°28'$ 时,碳原子的 sp^3 杂化轨道才能达到最大重叠。在环丙烷分子中,两条 C—C 键的夹角为 $60°$,所以 sp^3 杂化轨道彼此不能沿键轴方向达到最大程度的重叠,从而减弱了键的强度和稳定性。根据 X 射线衍射解析和量子力学计算,环丙烷的 C—C 键的夹角约为 $105°$,成键时杂化轨道发生弯曲进行部分重叠,产生很大的张力,导致分子的不稳定性。

为减少角张力,构成脂环的碳原子并不固定在同一平面,实际上除了环丙烷中的三个成环原子在一个平面外,其他环烷烃的成环原子都不在一个平面,通过改变环的几何形状来减小张力,增大稳定性。一般环戊烷和环己烷较稳定,不发生开环反应。环烷烃稳定性的顺序是:环己烷＞环戊烷＞环丁烷＞环丙烷。

二、环烷烃的性质

(一)环烷烃的物理性质

环烷烃的沸点、熔点、密度都比同碳原子数的烷烃略高。常温下,小环环烷烃为气态,五元、六元环烷烃为液态,大环环烷烃为固态。环烷烃不溶于水,溶于乙醚等有机溶剂。

(二)环烷烃的化学性质

1.取代反应

在紫外光照射或高温下,环烷烃与氯气和溴发生取代反应。例如:

$$\text{⬠} + Cl_2 \xrightarrow{\text{紫外光}} \text{⬠}-Cl + HCl$$

$$\text{⬡} + Br_2 \xrightarrow{\text{紫外光}} \text{⬡}-Br + HBr$$

2. 开环反应

小环化合物容易开环,发生于烯烃类似的加成反应,即环被打开,两端各加上一个原子或基团转变为开链烃或其衍生物。

(1) 催化加氢 在催化剂的作用下,环烷烃可进行催化加氢反应。加氢时环烷烃开环,碳链两端的碳原子与氢原子结合生成烷烃。环烷烃的环碳原子数目不同,它们反应的难易程度也不同。其活性顺序为环丙烷>环丁烷>环戊烷,构成环的碳原子越少的环烷烃越不稳定。

$$\triangle + H_2 \xrightarrow[80℃]{Ni} CH_3CH_2CH_3$$

$$\square + H_2 \xrightarrow[200℃]{Ni} CH_3CH_2CH_2CH_3$$

$$\text{⬠} + H_2 \xrightarrow[300℃]{Ni} CH_3CH_2CH_2CH_2CH_3$$

(2) 加卤素 在室温下,环丙烷可以与卤素发生加成反应。环丁烷需要在加热的条件下才能与卤素反应。

$$\triangle + Br_2 \xrightarrow{\text{室温}} BrCH_2CH_2CH_2Br$$

$$\square + Br_2 \xrightarrow{\triangle} BrCH_2CH_2CH_2CH_2Br$$

环戊烷以上的环烷烃很难与溴发生加成反应,随着温度升高发生自由基取代反应。

$$\text{⬡} + Br_2 \xrightarrow{\text{紫外光}} \text{⬡}-Br + HBr$$

(3) 加卤化氢 环丙烷及其衍生物很容易与卤化氢发生加成反应而开环。环丙烷衍生物与卤化氢加成时,遵循马氏规则,氢原子加在含氢较多的碳原子上。例如:

$$\underset{H_3C}{\overset{CH_3}{\triangle}}-CH_3 + HBr \longrightarrow CH_3\underset{Br}{\overset{CH_3}{C}}-\underset{CH_3}{\overset{}{CH}}CH_3$$

环戊烷以上的环烷烃很难与溴化氢发生加成反应。

课堂练习 10-4 用简单的化学方法区分下列物质:

(1) 环丙烷和丙烯 (2) 1-戊炔和环戊烯

第五节 芳香烃

芳香烃简称芳烃,是一类具有特定环状结构和特定化学性质的有机化合物。早期发现的这类化合物大多有芳香的气息,所以称为芳香烃,但后来发现,这类化合物有些并没有香味,有些甚至有难闻的气味。虽然"芳香"一词沿用至今,但已失去了原来的含义。芳香烃可分为苯型芳香烃和非苯型芳香烃两大类。其中苯型芳香烃最为重要。本节将主要讨论苯型芳香烃。

一、苯的结构

苯由碳氢两种元素组成,其分子式为 C_6H_6,碳氢比为 $1:1$,是一个高度不饱和的化合物,应该有明显的不饱和烃的性质。但实验发现苯是一个非常稳定的化合物,不容易发生加成反应和氧化反应,却可以发生取代反应,这就说明苯的分子结构有一定的特殊性。1865 年,德国的化学家凯库勒首先提出了苯分子的环状结构,他主张苯分子中的六个碳原子由三个单键和三个双键连接成环,每个碳原子上连接一个氢原子。

凯库勒结构式在一定程度上解释了一些实验现象,如:苯加氢以后得到环己烷。但却无法解释苯的二元取代物只有一种,苯的 6 个键完全相等,并无单双键之分,而且不易发生加成反应等实验事实。所以凯库勒结构式并不能完全解释苯的结构和性质,随着现代技术和理论的发展,苯的结构和性质可用现代理论来解释。

现代物理方法研究证明,苯是一个平面分子,6 个碳原子组成正六边形,键角为 120°,键长为 139pm。

根据杂化轨道理论,苯环中的 6 个碳原子均为 sp^2 杂化,每个碳原子都以 3 个 sp^2 杂化轨道分别于 2 个相邻的碳原子和 1 个氢原子形成 3 个 σ 键,键角均为 120°,这样就形成正六边形结构,所有的原子都在同一平面上。每个碳原子上剩余一个未参与杂化的 p 轨道,相互平行侧面重叠,形成一个环状闭合的 π-π 共轭体系,称为大 π 键。电子云分布在环平面的上方和下方形成了如图 10-1 所示的两个连续的面包圈形状。

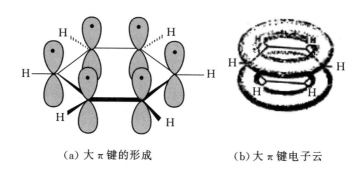

(a) 大 π 键的形成　　　　　　(b) 大 π 键电子云

图 10-1　苯分子大 π 键的形成及电子云的分布

共轭体系的形成,导致分子中电子云密度与键长完全平均化,6 个碳碳键是完全等同的,没有单键和双键之分,所以邻二取代物只有一种构型。鉴于苯分子存在着共轭的大 π 键可以用 ⌬ 表示苯分子的结构。凯库勒结构式尽管有不妥之处,也有诸多方便之处,许多书刊中仍然沿用。

二、苯的同系物的异构与命名

苯的同系物的命名一般以苯环为母体,烷基作为取代基,称为"某烷基苯",其中的"基"字常常省略,苯按取代基的多少可分为一元、二元和多元取代物。

1.一元取代物

按上述原则命名,例如:

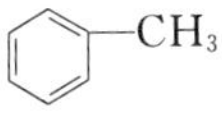

甲苯 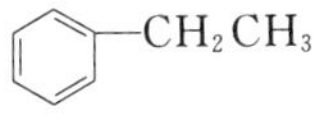　　　　　乙苯 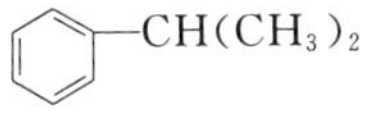　　　　　异丙苯

2.二元和三元取代物

二元和三元取代物均产生三种异构体,可用数字表示,也可用"邻"或 o -(ortho -)、"间"或 m -(meta -)、"对"或 p -(para -)和"连""偏""均"等词头来表示,例如:

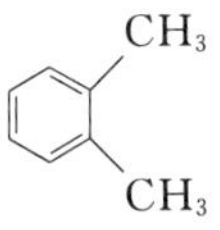

1,2 -二甲苯
(o -二甲苯)

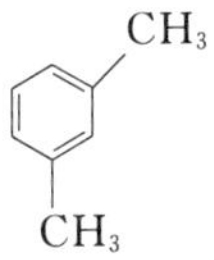

1,3 -二甲苯
(m -二甲苯)

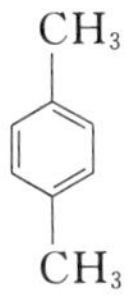

1,4 -二甲苯
(p -二甲苯)

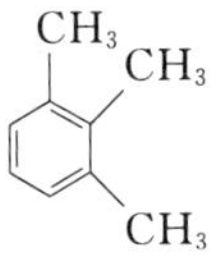

1,2,3 -三甲苯
(连三甲苯)

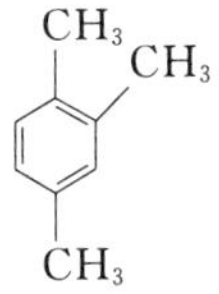

1,2,4 -三甲苯
(偏三甲苯)

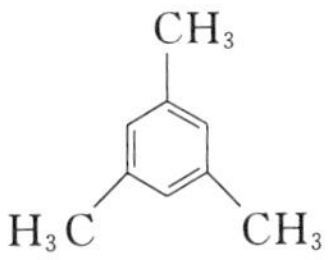

1,3,5 -三甲苯
(均三甲苯)

取代基为烯或炔等不饱和基团时,一般以苯环为取代基,侧链为母体进行命名,例如:

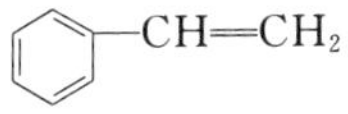

苯乙烯 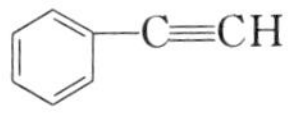　　　　　苯乙炔 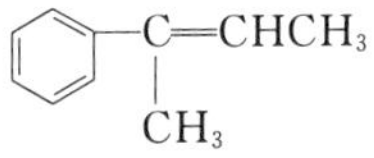　　　　　2 -苯基 -2 -丁烯

芳香烃分子中去掉一个氢原子剩余的基团称为芳香基或芳基,简写为(Ar—)。苯去掉一个氢原子剩余的基团称为苯基,简写为 Ph 或 Φ。甲苯分子中甲基上去掉一个氢原子剩余的基团称为苄基。

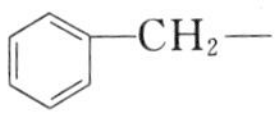

苄基

三、芳香烃的性质

(一)芳香烃的物理性质

常温、常压下,苯及低级同系物多为液态,有特殊的气味,易燃,不溶于水,易溶于石油醚、乙醚等有机溶剂,液态芳烃本身就是良好的溶剂。苯及其同系物的蒸气有毒,长期吸入会损坏造血系统和神经系统,引起白细胞数减少和头晕乏力等症状。在苯的同系物中每增加一个 CH_2,沸点增加 20～30℃,含相同碳原子数的异构体沸点相差不大。

苯环的大 π 键结构使得其化学性质稳定。在一定条件下,可以发生取代反应,很难发生加成和氧化反应。

(二)芳香烃的化学性质

1.亲电取代反应

苯环富含 π 电子,易受亲电试剂的进攻,反应中苯环上的氢易被 $-X$、$-NO_2$、$-SO_3H$ 等原子或基团所取代,发生亲电取代反应。

(1)卤代反应　苯与卤素在三卤化铁的催化作用下可以生成卤代苯。如:

$$\text{⬡} + X_2 \xrightarrow[\triangle]{FeX_3} \text{⬡}-X + HX$$

氟代反应非常剧烈,不易控制;碘代反应不完全且速度太慢,所以此反应多用于制备氯代苯和溴代苯。常用 $FeCl_3$、$FeBr_3$、$AlCl_3$ 等做催化剂,也可以用铁粉做催化剂,因为铁粉可与卤素反应生成卤化铁。

甲苯发生卤代反应较苯容易,生成邻位和对位卤代产物。

除此之外,当取代的芳烃在光照或加热的条件下,同卤素分子发生反应时,卤素原子优先取代与苯环直接相连的碳上的氢。如乙苯与氯气的反应:

$$\underset{\text{⬡}}{CH_2CH_3} + Cl_2 \xrightarrow[\triangle]{光照} \underset{\text{⬡}}{Cl-CHCH_3}$$

该反应之所以优先于取代苯环直接相连的 $\alpha-C$ 上的氢原子,是由于苯环共轭结构的影响,$\alpha-H$ 较活泼,容易被其他原子所取代,而且反应中间体苄基自由基非常稳定的缘故。

(2)硝化反应　苯与浓硝酸和浓硫酸的混合物(称为混酸)反应,生成硝基苯。

$$\text{⬡} + HNO_3 \xrightarrow[52℃]{浓 H_2SO_4} \text{⬡}-NO_2 + H_2O$$

$$\underset{\text{⬡}}{CH_3} + HNO_3 \xrightarrow{浓 H_2SO_4} \underset{\text{⬡}-NO_2}{CH_3} + \underset{\underset{NO_2}{\text{⬡}}}{CH_3}$$

(3)磺化反应　苯与浓硫酸在加热情况下,或苯与发烟硫酸(三氧化硫与硫酸的混合物)反应,生成苯磺酸,此反应称为磺化反应。磺化反应是一个可逆反应,苯磺酸与过热水蒸气可以发生水解,生成苯和稀硫酸。

$$\text{⬡} + H_2SO_4(浓) \underset{\triangle}{\overset{\triangle}{\rightleftharpoons}} \text{⬡}-SO_3H + H_2O$$

甲苯的磺化反应主要生成对位产物。

$$\underset{\text{⬡}}{CH_3} + H_2SO_4(浓) \underset{\triangle}{\overset{\triangle}{\rightleftharpoons}} \underset{\underset{SO_3H}{\text{⬡}}}{CH_3} + H_2O$$

2.加成反应

苯及其同系物不易发生加成反应,但在一定条件下(高温、高压或催化剂)仍可与氢气、氯气等物质发生加成反应。

$$\text{苯} + 3H_2 \xrightarrow[\triangle]{Ni} \text{环己烷}$$

$$\text{苯} + 3Cl_2 \xrightarrow{\text{紫外线}} \text{六氯环己烷}$$

3.氧化反应

苯环由于其特殊的稳定性不易被氧化,但当苯环上有烷基,且与苯环直接相连的碳原子上含有氢原子时,这种烷基苯在酸性 $KMnO_4$ 溶液和酸性 $K_2Cr_2O_7$ 溶液等强氧化剂作用下,可被氧化。氧化时,不论侧链长、短,最后都被氧化成苯甲酸。例如:

$$\text{甲苯} \xrightarrow{KMnO_4/H^+} \text{苯甲酸}$$

$$\text{异丙苯} \xrightarrow{KMnO_4/H^+} \text{苯甲酸}$$

如果与苯环直接相连的碳上没有氢,如叔丁基苯,则在酸性高锰酸钾作用下不发生氧化反应。

如果苯环上有两个含 $\alpha - H$ 的侧链,则氧化成二元羧酸。例如:

$$\text{对位(CH}_3\text{、CH(CH}_3)_2\text{)苯} \xrightarrow{KMnO_4/H^+} \text{对苯二甲酸}$$

由此可见,通过分析氧化产物中羧基的数目和相对位置,可以推测出原化合物中烷基的数目和相对位置。

四、稠环芳香烃

稠环芳香烃是指含有两个或两个以上苯环,且共用两个相邻碳原子结合而成的芳香烃。

稠环芳香烃中比较重要的是萘、蒽和菲,它们是合成染料、药物等的重要原料。主要是从煤焦油中提取获得。

(一)萘

萘的分子式为 $C_{10}H_8$,碳原子按如下的顺序编号,其中 1,4,5,8 位碳原子的电子云密度相同,又称为 α 位;2,3,6,7 位相同称为 β 位。命名时可以用阿拉伯数字标明取代基的位置,也可以用希腊字母标明取代基的位置。

萘为白色片状晶体,在煤油中含量很高。熔点 $80.5℃$,沸点 $218℃$,易挥发,可用作防虫剂,市售的卫生球就是萘的制品。

(二)蒽

蒽的分子式为 $C_{14}H_{10}$,碳原子按如下的顺序编号,其中 1,4,5,8 位碳原子的电子云密度相同,又称为 α 位;2,3,6,7 位相同称为 β 位,9,10 位相同,称为 γ-位。

(三)菲

菲和蒽分子式相同,二者互为同分异构体,也是煤焦油的主要成分。菲的某些衍生物具有特殊的生理作用,在医学上相当重要。如胆固醇、黄体酮等甾族化合物都含有菲的结构骨架。

菲是无色片状结晶,略带荧光,熔点 100℃,沸点 340℃,不溶于水,易溶于苯及苯的同系物中。

(四)致癌芳烃

多环芳烃是最早被发现的化学致癌物。现已发现的致癌性多环芳烃及其衍生物的数目已有 400 种左右。煤焦油中含有许多多环芳烃,其中有一些具有较强的致癌作用。如 3,4-苯并芘。煤的燃烧、干馏以及有机物的燃烧、焦化都可以产生,3,4-苯并芘也是香烟的烟雾中存在的主要致癌物之一。

课堂练习 10-5 用简单的化学方法区分下列物质:
(1)苯、甲苯、环己烷 　　(2)苯、乙炔、乙烯

第六节　卤代烃

烃分子中的一个或几个氢原子被卤原子取代后生成的化合物称为卤代烃,卤原子是卤代烃的官能团。卤代烃是一类重要的有机化合物,卤代烃中的卤原子可转变为多种其他的官能团,在有机合成上具有重要的作用,可作为合成药物的原料也可作溶剂。

一、卤代烃的分类和命名

(一)分类

根据卤原子的种类,可分为氟代烃、氯代烃、溴代烃和碘代烃;根据卤原子的个数,可分为单卤代烃和多卤代烃;根据卤原子连接的碳原子的类型,可分为伯(1°)卤代烃、仲(2°)卤代烃及叔(3°)卤代烃。

(二)命名

1. **普通命名法**

简单的卤代烃,可根据相应的烃基命名为"卤某烃";也可用烃基加卤原子名称来命名。

2. **系统命名法**

复杂的卤代烃用系统命名法命名:即以烃基为母体,按烃的命名原则对母体进行编号(有双键时双键优先,卤素和烷基在同等情况下烷基优先),然后按"次序规则",把烷基、卤素名称依次写在母体名称前。见表 10-6。

表 10-6 常见卤代烃的名称

分类	卤代烃	普通命名法	系统命名法
1°RX	$CH_3CH_2CH_2CH_2Br$	正丁基溴	1-溴丁烷
2°RX	$CH_3CH(Br)CH_2CH_3$	仲丁基溴	2-溴丁烷
1°RX	$(CH_3)_2CHCH_2Br$	异丁基溴	2-甲基-1-溴丙烷
3°RX	$(CH_3)_3CBr$	叔丁基溴	2-甲基-2-溴丙烷
2°RX	$(CH_3)_2CHCH(Br)CH_3$	—	2-甲基-3-溴丁烷

二、卤代烃的化学性质

卤代烃分子中碳原子与卤素原子以 σ 键结合,卤素原子的电负性比碳大,共用电子强烈偏向卤原子,导致 C—X 键具有较强的极性,非常活泼,容易发生亲核取代反应,消除反应和生成金属有机化合物。

(一)取代反应

1. **水解反应**

卤代烃水解得到醇,但此反应是可逆反应,且反应速度很慢。通常采用卤代烃与氢氧化钠(钾)的水溶液共热,使反应顺利进行。

$$CH_3CH_2Br + H_2O \xrightarrow[\triangle]{NaOH} CH_3CH_2OH + NaBr$$

2. **醇解反应**

卤代烃与醇钠或酚钠反应生成醚。

$$CH_3CH_2Br + NaOCH_2CH_3 \xrightarrow{\triangle} CH_3CH_2OCH_2CH_3$$

$$CH_3CH_2Br + NaOC_6H_5 \xrightarrow{\triangle} CH_3CH_2OC_6H_5$$

3. **卤代烃与氰化钠或氰化钾反应**

生成的腈易水解成羧酸。有机合成上常用于制备增加一个碳原子的羧酸。

$$CH_3CH_2Br \xrightarrow{NaCN} CH_3CH_2CN \xrightarrow[\triangle]{H_3O^+} CH_3CH_2COOH$$

4. **与硝酸银反应**

卤代烃与硝酸银在醇溶液中反应生成卤化银沉淀和硝酸酯。该反应可用于卤代烃的鉴别。

$$RX + AgNO_3 \xrightarrow{\text{醇}} RONO_2 + AgX \downarrow$$

不同卤代烃与硝酸银反应活性顺序如下：

叔卤代烃＞仲卤代烃＞伯卤代烃

判断依据是卤代烃与硝酸银反应生成卤化银沉淀速度的快慢：叔卤代烃最快，立即生成沉淀；仲卤代烃稍慢，要等几分钟才能看到沉淀；伯卤代烃最慢，要加热才能看到现象。

课堂练习 10-6 *写出下列反应的主要产物：*

(1) $CH_3CH_2CH_2Cl \xrightarrow[\text{H}_2\text{O}]{\text{NaOH}}$

(2) $CH_3CH_2Br + NaOCH_3 \longrightarrow$

（二）消除反应

卤代烃在强碱性条件（如氢氧化钠，氢氧化钾，氨基钠，醇钠，醇钾）下，分子内脱去一分子卤化氢生成烯烃的反应，称为消除反应。因脱去的是 β-氢，故又称为 β-消除反应。

$$CH_3CH_2CH_2CH_2Br \xrightarrow[\text{C}_2\text{H}_5\text{OH}]{\text{C}_2\text{H}_5\text{ONa}} CH_3CH_2CH=CH_2$$

$$H_3C-\underset{\underset{CH_3}{|}}{\overset{\overset{CH_3}{|}}{C}}-Br \xrightarrow[\text{C}_2\text{H}_5\text{OH}]{\text{C}_2\text{H}_5\text{ONa}} H_3C-\underset{\underset{CH_3}{|}}{C}=CH_2$$

不同卤代烃消除反应的活性：

叔卤代烃＞仲卤代烃＞伯卤代烃

卤代烃中存在两种以上的 β-氢时，卤代烃的消除就可能生成双键在不同位置的烯烃。例如：

$$H_3C-\underset{\underset{H}{|}}{\overset{\beta}{C}H}-\underset{\underset{Br}{|}}{\overset{\alpha}{C}H}-\underset{\underset{H}{|}}{\overset{\beta}{C}H_2} \xrightarrow{\text{KOH/醇}} \begin{cases} H_3C-CH=CH-CH_3 & \text{（主要产物）} \\ H_3C-CH_2-CH=CH_2 & \text{（次要产物）} \end{cases}$$

1875 年俄国化学家札依采夫(Zaitsev)根据大量实验总结出下列规律：在消除反应中分子如有两种以上可消除的 β-氢时，主要生成双键碳上连有取代基最多的烯烃。这个规律称为札依采夫规则。

（三）与金属镁反应

卤代烃能与某些金属反应，形成含有碳-金属键的有机金属化合物。其中，与金属镁反应生成的有机镁化合物 RMgX 称为 Grignard（格利雅）试剂，简称格氏试剂。格氏试剂是卤代烃和金属镁在无水乙醚中反应得到的。

$$CH_3CH_2Br + Mg \xrightarrow{\text{干醚}} CH_3CH_2MgBr(\text{乙基溴化镁})$$

格氏试剂很活泼，可以和空气中的二氧化碳、氧及含有活泼氢的化合物如水、醇、酸、胺等发生反应。因此，在制备格氏试剂时，除需干燥仪器和试剂外，还应尽量避免与空气接触，不能用含有活泼氢的化合物作试剂。

格氏试剂中碳镁键极性非常大,带部分负电荷的碳原子是一个强的亲核试剂,可与带部分正电荷的活泼氢结合。

$$RO\overset{\delta^+}{\longrightarrow}H + H_3C\overset{\delta^-}{\longrightarrow}MgX \longrightarrow CH_4 + Mg\begin{smallmatrix}OR\\ \\X\end{smallmatrix}$$

格氏试剂是有机金属化合物中最重要的一类化合物,也是有机合成中非常重要的试剂之一。在后续的章节中我们会学习到利用格氏试剂制备醇、酮和羧酸。

三、重要的卤代烃

(一)三氯甲烷

三氯甲烷也叫氯仿,为无色透明的挥发性液体,密度 1.433,不溶于水,是常用的有机溶剂。三氯甲烷主要作用于中枢神经系统,具有麻醉作用,对心、肝、肾有损害,有明显的肝肾毒性。

(二)聚四氟乙烯

聚四氟乙烯是四氟乙烯的聚合物。商品名为"特氟隆"(teflon),英文缩写为 PTFE。耐腐蚀又具有较高的机械强度,是一种性能优良的塑料,被美誉为"塑料王",广泛应用于各种需要抗酸碱和有机溶剂的材料。

(三)氟利昂

氟利昂是几种氟氯代甲烷和氟氯代乙烷的总称,英文名称 freon。由于氟利昂化学性质稳定,具有不容易燃烧、无毒、易液化等特性,因而广泛用作冷冻设备和空气调节装置的制冷剂。它们的商业代号为 Fabc。F 表示氟代烃,百位 a 等于碳原子数减 1(如果是零就省略),十位 b 等于氢原子数加 1,个位 c 等于氟原子数目,氯原子数目不列。由于氟利昂可能破坏大气臭氧层,已限制使用。

 知识链接

全身麻醉药

全身麻醉药,是指消除疼痛、弱化反射和肌肉活动并最后失去意识的药物。全身麻醉药分为两类——吸入麻醉药和非吸入麻醉剂(用于静脉注射)。吸入麻醉药的目的是让大脑获取足够浓度的药物,达到需要的麻醉程度。这样,麻醉药分子必须经过肺部进入脑部。因此,吸入麻醉药必须溶于血液和间质组织。乙醚、氯仿、三氯乙烯、氯乙烷和环戊烷都曾广泛用作吸入麻醉药。现在,广泛应用的吸入麻醉药是氟烷(Halothane),命名为 2 - 溴 - 2 - 氯 - 1,1,1 - 三氟乙烷,起效非常迅速,患者愉快而且安全。不良反应是具有肝脏毒性。该品可用于短时间或长时间的手术。氟烷通常是用氟化氢与三氯乙烯加成反应制备。

$$CCl_2{=}CH{-}Cl \xrightarrow[130^\circ C]{H_2F_2/SbCl_3} F_3C{-}CH_2{-}Cl \xrightarrow[450^\circ C]{Br_2} F{-}\underset{F}{\overset{F}{C}}{-}\underset{Cl}{\overset{Br}{C}}{-}H$$

学习小结

➤ 本章主要介绍了烃和卤代烃的分类、结构及化学性质。重点掌握烃和卤代烃的化学性质。

烃指含有碳、氢两种元素的化合物。可分为开链烃、闭链烃。开链烃分为饱和链烃和不饱和链烃,闭链烃分为脂环烃和芳香烃。

➤ 烃的主要化学性质:

烷烃:性质稳定。不能使高锰酸钾溶液和溴水褪色。

烯烃和炔烃:化学性质活泼,易发生加成反应和氧化反应,可使高锰酸钾溶液和溴水褪色。

芳香烃:苯的性质相当稳定,易发生取代反应,难于发生氧化反应和加成反应。苯不会使高锰酸钾酸性溶液褪色。苯的同系物可使高锰酸钾酸性溶液褪色,而不能使溴水褪色。

卤代烃:卤代烃中的碳卤键很活泼,容易发生亲核取代反应,消除反应和生成金属有机化合物等多种化学反应。

目标检测

一、选择题

1. 下列名称中,正确的是 （　　）

A. 3-甲基丁烷　　　　　　　　B. 2-乙基丙烷

C. 2,2 二甲基-2-丙烯　　　　　D. 3-甲基-2-丁烯

E. 2-甲基-1-丁烯

2. 下列物质的说法不正确的是 （　　）

A. 天然气的主要成分是乙烯

B. 芳香烃主要来自于煤干馏后的煤焦油

C. 汽油、煤油、柴油主要来自于石油的常压蒸馏

D. 乙烯是石油裂解后的产物

E. 2-甲基-1-丁烯

3. 下列物质的分子中,所有的原子都在同一平面上的是 （　　）

A. NH_3　　　　B. C_3H_4　　　　C. 甲烷　　　　D. 乙烯　　　　E. 乙烷

4. 某烃的分子式为 C_8H_{10},不能使溴水褪色,但可使酸性 $KMnO_4$ 溶液褪色,则此烃的结构有 （　　）

A. 2 种　　　　B. 3 种　　　　C. 4 种　　　　D. 5 种　　　　E. 6 种

5. 下列性质对 1-丁烯来说,不可能的是 （　　）

A. 使溴水褪色　　　　　　　　B. 可催化加氢

C. 制备 2-丁醇之原料　　　　　D. 具有顺反异构体

E. 氧化后可产生 CO_2

6. 关于甲烷的氯代反应,下列叙述中错误的是 （　　）

A. 反应必须在光或热的条件下发生

B. 是游离基历程

C. 反应中产生的游离基有 $Cl\cdot$、$\cdot CH_3$、$H\cdot$、$\cdot CH_2Cl$ 等

D. 生成物是各种氯代甲烷的混合物

E. 使用过量的甲烷,可提高一氯甲烷的产率

7. 含 5 个碳原子的烃类化合物中,构造异构体(不考虑立体异构体)最多的是 （ ）

A. 烷烃　　　B. 烯烃　　　C. 炔烃　　　D. 环烷　　　E. 环烯

二、完成下列反应

1. $(CH_3)_2C=CHCH_3$ ＋ HBr ⟶

2. 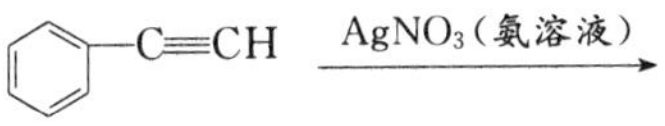
$\xrightarrow{AgNO_3（氨溶液）}$

3. 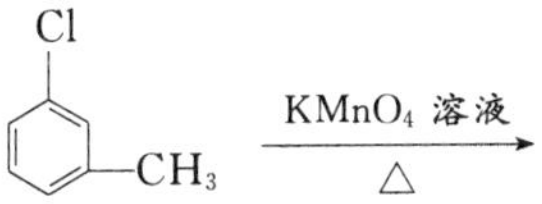
$\xrightarrow[\triangle]{KMnO_4 \text{ 溶液}}$

4.
＋ $Br_2 \xrightarrow{FeBr_3}$

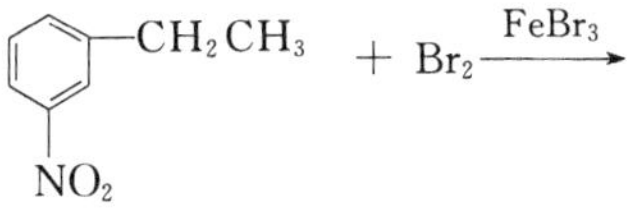

5. 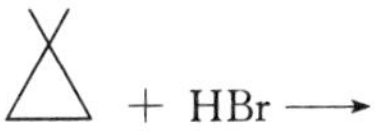
＋ HBr ⟶

6. 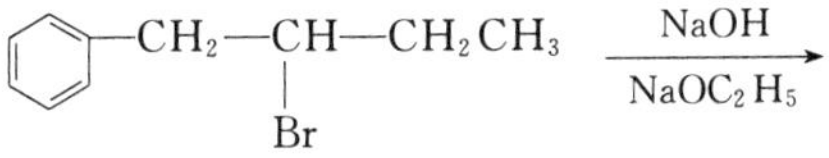
$\xrightarrow[NaOC_2H_5]{NaOH}$

7. $(CH_3)_2CHC(CH_3)_3 \xrightarrow[光]{Br_2(1mol)} \xrightarrow[无水乙醚]{Mg} \xrightarrow{H_2O}$

三、用化学方法鉴别下列各组化合物

1. A) 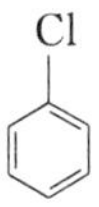
B) 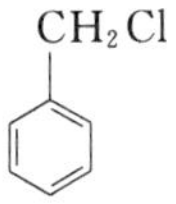
C)

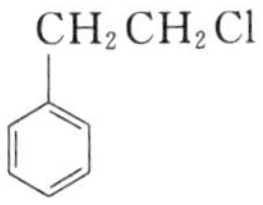

2. A) 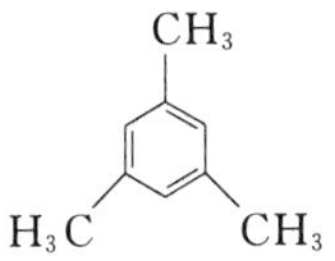
B) 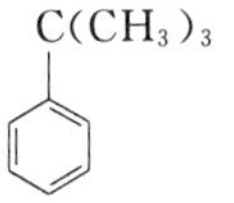
C)

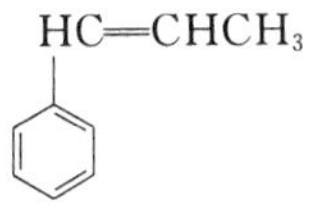

四、推断题

分子式为 C_5H_8 的两种异构体,氢化后都生成 2-甲基丁烷,其中一种与两分子溴加成后生成 1,2,3,4-四溴-2-甲基丁烷;另一种则能与硝酸银的氨溶液作用生成白色沉淀,试推测这两种异构体的结构式。

（罗　旭）

第十一章　醇、酚、醚

学习目标

【掌握】醇、酚、醚的化学性质。

【熟悉】醇、酚、醚的结构、分类及命名。

【了解】与医药相关的醇、酚、醚的结构、名称、理化性质及其在医药领域的应用。

醇、酚和醚都是烃的含氧衍生物,羟基与脂肪烃基直接连接的是醇,羟基与芳香烃基直接相连的是酚,两烃基与氧原子直接连接的是醚。

$$R-OH \qquad 酚 \qquad R-O-R' \qquad 醚$$

醇　　　　　　　　酚　　　　　　　　醚

第一节　醇

一、醇的结构、分类和命名

(一)醇的结构

醇可以看作是烃分子中的氢原子被羟基(—OH)取代后生成的衍生物(R—OH)。由于羟基直接和 sp^3 杂化的碳原子相连,氧的电负性较大,羟基上氧原子的电子云密度较高,使得 C—O 键和 O—H 键都有较大的极性。

O 原子为 sp^3 杂化,由于在 sp^3 杂化轨道上有未共用电子对,两对之间产生斥力,使得 ∠C—O—H 小于 109.5°。

(二)醇的分类

(1)依据羟基所连烃基的结构不同,分为脂肪醇、脂环醇和芳香醇。依据烃基的饱和程度不同,醇又可分为饱和醇、不饱和醇。

(2)依据羟基所连的碳原子的类型不同,分为伯醇、仲醇和叔醇。

（3）依据醇分子中所含的羟基数目不同,分为一元醇、二元醇、多元醇等。三元以上的醇称为多元醇。

(三)醇的命名

醇的命名主要采用普通命名法和系统命名法。

1.普通命名法

结构比较简单的醇可以在烃基名称后面加醇字命名。

例如：

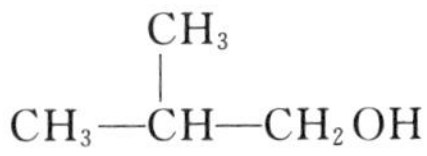

异丁醇 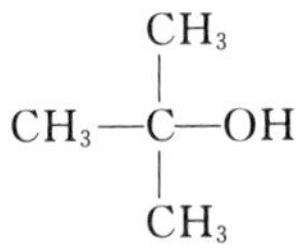　　　　　　叔丁醇 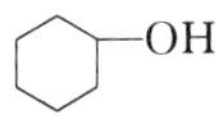　　　　　环己醇 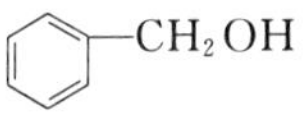　　　　　苄醇

2.系统命名法

结构比较复杂的醇,采用系统命名法。

饱和脂肪醇的命名是选择连接羟基的碳原子在内的最长碳链为主链,根据主链碳原子数目称为"某醇"。从靠近羟基的一端开始将主链碳原子依次用阿拉伯数字编号,将取代基的位次、数目、名称及羟基的位次写在"某醇"的前面。

例如：

1-丙醇　　　　　　　　　　　　2-丁醇

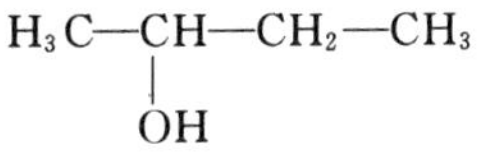

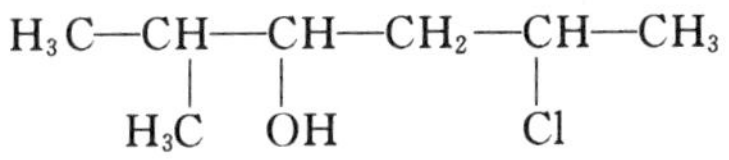

2-甲基-5-氯-3-己醇

有些天然存在的醇也常用俗名。如乙醇俗称酒精,丙三醇称为甘油等。

二、醇的性质

(一)醇的物理性质

常温下,C_4 以下的醇为液体,$C_4 \sim C_{11}$ 的醇为黏稠液体,C_{12} 以上的醇是蜡状固体。随着烃基的增大,醇的水溶性明显降低。C_4 以下的醇可与水混溶,$C_4 \sim C_{11}$ 之间的部分溶于水,C_{12} 以上的醇难溶于水。醇的密度均小于 $1g \cdot ml^{-1}$。醇的沸点随相对分子质量的增加而上升,支链醇的沸点低于同碳原子数的直链醇。

低级醇的熔沸点较高,易溶于水,是因为醇含羟基,醇分子间、醇与水之间可以形成氢键。另外,低级醇还能与 $CaCl_2$、$MgCl_2$ 等形成配合物,故不能用 $CaCl_2$ 干燥低级醇。

(二)醇的化学性质(主要由醇羟基所决定)

1.醇羟基的酸性

醇与水相似,能与活泼金属钠反应,生成醇钠和氢气。但醇的酸性比水弱,醇与钠的反应比水与钠的反应缓和得多,因此,可以把醇看成比水还弱的酸。

$$ROH + Na \Longrightarrow RONa + H_2 \uparrow \qquad H_2O + Na \Longrightarrow NaOH + H_2 \uparrow$$

2.与无机酸的反应

(1)与氢卤酸的反应　醇与氢卤酸反应,生成卤代烃和水。

$$R\overline{OH} + H\underline{X} \Longrightarrow RX + H_2O \quad (X=Cl, Br, I)$$

HX 的反应活性:HI>HBr>HCl。

醇的反应活性:叔醇>仲醇>伯醇。

无水氯化锌和浓盐酸的混合物称为卢卡斯(Lucas)试剂。叔醇遇 Lucas 试剂在室温下即产生浑浊,仲醇一般需数分钟,而伯醇在室温下放置一小时也无变化。故用 Lucas 试剂来区别六个碳以下的伯、仲、叔醇。

(2)与无机含氧酸反应　醇可与无机酸(硫酸、硝酸、磷酸等)形成无机酸酯。

$$CH_3CHCH_2CH_2OH + HO—NO \Longrightarrow CH_3CHCH_2CH_2ONO + H_2O$$
$$\quad\quad |\qquad\qquad\qquad\qquad\qquad\qquad |$$
$$\quad CH_3 \qquad\qquad\qquad\qquad\qquad\quad CH_3$$
$$\qquad\qquad\qquad\qquad\qquad\qquad\quad 亚硝酸异戊酯$$

3.脱水反应

(1)分子内脱水　仲醇和叔醇分子内容易脱水生成烯烃,并遵循扎依采夫规则,生成双键碳原子上烃基较多的烯烃。反应活性顺序为:叔醇>仲醇>伯醇。

$$CH_3CH_2CHCH_3 \xrightarrow[\triangle]{H_2SO_4} CH_3CH=CHCH_3 + CH_3CH_2CH=CH_2$$
$$\qquad\quad |$$
$$\qquad OH$$
$$\qquad\qquad\qquad\qquad\qquad (主要产物)\qquad\qquad (次要产物)$$

(2)分子间脱水　乙醇在 140℃时主要是发生分子间脱水生成乙醚。

$$CH_3CH_2\underline{-O—H+HO-}CH_2CH_3 \xrightarrow{浓 H_2SO_4, 140℃} CH_3CH_2—O—CH_2CH_3+H_2O$$

4.氧化反应

醇容易被氧化剂所氧化,常用强氧化剂 $KMnO_4/H^+$,$KMnO_4/OH^-$,$K_2Cr_2O_7$,CrO_3/H_2SO_4 等可将伯醇氧化成醛,进一步氧化生成酸,仲醇氧化成酮。例如:

$$CH_3CH_2OH \xrightarrow{KMnO_4}{H^+} CH_3CHO \xrightarrow{KMnO_4}{H^+} CH_3COOH$$

$$H_3C-\underset{\underset{\displaystyle OH}{|}}{C}H-CH_3 \xrightarrow{K_2Cr_2O_7} H_3C-\underset{\underset{\displaystyle O}{\|}}{C}-CH_3$$

叔醇因不含 α - H 而不易被氧化,利用此性质可区别叔醇与伯、仲醇。

课堂练习 11 - 1 如何鉴别丁醇、异丁醇、叔丁醇?

三、重要的醇

(一)甲醇

最初是由木材干馏得到的,所以俗称木精或木醇,毒性很大。一般误饮甲醇 10ml 可致失明,30ml 可致死亡。

(二)乙醇

俗称酒精,是无色易燃液体,能与水及大多数有机溶剂混溶。临床上常用 75% 的乙醇溶液作外用消毒剂。

(三)丙三醇

俗称甘油,是无色具有甜味儿的黏稠液体,有吸湿作用。临床上常用 55% 的甘油水溶液(开塞露)来治疗便秘。甘油能与新制得的氢氧化铜反应生成深蓝色溶液。

$$\begin{matrix} CH_2-OH \\ | \\ CH-OH \\ | \\ CH_2-OH \end{matrix} + Cu(OH)_2 \longrightarrow \begin{matrix} CH_2-O \\ | \\ CH-O \\ | \\ CH_2-OH \end{matrix}\!\!\!\Big\rangle Cu + 2H_2O$$

凡具有邻二醇(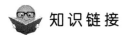)结构的醇都有此反应。故这一性质可用于具有邻二醇结构化合物的鉴别。

(四)苯甲醇

又名苄醇,有微弱的麻醉作用和防腐性能。如用 2% 的苯甲醇溶液来溶解青霉素,可减轻注射时的疼痛。

(五)肌醇

又名环己六醇,能促进肝和其他组织中的脂肪代谢,常用于治疗脂肪肝。

知识链接

漫谈酒与中医药

我国制酒、饮酒已有两千多年历史,以含乙醇 45%～60% 的白酒和含乙醇 15%～20% 的黄酒为主。酒与人的日常生活,特别是与中医药有不解之缘。

中医依据四季及昼夜的变化规律,提出了四季调摄的思想。在不同的季节对饮酒提出了不同的要求,以趋利避害。如夏季主湿,不应嗜酒,以免湿蓄于脾,运化失健,酿生百疾。冬季饮酒可以御寒、活络、通经,但以黄酒最佳,白酒少用。

酒也可直接用于中医治疗。如：古代用酒作外科麻醉剂；热敷时使用酒；膏摩前，用酒或醋浸泡中药；治疗麻疹需加适量黄酒；用海藻酒治疗瘿病。为了提高疗效，酒（黄酒或白酒）还被应用于中药炮制中，称酒炙法。比如：黄连酒炙，因为酒能行药势，改变药性，引药上行，所以，黄连酒炙可清上焦火热。此外，川芎、乌梢蛇等多用酒炙。

酒剂（又名药酒）是中药的一种古老剂型，已有数千年历史。系用黄酒或白酒将药物的有效成份浸出的澄明液体制剂，具有温经散寒、活血通瘀的作用，如木瓜酒等。此外，制作冲剂也需要酒，如橘红剂等。

现代中药的研究开发多用乙醇。将中药中的许多有效成分用乙醇提取，制成醇提取液或浸膏，如益母草浸膏等。

第二节 酚

一、酚的结构

酚是羟基直接连接在芳香环上的化合物，通式可表示为 Ar—OH。官能团是酚羟基，酚羟基中的氧原子呈 sp^2 杂化，氧原子未参加杂化的 p 轨道与苯环的大 π 键形成 p-π 共轭体系。如图 11-1 所示。

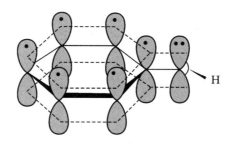

图 11-1 苯酚的 p-π 共轭体系

二、酚的分类和命名

（一）酚的分类

根据酚羟基的数目分为一元酚、多元酚；根据芳烃基可分为苯酚和萘酚等；按羟基的位置，萘酚又可分为 α-萘酚和 β-萘酚。例如：

苯酚 α-萘酚 β-萘酚   邻苯二酚

（二）酚的命名

根据芳环的名称，称为"某酚"，且以此为母体，其他作为取代基，编号从酚羟基所在的碳原子开始,亦可用邻、间、对来表示取代基与酚羟基的位置关系。多元酚命名时,要标明酚羟基的相对位置,某二酚、某三酚等等。结构较复杂的酚的命名,将酚羟基作为取代基。例如:

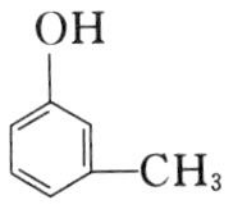

3-甲基苯酚　　6-甲基-1-萘酚 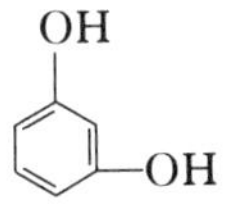　　1,3-苯二酚 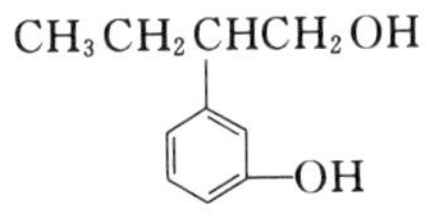　　2-(3-羟基苯基)-1-丁醇
（间甲苯酚）　　　　　　　　　　　（间苯二酚）

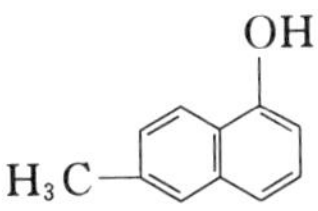

三、酚的性质

(一)物理性质

大多数酚为结晶性固体,仅少数烷基酚为液体。酚的沸点高于相对分子质量相近的烃。苯酚及其同系物在水中有一定的溶解度,羟基越多,其酚在水中的溶解度也越大。

(二)化学性质

1.酸性

酚具有酸性,酚和氢氧化钠的水溶液作用,生成可溶于水的酚钠。

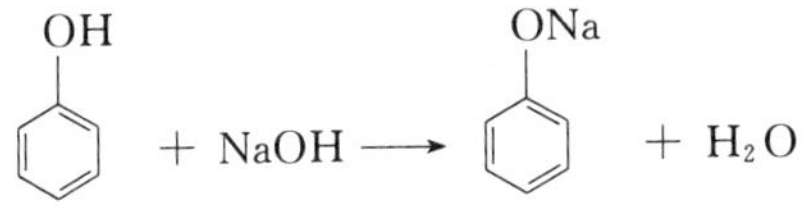

苯酚的 pK_a 为 10,碳酸的 pK_a 为 6.38,酚的酸性比碳酸弱。因此,酚不溶于碳酸氢钠溶液,若在酚钠溶液中通入二氧化碳,则苯酚又游离出来。可利用酚的这一性质进行分离提纯。

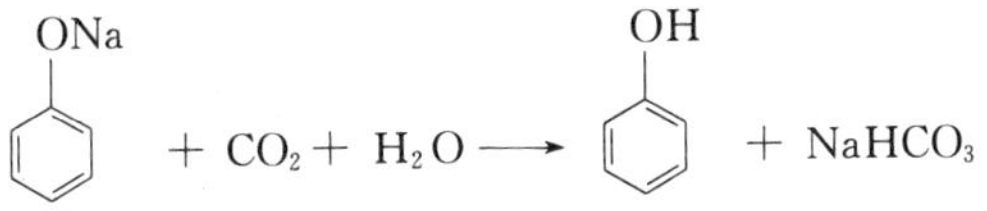

苯酚的弱酸性,是由于羟基氧原子的孤对电子与苯环的 π 电子发生 p-π 共轭,致使电子离域,氧原子周围的电子云密度下降,氢原子容易以质子的形式离去。

2.与三氯化铁反应

含酚羟基的化合物大多数都能与三氯化铁水溶液作用发生显色反应。故此反应常用来鉴别酚类。但具有烯醇式结构的化合物也能与三氯化铁呈显色反应。苯酚与三氯化铁水溶液发生反应,使水溶液显示蓝紫色;1,3,5-苯三酚、间苯二酚显示紫色;甲苯酚显示蓝色;邻苯二酚和对苯二酚分别显示绿色和暗绿色;1,2,3-苯三酚则显示红色。

3.取代反应

酚极易发生取代反应。苯酚只要遇到溴水,立即生成不溶于水的2,4,6-三溴苯酚白色沉淀,反应非常灵敏,可用作其鉴别反应。

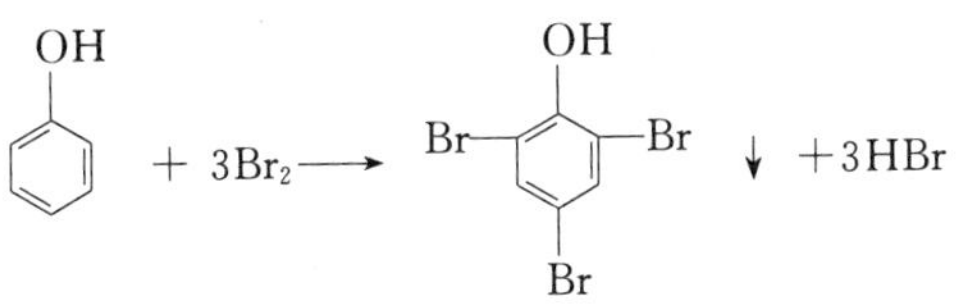

4.氧化反应

酚类化合物很容易被氧化,不仅可用氧化剂如高锰酸钾等氧化,甚至较长时间与空气接触,也可被空气中的氧气氧化,使颜色加深。苯酚被氧化时,不仅羟基被氧化,羟基对位的碳氢键也被氧化,结果生成对苯醌。

对苯醌(黄色)

多元酚更易被氧化,例如,邻苯二酚和对苯二酚可被弱的氧化剂(如氧化银、溴化银)氧化成邻苯醌和对苯醌。

课堂练习 11-2 如何鉴别间甲苯酚、苯甲醇、甲苯?

四、重要的酚

酚类化合物是非常重要的化工原料。苯酚、邻苯二酚、对苯二酚、对甲基苯酚等都是制造树脂、塑料、染料、医药、农药、防腐剂及香料的重要原料。

(一)苯酚

俗名石炭酸,为无色结晶,在水中有一定的溶解度,在 20℃每 100g 水约溶解 8.3g 苯酚。苯酚易溶于乙醚及乙醇中。在医药上常用作消毒剂和外用消炎药。

(二)甲酚

甲酚的邻、间、对三种异构体的混合物称为煤酚。煤酚的杀菌力比苯酚强,较难溶于水,常配成 47%～53% 的肥皂溶液,称为煤酚皂溶液,俗称"来苏尔",是常用的消毒剂。用于皮肤、外科器械、患者排泄物的消毒。

(三)苯二酚

苯二酚有邻、间、对三种异构体。邻苯二酚又名儿茶酚,间苯二酚又名雷锁辛,对苯二酚又名氢醌。间苯二酚具有抵抗细菌和真菌作用,刺激性较小,其 2%～10% 的油膏及洗剂可治疗皮肤病如湿疹、癣症等。对苯二酚和邻苯二酚易被氧化,可作还原剂,也可作抗氧剂,保护其他物质不被氧化。

第三节 醚

一、醚的结构、分类和命名

(一)结构

醚可用通式表示为$(Ar)R—O—R'(Ar')$,官能团为醚键($C—O—C$)。

(二)分类

(1)根据烃基的种类,可分为脂肪醚、脂环醚和芳香醚。两个烃基都是脂肪烃基的称为脂肪醚,一个或者两个烃基是芳香烃基的称为芳香醚,如果醚分子呈环状则称为脂环醚。

(2)按烃基是否相同,分为单醚和混醚。醚分子中与氧原子相连的两个烃基相同时称为单醚,两个烃基不同时称为混合醚,简称混醚。

(三)命名

(1)单醚的命名是按烃基的数目、名称,称为"二某醚",烃基为烷基时,"二"字可省略;但为芳香烃基时,"二"字不能省略。

(2)命名混醚时,若都为脂肪烃基,按先小后大书写;若有芳香烃基,芳烃基在前。例如:

$$CH_3CH_2OCH_2CH_3 \qquad \qquad CH_3OCH_2CH_3 \qquad \qquad CH_3CHO\text{—} \\ | \\ CH_3$$

乙醚 　　　　　　　二苯醚 　　　　　　甲乙醚 　　　　　苯异丙醚

(3)复杂醚的命名,采用系统命名法,以较长碳链的烃基所对应的烃为母体,把较小烃基与氧合成一个基团称为烃氧基(—OR),并将其作为取代基。例如:

$$CH_3CH\text{—}CH\text{—}CHCH_2CH_3 \\ | | | \\ CH_3 CH_3 OCH_3$$

$$CH_3CH_2\text{—}\text{—}OCH_3$$

$$CH_3CH\text{=}C\text{—}CHOCH_3 \\ | | \\ CH_3 CH_3$$

2,4-二甲基-3-甲氧基己烷 　　对甲氧基乙苯 　　3-甲基-4-甲氧基-2-戊烯

二、醚的性质

(一)醚的氧化反应

醚对氧化剂很稳定,但与空气长期接触或光照可被氧化生成不易挥发的过氧化物。例如:

$$CH_3\text{—}CH_2\text{—}O\text{—}CH_2\text{—}CH_3 \ + \ O_2 \longrightarrow CH_3\text{—}CH_2\text{—}O\text{—}CH\text{—}CH_3 \\ \phantom{CH_3\text{—}CH_2\text{—}O\text{—}CH_2\text{—}CH_3 \ + \ O_2 \longrightarrow CH_3\text{—}CH_2\text{—}O\text{—}C}| \\ \phantom{CH_3\text{—}CH_2\text{—}O\text{—}CH_2\text{—}CH_3 \ + \ O_2 \longrightarrow CH_3\text{—}CH_2\text{—}O\text{—}C}O\text{—}O\text{—}H$$

过氧化乙醚

过氧化乙醚不稳定,遇热易爆炸,所以使用前要进行过氧化乙醚的检查,检查的方法可用淀粉碘化钾溶液,若有过氧化物存在,淀粉碘化钾溶液变蓝色;也可用硫酸亚铁和硫氰化钾溶液,若有过氧化物存在,溶液显红色。

过氧化乙醚的除去:用饱和 $FeSO_4$ 水溶液充分洗涤,或加入低价铁,铜盐进行蒸馏。乙醚的贮存:应密封、避光保存,并加少量铁丝等抗氧剂以防过氧化乙醚的生成。

(二)盐的生成

醚中氧原子上的未共用电子对能接受质子生成盐,故醚可溶于浓强酸,如:浓盐酸或浓硫酸。此性质可用于醚与烷烃、卤代烃的鉴别。反应式如下:

$$CH_3CH_2\text{—}O\text{—}CH_2CH_3 \ + \ HCl \longrightarrow \left[CH_3CH_2\text{—}\overset{+}{\underset{H}{O}}\text{—}CH_2CH_3 \right] Cl^-$$

醚易和 BF_3、$AlCl_3$、$RMgX$ 等缺电子试剂形成配合物,如格氏试剂和乙醚形成如下配合物:

$$\begin{matrix} (C_2H_5)_2O \searrow & \diagup R \\ & Mg \\ (C_2H_5)_2O \nearrow & \diagdown X \end{matrix}$$

因此,制备格氏试剂时以无水乙醚为溶剂。

三、重要的醚

(一)乙醚

乙醚为无色液体,极易挥发、燃烧,故使用时要远离火源。乙醚微溶于水,比水轻,所以乙醚失火时不能用水浇灭。乙醚有麻醉作用,是最早用于外科手术的吸入性全身麻醉剂,现已被更好的麻醉剂(氟烷、甲基氟烷)所代替。

(二)环氧乙烷

为无色气体,能溶于水、醇及乙醚中。工业制备环氧乙烷是将氯乙醇与氢氧化钙共热。

$$2CH_2OHCH_2Cl + Ca(OH)_2 \xrightarrow{\triangle} 2\ \underset{O}{\triangle} + CaCl_2 + 2H_2O$$

环氧乙烷是极为活泼的化合物,在酸或碱催化下可与许多含活泼氢的化合物或亲核试剂作用发生开环反应。试剂中的负离子或带部分负电荷的原子或基团,总是和碳原子结合,其余部分和氧原子结合生成相应的各类化合物。例如:

$$\underset{O}{\triangle} + HCl \longrightarrow CH_2OHCH_2Cl$$

$$\underset{O}{\triangle} + RMgX \xrightarrow{\text{乙醚}} RCH_2CH_2OMgX$$

$$RCH_2CH_2OMgX + H_2O \xrightarrow{H^+} RCH_2CH_2OH$$

环氧乙烷环上有取代基时,开环方向与反应条件有关,一般规律是:在酸催化下反应主要发生在含烃基较多的碳氧键间;在碱催化下反应主要发生在含烃基较少的碳氧键间。在工业上是一种重要的合成医药的中间体。

课堂练习 11-3 写出 2-乙基氧杂环丙烷与下列试剂反应生成的主要产物:
(1)甲醇和硫酸 　　　 (2)甲胺

第四节　硫醇和硫醚

一、硫醇

(一)硫醇的定义

醇分子中的氧原子被硫原子所替代而形成的化合物,叫做硫醇。硫醇(R—SH)也可以看作是烃分子中的氢原子被氢硫基(—SH,通常称为巯基)所取代的化合物。另外其命名和醇相似,只须把"醇"改为"硫醇"。例如:

$$CH_3SH \qquad CH_3CH_2CH_2CH_2SH \qquad H_3CCH(SH)CH_3$$

甲硫醇 　　　　　　　 正丁硫醇 　　　　　　　 异丙硫醇

(二)硫醇的性质

硫原子的电负性比氧原子的小,硫醇与水分子间形成氢键以及硫醇分子间形成氢键的能力都比醇弱,故硫醇难溶于水,其沸点也比相应的醇低;低级硫醇有恶臭味,是一种臭味剂,可以用来检查管道是否漏气;硫醇的酸性比醇强且易极化;硫醇还可以作为重金属中毒的解毒药。

1.弱酸性

硫醇的酸性比醇强,可以和氢氧化钠(钾)成盐,成为硫醇盐。硫醇不仅能与碱金属生成盐,还可以和重金属汞、铜、银、铅等形成不溶于水的硫醇盐。例如:

$$CH_3CH_2SH + NaOH \longrightarrow CH_3CH_2SNa + H_2O$$

$$\begin{array}{c} CH_2-SH \\ | \\ CH-SH \\ | \\ CH_2OH \end{array} + Hg^{2+} \longrightarrow \begin{array}{c} CH_2-S \\ | \quad\quad \searrow Hg \\ CH-S \\ | \\ CH_2OH \end{array} + H^+$$

2,3-二巯基丙醇

体内许多酶(如琥珀酸脱氢酶、乳酸脱氢酶等)含的巯基与铅、汞等金属发生上述反应,使其变性失活而丧失正常的生理功能,导致重金属中毒。利用硫醇的这一性质,医药上用某些含巯基化合物作为重金属中毒的解毒剂。

2.氧化反应

硫醇易被缓和的氧化剂氧化成为二硫化物。例如:

$$2RSH + H_2O_2 \longrightarrow RSSR + 2H_2O$$
$$\text{或 } I_2 \quad\quad\quad\quad 2HI$$

此反应可以定量地进行,因此可用来检测巯基化合物的含量。

二、硫醚

(一)硫醚的定义

醚分子中的氧原子被硫原子所代替的化合物,叫做硫醚。结构通式为:

$$R-S-R' \quad\quad R-S-Ar \quad Ar-S-Ar$$

硫醚的命名方法与醚相似,只要在"醚"字前面加"硫"字即可。例如:

$$H_3C-S-CH_3 \quad\quad H_3C-S-C_2H_5$$
甲硫醚 甲乙硫醚

(二)硫醚的性质

低级硫醚为无色液体,有臭味,沸点比相应的醚的沸点高,与水很难形成氢键,不溶于水。化学性质相当稳定,但硫原子易形成高价化合物。

1.氧化反应

硫醚在常温下与硝酸、三氧化铬或过氧化氢作用生成亚砜。在强烈的氧化条件下,如用发烟硝酸、高锰酸钾、过氧羧酸氧化则生成砜。例如:

$$H_3C-S-CH_3 \begin{cases} \xrightarrow{H_2O_2 \text{ 或浓 } HNO_3} & H_3C-\overset{\displaystyle O}{\underset{\displaystyle }{S}}-CH_3 \quad \text{二甲亚砜} \\[4mm] \xrightarrow{\text{发烟 } HNO_3 \text{ 或 } RCO_3H} & H_3C-\overset{\displaystyle O}{\underset{\displaystyle O}{S}}-CH_3 \quad \text{二甲砜} \end{cases}$$

2.硫盐的生成

硫醚与卤烷作用可以生成硫盐。硫盐比较稳定,易溶于水,能导电。

$$R-S-R_1 + R_2X \longrightarrow \left[\begin{matrix} R-S-R_1 \\ | \\ R_2 \end{matrix} \right]^+ X^-$$

 学习小结

本章主要介绍了醇、酚、醚的分类,结构及物理与化学性质。

➢ 醇的结构通式为 R—OH,—OH 为醇的官能团。醇具有酸性,但是酸性比水弱,只能和金属钠反应生成醇钠。硫醇酸性比醇强,可以与氢氧化钠发生反应;醇与氢卤酸反应生成卤代烃和水,与无机含氧酸反应生成无机酸酯和水;高温发生分子内脱水反应生成烯,低温发生分子间脱水反应生成醚;伯醇氧化生成醛,产物醛可进一步氧化生成羧酸;仲醇氧化生成酮,叔醇无 α-H,不能被氧化;硫醇氧化生成二硫化物。

➢ 酚的结构通式为 Ar—OH,—OH 为酚的官能团;酚具有酸性,酸性比水强比碳酸弱,可溶于氢氧化钠溶液,不溶于碳酸氢钠;酚和三氯化铁(FeCl₃)发生显色反应。苯酚和溴水生成白色沉淀。酚类化合物极易氧化,生成深色醌类化合物。

➢ 醚的结构通式为 (Ar)R—O—R′(Ar′),C—O—C 称醚键,是醚的官能团;醚中氧原子被硫原子取代的化合物称为硫醚;乙醚易氧化为过氧化乙醚,过氧化乙醚易爆炸,使用前要检测除去;醚与强酸作用使醚键断裂,生成醇和卤代烃。

➢ 硫醇就是把醇中的氧原子替换为硫原子,官能团为—SH(巯基);醚中氧原子被硫原子取代的化合物称为硫醚。硫醇具有弱酸性,能发生氧化反应。硫醚能生成硫盐也能发生氧化反应。

 目标检测

一、填空题

1.根据羟基所连碳原子种类的不同可以将醇分为:_____、_____和_____。

2.醇的官能团为_____;酚的官能团为_____;硫醇的官能团为_____。

3.甘油的化学名称为_____;木醇的化学名称为_____。

4.硫醇可以被缓和的氧化剂氧化为_____。

5.凡具有_____结构的醇都可以和新制的氢氧化铜反应生成绛蓝色溶液。

6.低级醇的熔沸点较高,易溶于水,是因为醇含羟基,醇分子之间、醇与水之间可以形

成 _____。

7.醇易被氧化,伯醇氧化生成 _____、继续氧化生成 _____;仲醇氧化生成 _____;叔醇不能被氧化是因为没有 _____。

8.乙醚在医学上可用于 _____,其长期暴露在空气中会生成 _____,为了除去此物,应用 _____ 充分洗涤。

二、选择题

1.下列属于醇的化合物是 （ ）

A. CH_3-CH_2-OH B. CH_3-O-CH_3 C. CH_3CHO D. CH_3COOH

2.在 140℃ 时,乙醇分子间脱水生成的主要产物是 （ ）

A. 乙烯   B. 乙烷   C. 乙醚   D. 乙炔

3.在 170℃ 时,乙醇分子内脱水生成的主要产物是 （ ）

A. 乙炔   B. 乙醇   C. 乙醚   D. 乙烯

4.下列哪种试剂不能与金属钠反应放出氢气 （ ）

A. 液体石蜡   B. 苯酚   C. 水   D. 甘油

5.异丙醇经氧化后,得到的主要产物是 （ ）

A. 丙醛   B. 丙酮   C. 丙酸   D. 乙酸

6.下列说法正确的是 （ ）

A. 含有羟基的化合物都是醇类   B. 醇和酚的官能团相同所以性质相同

C. 醇类的官能团是醇羟基   D. 醇和酚的官能团相同所以都有酸性

7.下列物质经氧化后生成醛类的是 （ ）

A. 2-丙醇   B. 2-甲基-2-丙醇

C. 2-甲基-1-丙醇   D. 2-甲基-3-丁醇

8.甘油属于 （ ）

A. 醇类   B. 油脂   C. 脂肪   D. 羧酸

9.下列能与三氯化铁反应,并可用于鉴别的是 （ ）

A. 乙醚   B. 苯酚   C. 甲苯   D. 乙烯

10.下列关于苯酚叙述错误的是 （ ）

A. 苯酚易发生取代反应   B. 苯酚的酸性比碳酸强

C. 苯酚俗称石炭酸   D. 苯酚与 Br_2 水反应生成白色沉淀

11.苯酚与溴水的反应属于 （ ）

A. 取代反应   B. 加成反应   C. 氧化反应   D. 消除反应

12.煤酚皂溶液俗名"来苏尔",它的主要成分是 （ ）

A. 三甲酚   B. 二甲酚   C. 邻甲酚   D. 三种甲酚

三、用化学方法鉴别下列各组物质

1.1-戊醇   3-戊醇   2-甲基-2-丁醇

2.间甲苯酚   苯甲醇   甲苯

（商传宝）

第十二章　醛、酮、醌

学习目标

【掌握】醛、酮的化学性质。

【熟悉】醛、酮的结构、分类和命名方法。

【了解】醌的结构、命名和性质。

醛、酮是一类重要的有机化合物。它们广泛存在于自然界,其中有些是植物药中的有效成分,具有重要的生理活性。有些是药物合成的重要原料,溶剂或中间体。

第一节　醛和酮

一、醛、酮的结构、分类和命名

(一)醛、酮的结构

醛、酮和醌都是含有羰基的化合物。羰基是碳原子和氧原子通过双键连接的基团,即 $\overset{\diagdown}{\underset{\diagup}{C}}=O$。羰基分别和一个烃基、一个氢原子相连的化合物称为醛(甲醛除外);羰基和两个烃基相连的化合物称为酮。它们的结构通式如下:

$$醛 \quad (Ar)R-\overset{\overset{O}{\|}}{C}-H \qquad 酮 \quad (Ar)R-\overset{\overset{O}{\|}}{C}-R'(Ar')$$

醛基　　　　　　　　　酮基

醛的官能团是醛基 $-\overset{\overset{O}{\|}}{C}-H$,简写为—CHO;酮分子中的羰基又称为酮基,是酮的官能团。

(二)醛、酮的分类

(1)根据羰基所连烃基的结构,可将醛、酮分为脂肪醛、脂肪酮,芳香醛、芳香酮和脂环醛、脂环酮。例如:

脂肪醛、酮: $CH_3-\overset{\overset{O}{\|}}{C}-H$ 　 $CH_3-\overset{\overset{O}{\|}}{C}-CH_3$

芳香醛、酮: ⬡—CHO 　 ⬡—$\overset{\overset{O}{\|}}{C}-CH_3$

脂环醛、酮：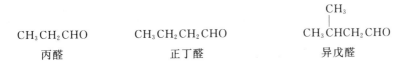

（2）根据烃基的饱和程度，可将醛、酮分为饱和醛、饱和酮和不饱和醛、不饱和酮。例如：

饱和醛、酮：$CH_3-\overset{\overset{\displaystyle O}{\|}}{C}-H$ $CH_3-\overset{\overset{\displaystyle O}{\|}}{C}-CH_2-CH_3$

不饱和醛、酮：$CH_2=CH-\overset{\overset{\displaystyle O}{\|}}{C}-H$ $CH_2=CH-\overset{\overset{\displaystyle O}{\|}}{C}-CH_3$

（3）根据分子中所含羰基的数目，可将醛、酮分为一元醛、一元酮和多元醛、多元酮。例如：

一元醛、酮：CH_3CH_2CHO CH_3COCH_3

多元醛、酮：$H-\overset{\overset{\displaystyle O}{\|}}{C}-CH_2-\overset{\overset{\displaystyle O}{\|}}{C}-H$ $CH_3-\overset{\overset{\displaystyle O}{\|}}{C}-CH_2-\overset{\overset{\displaystyle O}{\|}}{C}-CH_3$

(三)醛、酮的命名

简单醛、酮的命名用普通命名法，结构复杂的醛、酮则采用系统命名法。

1.普通命名法

醛的普通命名法与醇相似，只需根据碳原子称为"某醛"。例如：

    CH_3CH_2CHO $CH_3CH_2CH_2CHO$ $\overset{\overset{\displaystyle CH_3}{|}}{CH_3CHCH_2CHO}$

       丙醛   正丁醛   异戊醛

酮的普通命名法与醚相似，按羰基所连的两个烃基来命名。例如：

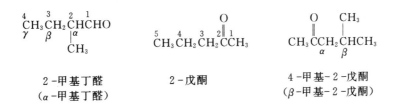

    甲（基）乙（基）酮   苯（基）乙（基）酮   二苯（基）酮

2.系统命名法

命名时，选择含有羰基的最长碳链为主链，根据主链碳原子数称为"某醛"或"某酮"；从靠近羰基的一端开始编号，由于醛基总是在碳链一端，因此不需注明位次，但酮基的位次需要注明；如有取代基，则将取代基的位次、数目、名称写在醛或酮的前面。编号时，也可采用希腊字母标注，与羰基相连的碳依次用 α、β、γ、δ…等表示。例如：

$\overset{4}{\underset{\gamma}{CH_3}}\overset{3}{\underset{\beta}{CH_2}}\overset{2}{\underset{\alpha}{CH}}\overset{1}{CHO}$ $\overset{5}{CH_3}\overset{4}{CH_2}\overset{3}{CH_2}\overset{\overset{\overset{\displaystyle O}{\|}}{2}}{C}\overset{1}{CH_3}$ $CH_3\overset{\overset{\displaystyle O}{\|}}{C}\underset{\alpha}{CH_2}\underset{\beta}{CH}\overset{\overset{\displaystyle CH_3}{|}}{}CH_3$
        $\underset{CH_3}{|}$

    2-甲基丁醛   2-戊酮   4-甲基-2-戊酮

  （α-甲基丁醛）   （β-甲基-2-戊酮）

芳香醛、酮命名时,以脂肪醛、酮为母体,芳烃基作为取代基来命名。例如:

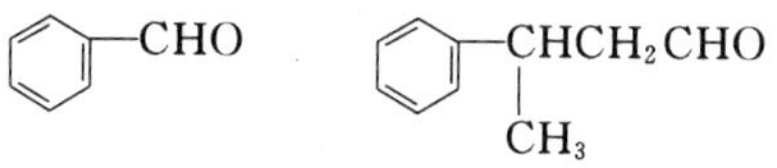

苯甲醛   3-苯基丁醛

二、醛、酮的性质

(一)醛酮的物理性质

常温下除甲醛是气体外,其他醛、酮都为液体或固体。醛、酮分子间不能形成氢键,沸点比相对分子质量相近的醇低得多,但由于羰基具有极性,偶极作用力使分子间作用力增大,因而其沸点比相应的烷烃和醚类要高,见表 12-1。

表 12-1 相对分子质量相近的几类物质的沸点

化合物	正戊烷	乙醚	丁醛	丁酮	正丁醇
相对分子质量	72	72	72	72	74
沸点(℃)	36	35	76	80	118

醛、酮能与水分子形成分子间氢键,低级醛、酮在水中有一定的溶解度,甲醛、乙醛、丙酮可与水混溶。其他醛、酮的水溶性随分子量的增大而减小。含六个碳以上的醛、酮几乎不溶于水,但可溶于乙醚、甲苯等有机溶剂中。

(二)醛、酮的化学性质

醛、酮分子中都含有极性的羰基,使这两类化合物具有相似的化学性质,主要表现在羰基的加成反应。但醛、酮在结构上存在差别,使醛、酮的化学性质也有差异,一般说来,醛比酮具有更大的反应活性,某些反应为醛所特有,酮不能。

1.加成反应

醛、酮在金属催化剂 Ni、Pd、Pt 的催化下,可与氢气加成还原为伯醇或仲醇。

$$RCHO + H_2 \xrightarrow[\triangle]{Pt} RCH_2OH$$

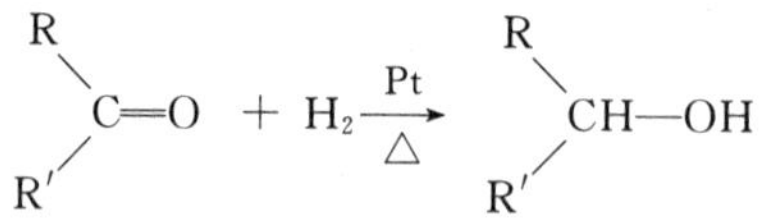

2.氧化反应

醛极其容易被氧化,具有较强的还原性。除了可被 $KMnO_4$、$K_2Cr_2O_7$ 等强氧化剂氧化外,弱的氧化剂,托伦试剂(Tollens)和斐林(Fehling)试剂也可将醛氧化成羧酸,而酮不能被弱氧化剂氧化。

托伦试剂是硝酸银的氨溶液,主要成分是 $[Ag(NH_3)_2]^+$,能将醛氧化成羧酸,

$[Ag(NH_3)_2]^+$ 被还原成金属银沉积在试管壁上形成银镜,故称银镜反应。

$$(Ar)RCHO + 2[Ag(NH_3)_2]OH \xrightarrow{\triangle} (Ar)RCOONH_4 + 2Ag\downarrow + 3NH_3\uparrow + H_2O$$

醛能被托伦试剂氧化,而酮不能,所以托伦试剂可区别醛和酮。

斐林试剂是由硫酸铜与酒石酸钾钠的碱性溶液混合而成。醛与斐林试剂作用被氧化成羧酸,Cu^{2+} 离子则被还原成砖红色的 Cu_2O 沉淀。

$$RCHO + 2Cu^{2+} + NaOH + H_2O \longrightarrow RCOONa + Cu_2O\downarrow + 4H^+$$

芳香醛不能被斐林试剂氧化,因此用斐林试剂可区别脂肪醛和酮、脂肪醛和芳香醛。

酮不被弱氧化剂氧化,但能被强氧化剂($KMnO_4$、HNO_3 等)氧化,发生碳链断裂,生成小分子羧酸的混合物,在合成上价值不大。

课堂练习 12-1 *如何鉴别丙醛、丙酮?*

3. 醛的显色反应

品红是一种红色染料,将二氧化硫通入品红水溶液中后,品红的红色褪去,得到的无色溶液称为品红亚硫酸试剂,又称希夫试剂(Schiff)。醛与希夫试剂作用可显紫红色,反应非常灵敏,酮则不能。因此常用希夫试剂来鉴别醛类化合物。

4. 卤代和卤仿反应

在酸或碱催化下,醛、酮分子中的 α-H 可被卤素取代,生成 α-卤代醛、酮。在酸催化下,可通过控制反应条件,得到一卤代物。例如:

$$\underset{\substack{\| \\ O}}{CH_3-C}-CH_3 + Br_2 \xrightarrow{H^+} \underset{\substack{\| \\ O}}{CH_3-C}-CH_2Br$$

在碱(常用卤素的氢氧化钠溶液或次卤酸钠)催化下反应,具有 $CH_3-\overset{\overset{\textstyle O}{\|}}{C}-$ 结构的醛、酮(如乙醛和甲基酮),甲基的 3 个氢原子都被卤原子取代,生成三卤代物,很难控制在一卤代物阶段。

$$(H)R-\underset{\substack{\| \\ O}}{C}-CH_3 \xrightarrow{X_2+NaOH} (H)R-\underset{\substack{\| \\ O}}{C}-CX_3$$

三卤代物在碱性溶液中不稳定,立即分解成三卤甲烷(卤仿)和羧酸盐。

$$(H)R-\underset{\substack{\| \\ O}}{C}-CX_3 + NaOH \longrightarrow (H)RCOONa + CHX_3$$

由于有卤仿生成,故称卤仿反应,如用次碘酸钠,产物为碘仿,碘仿是有特殊气味的不溶于水的黄色沉淀,所以称碘仿反应。例如:

$$\underset{\substack{\| \\ O}}{CH_3-C}-CH_3 + I_2 + NaOH \longrightarrow CH_3COONa + CHI_3\downarrow + NaI + H_2O$$

次碘酸钠是氧化剂,能将 $CH_3-\overset{\overset{\textstyle OH}{|}}{CH}-$ 结构的醇氧化成乙醛或甲基酮。因此具有

$\overset{\displaystyle OH}{\underset{\displaystyle |}{CH_3-CH-}}$ 结构的醇也能发生碘仿反应。

$$CH_3CH_2OH \xrightarrow{NaOI} CH_3CHO \xrightarrow{NaOI} CHI_3 \downarrow + HCOONa$$

$$\overset{\displaystyle OH}{\underset{\displaystyle |}{R-CH-CH_3}} \xrightarrow{NaOI} \overset{\displaystyle O}{\underset{\displaystyle \|}{R-C-CH_3}} \xrightarrow{NaOI} CHI_3 \downarrow + RCOONa$$

故碘仿反应可作为具有 $\overset{\displaystyle O}{\underset{\displaystyle \|}{CH_3-C-}}$ 结构的醛、酮和具有 $\overset{\displaystyle OH}{\underset{\displaystyle |}{CH_3-CH-}}$ 结构的醇的鉴别反应。

三、重要的醛、酮

(一)甲醛(HCHO)

甲醛俗称蚁醛。在常温下是无色具有强烈刺激性气味的气体,沸点为 $-21℃$,易溶于水。甲醛分子中的羰基与两个氢原子相连,结构上的特殊性使甲醛的化学性质活泼,容易发生氧化反应和聚合反应。甲醛在常温下即能自动聚合生成具有环状结构的三聚甲醛($\overset{CH_2-O}{\underset{CH_2-O}{O\diagdown\diagup CH_2}}$)。

甲醛水溶液长时间放置,可产生浑浊或出现白色沉淀,这是由于甲醛自动聚合形成多聚甲醛($HO-(CH_2O)_n-H$,$n=8\sim100$)。三聚甲醛和多聚甲醛加热都可解聚重新生成甲醛。

甲醛与浓氨水作用,生成一种环状结构的白色晶体,叫环六亚甲基四胺($C_6H_{12}N_4$),药品名为乌洛托品,医药上用作利尿剂,是治疗风湿痛的药物。

(二)乙醛(CH_3CHO)

乙醛是无色、易挥发、具有刺激性气味的液体,沸点 $21℃$,能溶于水、乙醇和乙醚。是重要的有机合成原料,主要用于合成乙酸、乙醇、季戊四醇和丁醇等。也容易聚合,在酸的催化下可聚合成三聚乙醛,加稀酸蒸馏则解聚为乙醛。

乙醛的衍生物三氯乙醛,易与水加成得到水合三氯乙醛,简称水合氯醛($\overset{\displaystyle OH}{\underset{\displaystyle |}{Cl_3C-CH-OH}}$)。水合氯醛为无色晶体,有刺激性气味,易溶于水、乙醇和乙醚,是一种比较安全的催眠药和镇静药,但对胃有一定的刺激性。

(三)苯甲醛(C_6H_5CHO)

苯甲醛是最简单的芳香醛。为无色液体,沸点 $179℃$,具有苦杏仁味,又叫苦杏仁油。微溶于水,易溶于乙醇和乙醚。常以结合状态存在于水果中,如桃、杏、梅的核仁中。

苯甲醛易被氧化,久置空气中即被氧化成苯甲酸白色晶体,因此在保存苯甲醛时常需加入少量对苯二酚作抗氧剂。

苯甲醛是有机合成的重要的原料,用于制备药物、香料和染料。

（四）丙酮（CH₃COCH₃）

丙酮是最简单的酮，它容易燃烧，是无色、易挥发的液体，具有特殊香味。沸点 56.5℃，能与水、乙醚等混溶，并能溶解多种有机物，是一种良好的有机溶剂。丙酮是重要的有机合成原料，可以合成有机玻璃、环氧树脂等产品，制备氯仿、碘仿、乙烯酮等化合物。

糖尿病患者由于代谢不正常，体内常有过量的丙酮产生，并随尿液或呼吸排出。临床上检查尿中是否含有丙酮，可用亚硝酰铁氰化钠（Na₂[Fe(CN)₅NO]）溶液和氨水，如有丙酮存在，即呈鲜红色。此外，也可用碘仿反应来检验。

 知识链接

福尔马林

甲醛能使蛋白质凝固，具有杀菌作用。37％～40％甲醛水溶液叫做"福尔马林"，外观无色透明，具有腐蚀性，且因甲醛的挥发性很强，开瓶后一下子就会散发出强烈的刺鼻味道。

福尔马林能有效地杀死细菌繁殖体，也能杀死芽胞（如炭疽芽胞），以及抵抗力强的结核杆菌、病毒，是医药上常用的消毒剂和防腐剂，可用于外科器械、污染物的消毒，也可用于保存解剖标本。甲醛是合成树脂、塑料及药物的重要原料。

人体皮肤直接接触福尔马林时，可能会引发过敏反应、皮肤炎或湿疹，尤其是长期接触福尔马林的人，经常会有此类现象出现，所以应尽量避免皮肤直接碰触，若不慎碰触应马上用清水冲洗。甲醛挥发性很强，对眼睛有强刺激性，具有伤害力，使用过程中应注意保护眼睛，若不慎接触眼部时，马上用大量清水冲洗至少 15 分钟以上，并尽快就医。若不慎吸入时，会刺激口、鼻与呼吸道黏膜组织，轻则疼痛咳嗽，重则呼吸道发炎，甚至肺水肿，若不慎误饮，量多则有致命之可能，必须就医检查、治疗。

第二节　醌

一、醌的结构和命名

醌是一类具有共轭体系的环己二烯二酮类化合物。较常见的有苯醌、萘醌、蒽醌及其衍生物。凡醌类化合物都具有下列醌型结构：

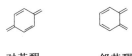

对苯醌　　　　　邻苯醌

醌类的命名是以苯醌、萘醌等作为母体，用阿拉伯数字标出两个羰基的位置并使编号尽可能最小，也可用邻、对、远等或 α、β 等希腊字母标明。母体上如有取代基，则把取代基的位置、数目、名称写在母体名称醌的前面。例如：

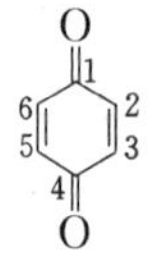

1,4-苯醌
（对苯醌）

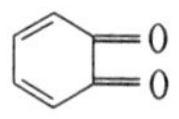

1,2-苯醌
（邻苯醌）

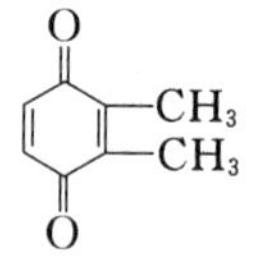

2,3-二甲基-1,4-苯醌

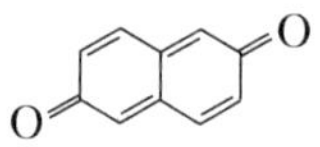

2,6-萘醌
（远-萘醌）

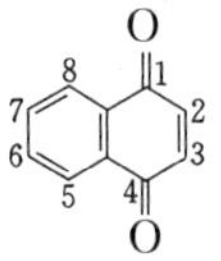

1,4-萘醌
（α-萘醌）

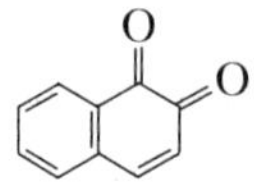

1,2-萘醌

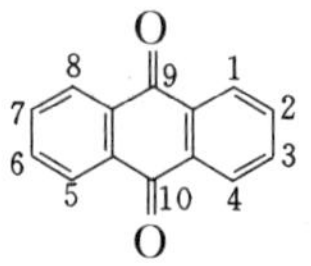

9,10-蒽醌

二、醌的性质

具有醌型结构的化合物都有颜色，均为固体。对位的醌多为黄色，邻位的醌多为红色或橙色。所以醌类化合物是许多染料和指示剂的母体。

醌是具有共轭体系的环己二烯二酮类化合物，具有烯烃和羰基化合物的典型性质，因此能发生加成反应。如醌与卤素、卤化氢等试剂都能发生加成反应，例如：

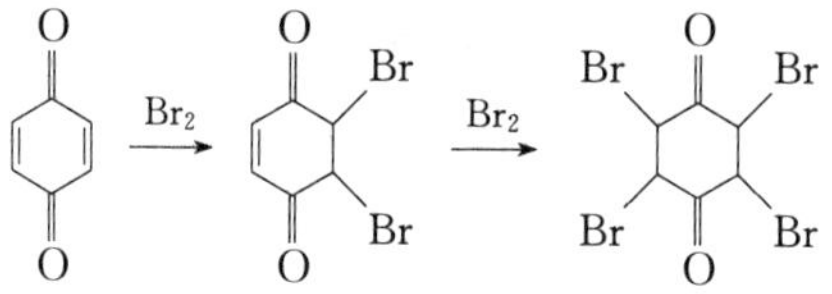

三、重要的醌

（一）苯醌

苯醌有两种异构体：对苯醌和邻苯醌。对苯醌是黄色晶体，熔点 116℃，能溶于醇和醚中。邻苯醌是红色晶体。

将对苯醌的乙醇溶液与对苯二酚的乙醇溶液混合，即有深绿色晶体析出，这是由一分子对苯醌和一分子对苯二酚通过氢键结合而成的分子化合物，叫醌氢醌，此反应用于药物分析中。

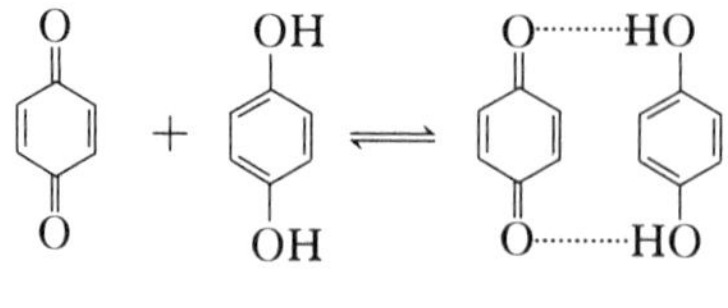

（二）萘醌

萘醌有三种异构体，α-萘醌、β-萘醌和远-萘醌。最常见的是 α-萘醌。α-萘醌是黄色晶体，熔点 125℃，微溶于水，易溶于乙醇和乙醚，有刺激性气味。动植物体内许多化合物都含有 α-萘醌的结构。例如维生素 K_1 和 K_2，就是 2-甲基-1,4-萘醌的衍生物。

$$\text{维生素 } K_1$$

$$\text{维生素 } K_2$$

维生素 K_1 和 K_2 广泛存在于自然界,在猪肝和苜蓿中含量最丰富,此外一些绿色植物、蛋黄、肝脏中含量也较多。维生素 K_1 和 K_2 都能促进血液凝固,用作止血剂。

研究发现 2-甲基-1,4-萘醌具有更强的凝血能力,称为维生素 K_3。它是黄色晶体,难溶于水。与亚硫酸氢钠生成的加成物易溶于水,叫亚硫酸氢钠甲萘醌。

2-甲基-1,4-萘醌
（维生素 K_3）

亚硫酸氢钠甲萘醌

(三)蒽醌

蒽醌有三种异构体。常见的有 9,10-蒽醌及其衍生物。

1,2-蒽醌

9,10-蒽醌

1,4-蒽醌

9,10-蒽醌是黄色晶体。其衍生物在自然界广泛存在,大多数是植物的成分。如存在于茜草根中,最早用作染料的茜素。中药大黄中有效成分大黄素、大黄酸等,都是蒽醌的多羟基衍生物。

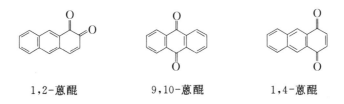

茜素

大黄素

大黄酸

学习小结

本章主要介绍了醛、酮、醌的分类,结构及物理和化学性质。

➤ 醛的官能团是醛基(—CHO);酮的官能团是酮基(—CO—)。

➤ 醛、酮与氢发生加成反应分别生成伯醇或仲醇;醛可被弱氧化剂托伦试剂氧化,产生银镜;脂肪醛可被斐林试剂氧化生成砖红色沉淀;醛与希夫试剂作用可显紫红色;醛能发生卤代和卤仿反应。

➤ 醌是一类具有共轭体系的环己二烯二酮类化合物,醌类化合物具有醌型结构,能发生加成反应。

 目标检测

一、命名下列化合物

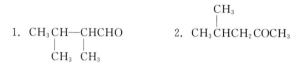

1. CH₃CH—CHCHO
    | |
    CH₃ CH₃

2. CH₃CHCH₂COCH₃
    |
    CH₃

3.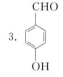

4. (CH₃)₂C=CHCHO

二、用化学方法鉴别下列各组化合物

  1. 乙醛　苯甲醛　苯乙酮

  2. 丙酮　丙醛　丙醇

（商传宝）

第十三章 羧酸和取代羧酸

学习目标

【掌握】羧酸和取代羧酸的结构和命名方法,羧酸的化学性质。

【熟悉】取代羧酸的化学性质,酮式和烯醇式的互变异构现象。

【了解】羧酸的分类,羧酸和取代羧酸的俗名,重要的羧酸和取代羧酸。

分子中含有羧基(—COOH)的有机化合物称为羧酸。羧酸分子中烃基上的氢原子被其他原子或基团取代后的化合物称为取代羧酸。取代羧酸种类繁多,包括卤代酸、羟基酸、酮酸和氨基酸等。羧酸和取代羧酸广泛存在于中草药及其他动植物体内,它们参与机体的物质代谢过程,有些羧酸和取代羧酸具有明显的生物活性,是一类重要的有机物。本章主要介绍羧酸、羟基酸和酮酸。

第一节 羧 酸

羧酸的官能团是羧基(—COOH)。除甲酸外,羧酸可以看成是烃分子中的氢原子被羧基取代后的化合物,即烃的羧基衍生物,其结构通式如下:

$$R-\overset{\overset{\displaystyle O}{\|}}{C}-OH \quad 或 \quad Ar-\overset{\overset{\displaystyle O}{\|}}{C}-OH$$

一、羧酸的结构、分类和命名

(一)羧酸的结构

羧酸中的羧基 C 原子是 sp^2 杂化,形成的 3 个杂化轨道分别与羰基氧、羟基氧和 1 个烃基的 C 原子(或 1 个 H 原子)以 σ 键结合,这 3 个 σ 键在同一平面上,因此羧基是平面型结构,键角接近 120°。羧基 C 上未参与杂化的 p 轨道与羰基氧原子上的 p 轨道相互平行侧面重叠形成 π 键。羟基氧原子上的孤对电子与 π 键发生 p—π 共轭,其结构如图 13-1 所示。

p—π 共轭使羧基中羰基 C 原子上的电子云密度增加,导致羰基的亲电性能减弱。羧酸与醛、酮相比,不易于发生亲核加成反应。p—π 共轭导致羧基中羟基氧原子上的电子云密度减小,O—H 键的电子云偏向氧原子,增强了 O—H 键的极性,有利于羟基中 H 原子的解离,故羧酸表现出明显的酸性。

(二)羧酸的分类

根据羧基连接的烃基种类不同,羧酸可分为脂肪酸和芳香酸;根据烃基是否饱和,羧酸可

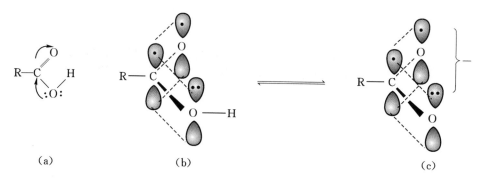

图 13-1　羧酸和羧酸根的结构

分为饱和羧酸和不饱和羧酸；根据羧酸分子中羧基的数目，羧酸还可分为一元酸、二元酸和多元酸。例如：

CH_3COOH　　　$CH_2=CHCOOH$　　　$HOOC—COOH$　　　苯甲酸COOH

脂肪酸　　　　　　不饱和脂肪酸　　　　　　脂肪酸　　　　　　　芳香酸

一元酸　　　　　　　一元酸　　　　　　　　二元酸　　　　　　　一元酸

(三)羧酸的命名

1.俗名

通常是根据羧酸的来源来命名。例如,甲酸俗称蚁酸、乙酸俗称醋酸、乙二酸俗称草酸、苯甲酸俗称安息香酸。

2.系统命名

羧酸的系统命名与醛相似,选择含有羧基的最长碳链为主链,按主链上的碳原子数目命名为"某酸",并从羧基碳原子开始编号,用阿拉伯数字标明主链碳原子的位次,简单的羧酸也可用 α、β、γ、δ 等希腊字母进行编号；二元羧酸的命名,是选取分子中含有两个羧基在内的含碳原子最多的碳链作为主链,称为"某二酸"；芳香酸的命名是以苯甲酸作为母体,其他基团作为取代基。例如：

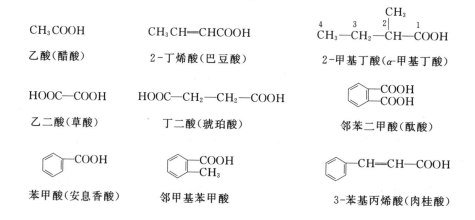

CH_3COOH

乙酸(醋酸)

$CH_3CH=CHCOOH$

2-丁烯酸(巴豆酸)

$$\overset{4}{C}H_3-\overset{3}{C}H_2-\overset{2}{C}H-\overset{1}{C}OOH$$
$$\underset{CH_3}{|}$$

2-甲基丁酸(α-甲基丁酸)

$HOOC—COOH$

乙二酸(草酸)

$HOOC—CH_2—CH_2—COOH$

丁二酸(琥珀酸)

邻苯二甲酸(酞酸)

苯甲酸(安息香酸)

邻甲基苯甲酸

3-苯基丙烯酸(肉桂酸)

羧酸分子中去掉羧基上的羟基,剩余的基团称为酰基,根据原来羧酸的名称命名为"某酰基"。例如：

|乙酰基|草酰基|苯甲酰基|

课堂练习 13-1　用系统命名法命名下列羧酸：

$$(1) \quad CH_3C{=}CHCOOH \qquad (2) \quad CH_3CHCH_2CHCOOH$$

(1) 中 CH_3 取代基，(2) 中 CH_3 取代基

二、羧酸的性质

(一)羧酸的物理性质

常温下,含 $C_1{\sim}C_9$ 个碳原子的直链饱和一元羧酸为液体,含 C_{10} 个碳原子以上的高级饱和脂肪酸为蜡状固体,脂肪族二元羧酸和芳香酸均为结晶固体。

由于羧基是一个亲水基团,可与水分子形成氢键,含 4 个碳原子以下的羧酸易溶于水,但随着碳原子数增加,水溶性降低。高级一元酸不溶于水,但能溶于乙醇、乙醚、氯仿等有机溶剂。多元酸易溶于水,其水溶性大于相同碳原子数的一元酸。芳香酸大多难溶于水。

饱和一元羧酸的沸点随着相对分子质量的增加而升高。羧酸的沸点比相对分子质量相近的醇的沸点高得多。例如,甲酸的沸点(100.5℃)比乙醇的沸点(78.3℃)高。这是由于羧酸分子间可以形成两个氢键缔合成二聚体。在固态和液态时,羧酸主要以二聚体形式存在。

羧酸二聚体

饱和一元羧酸的熔点随分子中碳原子数目的增加呈锯齿状上升。含偶数碳原子的羧酸比相邻的含奇数碳原子的羧酸熔点高,这种现象与分子的对称性有关。

(二)羧酸的化学性质

羧酸的许多化学反应都发生在羧基上。由于羧基中的羰基和羟基氧的 $p{-}\pi$ 共轭,降低了羰基碳原子的正电性,增大了羟基中氧氢键(O—H)的极性。因此,不利于羰基发生亲核加成反应,有利于质子的解离而显酸性。羧酸的化学反应主要发生在羧基和相邻的 α-C 上,具体表现为酸性、羧羟基被取代、α-氢的取代、脱羧反应和加氢还原等。

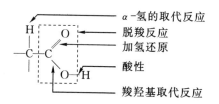

1.羧酸的酸性与成盐

羧酸具有明显的酸性,在水中能解离出 H^+ ,能与 NaOH 发生中和反应。

$$RCOOH \rightleftharpoons RCOO^- + H^+$$

$$RCOOH + NaOH \rightleftharpoons RCOONa + H_2O$$

羧酸解离出 H^+ 后,羧酸根负电荷通过 $p-\pi$ 共轭平均分布在羧酸根的两个氧原子上,增加了羧酸根的稳定性,见图 13 - 1(c),这也有利于羧酸的解离。

羧酸是弱酸,常见的一元羧酸的 pK_a 一般在 3～5 之间,如乙酸的 $pK_a=4.75$,可见一元羧酸的酸性比盐酸、硫酸等无机酸弱,但比碳酸和苯酚的酸性强。因此羧酸能与 $NaHCO_3$ 反应放出 CO_2,而苯酚不能,利用这个性质可以区别羧酸和苯酚。

$$RCOOH + NaHCO_3 \longrightarrow RCOONa + CO_2\uparrow + H_2O$$

羧酸的钾盐和钠盐易溶于水,医药上常将水溶性差的含羧基的药物转变成易溶于水的钾盐或钠盐,以增加其水溶性。如含有羧基的抗生素青霉素和氨苄青霉素水溶性极差,转变成钾盐或钠盐后水溶性增加,便于临床使用。许多羧酸盐在医药卫生领域里被广泛使用,如作为表面活性剂的硬脂酸钠,作为杀菌剂和防霉剂的琥珀酸铜和苯甲酸钠等。

羧酸盐与强的无机酸作用,又可转化为原来的羧酸。羧酸的这种性质常用于分离和纯化羧酸,或从植物中提取含有羧基的有效成分。

$$RCOONa + HCl \longrightarrow RCOOH + NaCl$$

羧酸的酸性与羧基所连基团的性质有关,吸电子基使羧酸的酸性增强,斥电子基使羧酸的酸性减弱。例如:

酸性:$FCH_2COOH > ClCH_2COOH > BrCH_2COOH > ICH_2COOH > CH_3COOH$

pK_a:　　 2.66 　　　　 2.86 　　　　 2.90 　　　　 3.18 　　　 4.76

酸性:$HCO_2H > CH_3CO_2H > CH_3CH_2CO_2H > (CH_3)_2CHCO_2H > (CH_3)_3CCO_2H$

pK_a:　 3.75 　　　 4.76 　　　　 4.87 　　　　　 4.88 　　　　　 5.05

二元羧酸的酸性较一元羧酸强,但随着二元羧酸碳原子数的增加,两个羧基间隔增大,其酸性逐渐减弱。

2.羧酸衍生物的生成

羧酸分子中羧基上的羟基被其他原子或基团取代后生成的化合物称为羧酸衍生物。这些原子或基团包括卤素(—X)、烷氧基(—OR)、酰氧基(—OOCR)和氨基(—NH₂),生成的羧酸衍生物分别为酰卤、酯、酸酐和酰胺。

(1)酰卤的生成　羧酸中的羟基被卤素取代的产物称为酰卤,其中最重要的是酰氯。羧酸能与 PCl_3、PCl_5 或 $SOCl_2$ 反应生成酰氯。例如:

$$CH_3-\overset{\overset{O}{\|}}{C}-OH + PCl_5 \xrightarrow{回流} CH_3-\overset{\overset{O}{\|}}{C}-Cl + POCl_3 + HCl$$

乙酰氯　　　三氯氧磷

$$\text{苯}-\overset{\overset{O}{\|}}{C}-OH + SOCl_2 \xrightarrow{回流} \text{苯}-\overset{\overset{O}{\|}}{C}-Cl + SO_2 + HCl$$

苯甲酰氯

由于酰氯很容易水解,所以上述反应需在无水条件下进行。酰氯是一类具有高度反应活性的化合物,广泛应用于药物合成中。

(2)酯的生成　羧酸与醇在酸的催化下,脱水生成酯的反应称为酯化反应。例如:

$$CH_3-\overset{\overset{O}{\|}}{C}-\boxed{OH + H}O-C_2H_5 \underset{\triangle}{\overset{浓\ H_2SO_4}{\rightleftharpoons}} CH_3-\overset{\overset{O}{\|}}{C}-OCH_2CH_3 + H_2O$$

乙酸乙酯

酯化反应是可逆反应。在相同条件下,酯水解生成羧酸和醇,称为酯的水解反应。实验室制备酯,可以通过增加某种反应物的浓度,并同时蒸出反应生成的酯和水,使平衡向生成物方向移动,以提高酯的产率。

从结构上看,酯是由酰基和烷氧基构成的,连接酰基和烷氧基的化学键称为酯键。

$$R-\overset{\overset{O}{\|}}{C}\overset{\curvearrowright 酯键}{-}OR'$$

(3)酸酐的生成　羧酸(除甲酸外)与脱水剂(如 P_2O_5 等)共热,两分子羧酸脱去一分子水生成酸酐。例如:

$$CH_3-\overset{\overset{O}{\|}}{C}-\boxed{OH + H}O-\overset{\overset{O}{\|}}{C}-CH_3 \xrightarrow[\triangle]{P_2O_5} CH_3-\overset{\overset{O}{\|}}{C}-O-\overset{\overset{O}{\|}}{C}-CH_3 + H_2O$$

酸酐的结构特征是分子中有酐键:

$$-\overset{\overset{O}{\|}}{C}-O-\overset{\overset{O}{\|}}{C}-$$

酐键

(4)酰胺的生成　羧酸可以与氨(或有机胺)反应生成酰胺。羧酸与氨(或胺)反应首先形成铵盐,然后加热脱水得到酰胺。例如:

$$R-\overset{\overset{O}{\|}}{C}-OH + NH_3 \longrightarrow R-\overset{\overset{O}{\|}}{C}-ONH_4$$

$$R-\overset{\overset{O}{\|}}{C}-ONH_4 \xrightarrow{\triangle} R-\overset{\overset{O}{\|}}{C}-NH_2 + H_2O$$

$$\langle\!\!\!\bigcirc\!\!\!\rangle\text{—COOH} + \text{NH}_3 \xrightarrow{\triangle} \langle\!\!\!\bigcirc\!\!\!\rangle\text{—CONH}_2 + \text{H}_2\text{O}$$

苯甲酰胺

酰胺是一类很重要的化合物,很多药物分子中都含有酰胺键(—CO—NH—)。

3. α-H 的取代反应

羧酸的 α-H 与醛酮相似,受羧基的影响有一定的活性,能被卤素取代。但由于羧基中的 p-π 共轭效应,其致活作用比羰基弱。羧酸的 α-H 卤代反应需要在红磷等催化剂作用下才能顺利进行。例如:

$$\text{CH}_3\text{COOH} \xrightarrow{\text{Cl}_2/\text{P}} \text{ClCH}_2\text{COOH} \xrightarrow{\text{Cl}_2/\text{P}} \text{Cl}_2\text{CHCOOH} \xrightarrow{\text{Cl}_2/\text{P}} \text{Cl}_3\text{CCOOH}$$

一氯乙酸   二氯乙酸   三氯乙酸

课堂练习 13-2 卤代酸是一种重要的取代酸,在药物合成中起着重要作用。请同学们分析一下卤代酸有哪些官能团? 可能具有那些性质?

4. 还原反应

羧酸与大多数的还原剂不反应,但能被强还原剂—氢化铝锂(LiAlH_4)还原成醇。用氢化铝锂还原羧酸时,只还原羧基,羧酸分子中的 C=C 不饱和键不受影响。例如:

$$\text{CH}_2\!=\!\text{CHCH}_2\text{COOH} \xrightarrow{\text{LiAlH}_4} \text{CH}_2\!=\!\text{CHCH}_2\text{CH}_2\text{OH}$$

5. 脱羧反应

羧酸分子脱去羧基放出 CO_2 的反应,称为脱羧反应。饱和一元羧酸对热较稳定,不易发生脱羧反应。二元羧酸如乙二酸和丙二酸,在受热时容易脱羧生成少一个碳原子的一元羧酸。

$$\text{HOOC}\!-\!\overline{\text{COO}}\!-\!\text{H} \xrightarrow{\triangle} \text{CO}_2\uparrow + \text{HCOOH}$$

机体内的脱羧反应是在脱羧酶的催化作用下进行的,是一类非常重要的生化反应。

三、重要的羧酸

(一)甲酸

甲酸俗称蚁酸,存在于昆虫的毒汁中,是无色有刺激性臭味的液体,沸点100.5℃,易溶于水,有较强的腐蚀性。

甲酸的结构比较特殊,分子中既含有羧基又含有醛基,因此,它既具有羧酸的性质,又具有醛的性质。甲酸在饱和一元羧酸中酸性最强。甲酸有还原性,能与托伦试剂发生银镜反应,能与斐林试剂反应产生砖红色沉淀,还能使酸性高锰酸钾溶液褪色。利用这些反应可鉴别甲酸与其他羧酸。

甲酸是良好的酸性还原剂。因具有杀菌能力,也可作为消毒防腐剂。

(二)乙酸

乙酸俗称醋酸,是食醋主要成分,为无色具有刺激性气味的液体,沸点118℃,熔点16.6℃.当室温低于熔点时,无水乙酸很容易凝结成冰状固体,故常把无水乙酸称为冰醋酸。乙酸易溶于水,是制药工业的原料和实验室常用试剂。医药上常把乙酸的稀溶液($5\sim20\text{g}\cdot\text{L}^{-1}$)

作为消毒防腐剂,用于灼伤或烫伤感染的创面清洗。乙酸还有消肿治癣、预防感冒等作用。

(三)乙二酸

乙酸俗称草酸,是最简单的二元羧酸。常以盐的形式存在于草本植物的细胞壁中。草酸是无色晶体,无水草酸的熔点 189℃,能溶于水和乙醇,但不溶于乙醚。在饱和脂肪二元羧酸中酸性最强,除了具有一般羧酸的性质外,还具有还原性,在分析化学中常用草酸做基准物质来标定高锰酸钾溶液的浓度。草酸与钙离子反应生成难溶性的草酸钙,因此可用草酸对钙离子进行定量或定性分析。

(四)丁二酸

丁二酸俗称琥珀酸,最初是由蒸馏琥珀制得,是无色晶体,熔点 185℃,能溶于水,微溶于乙醇、乙醚。丁二酸是人体内糖代谢的中间产物。在医药上用于抗痉挛、祛痰。

(五)苯甲酸

苯甲酸俗称安息香酸,是无味的白色固体,熔点 121.7℃,微溶于水,受热易升华。苯甲酸具有抑菌防腐能力,常用作食品的防腐剂,也作为治疗疥癣的药物。由于苯甲酸的水溶性差,通常使用它的钠盐。

📖 知识链接

前列腺素

前列腺素(简称 PG)是一类具有一个五元环、带有两个侧链、脂溶性的二十碳有机酸。1930 年从人类精液中发现,并误认为是前列腺分泌物,故称为前列腺素。

瑞典科学家 Bergstrom 及其同事自 1947～1962 年,分离并确定了 PGE$_2$、PGE$_{2a}$、PGD$_2$ 的化学结构和特性,并研究了前列腺素的生物合成机制,发现花生四烯酸在不同环氧化酶作用下,经中间体 PGG$_2$ 和 PGH$_2$ 分别形成 PGE$_2$、PGE$_{2a}$ 和 PGD$_2$。1966 年之后,美国科学家 Vane 发现乙酰水杨酸等能抑制花生四烯酸合成前列腺素的第一步环加氧酶的活性,使 PGG$_2$ 不能生成,从而切断了 PG 的合成。

研究证明,PG 遍及人体各个器官,含量极微,具有极强的生物活性。它对生殖、心血管、呼吸、消化、神经、免疫诸系统和对水的吸收、平衡电解质、皮肤及炎症都有显著的生物活性。目前已分离、鉴定出 20 多种不同结构、不同性能的 PG,其基本骨架是前列腺烷酸。

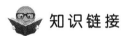

前列腺烷酸

第二节　羟基酸

分子中同时含有羧基和羟基的化合物称为羟基酸。羟基酸广泛存在于动植物体内,在机体物质代谢过程中起重要作用,也可作为合成药物的原料和食品的调味剂。

一、羟基酸的分类和命名

(一)羟基酸的分类

根据分子中羟基所连接的烃基不同,可将羟基酸分为醇酸和酚酸。羟基连接在脂肪烃基上的称为醇酸;羟基直接连接在芳环上的称为酚酸。根据羟基与羧基的相对位置不同,醇酸又可分为 α -醇酸、β -醇酸和 γ -醇酸等。

(二)羟基酸的命名

醇酸的命名是以羧酸为母体,羟基作为取代基,并用阿拉伯数字或希腊字母 α、β、γ 等标明羟基的位置。有些醇酸常用俗名。例如:

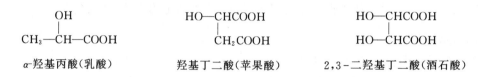

α-羟基丙酸(乳酸)　　　　羟基丁二酸(苹果酸)　　　　2,3-二羟基丁二酸(酒石酸)

酚酸的命名是以芳香酸做母体,酚羟基作为取代基,标明酚羟基的位次。例如:

邻羟基苯甲酸(水杨酸)　　3,4-二羟基苯甲酸(原儿茶酸)　　3,4,5-三羟基苯甲酸(没食子酸)

二、羟基酸的性质

(一)羟基酸的物理性质

醇酸一般是黏稠状液体或结晶物质,由于分子中的羟基和羧基都能与水形成氢键,所以醇酸大都易溶于水,大多数醇酸具有旋光性。酚酸均为晶体,一般以盐、酯或糖苷的形式存在于植物中,大多数微溶于水。羟基酸的熔点比相同碳原子数的羧酸高。

(二)羟基酸的化学性质

羟基酸除具有醇(酚)和羧酸的一般性质外,由于羟基和羧基的相互影响,还具有一些特殊性质,这些特殊性质又因羟基和羧基的相对位置不同而表现出一定的差异。

1.酸性

醇酸分子中羟基具有吸电子诱导效应,使醇酸的酸性比相应的羧酸强。但诱导效应随羟基与羧基距离增大而减弱,所以羟基位置对酸性的影响为:$\alpha > \beta > \gamma$。例如:

$$\text{酸性:} CH_3CH_2COOH < \overset{\overset{\displaystyle OH}{|}}{CH_2}CH_2COOH < CH_3\overset{\overset{\displaystyle OH}{|}}{CH}COOH$$

$$pK_a: \quad 4.88 \qquad\qquad 4.51 \qquad\qquad 3.87$$

2.氧化反应

醇酸分子中的羟基因受羧基吸电子诱导效应的影响,比醇分子中的羟基易被氧化。例如,稀硝酸一般不能氧化醇,但却能氧化醇酸生成醛酸或酮酸;托伦试剂不与醇反应,但能将 α-羟基酸氧化成 α-酮酸。

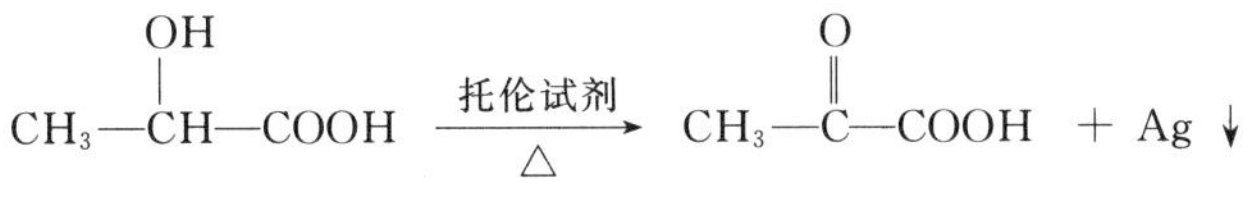

$$CH_3-\underset{\overset{|}{OH}}{CH}-COOH \xrightarrow[\triangle]{托伦试剂} CH_3-\underset{\overset{\|}{O}}{C}-COOH \ + \ Ag \downarrow$$

丙酮酸

$$CH_3-\underset{\overset{|}{OH}}{CH}-CH_2-COOH \xrightarrow{稀\ HNO_3} CH_3-\underset{\overset{\|}{O}}{C}-CH_2-COOH$$

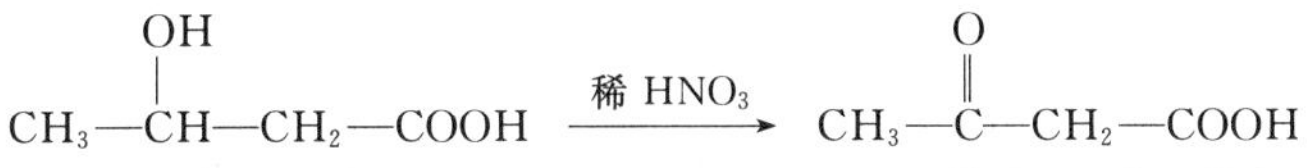

β-羟基丁酸　　　　　　　　β-丁酮酸(乙酰乙酸)

机体代谢过程中产生的醇酸,通常在酶的催化作用下氧化。例如,苹果酸是糖代谢的中间产物,在脱氢酶作用下生成草酰乙酸。

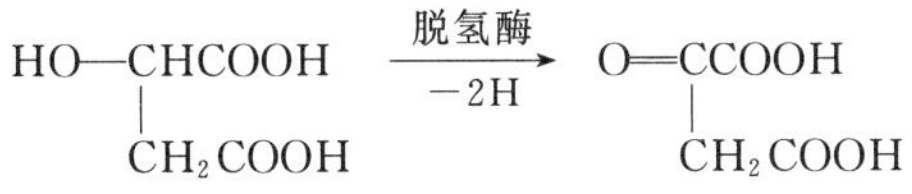

$$HO-\underset{\overset{|}{CH_2COOH}}{CHCOOH} \xrightarrow[-2H]{脱氢酶} O=\underset{\overset{|}{CH_2COOH}}{CCOOH}$$

苹果酸　　　　　　　　　草酰乙酸

3.脱水反应

醇酸的热稳定性较差,加热时容易发生脱水反应,其脱水方式因羟基和羧基的相对位置不同而异。

α-醇酸受热时,两个醇酸分子间的羟基和羧基交叉脱水,生成六元环交酯。例如:

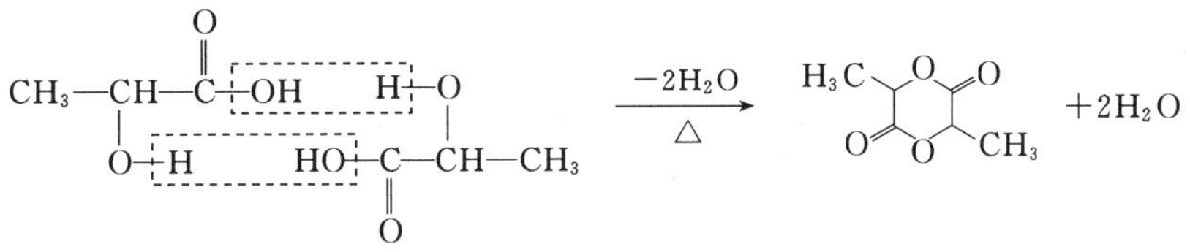

β-醇酸受热时,α-H 同时受羧基和羟基影响,比较活泼,易与 β-羟基脱水,生成 α,β-不饱和羧酸。例如:

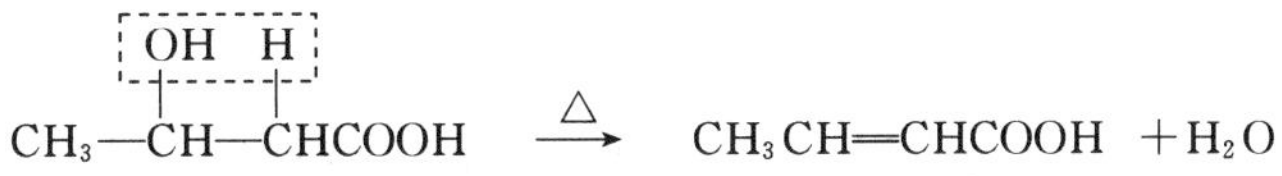

$$CH_3-\underset{\overset{|}{OH}}{CH}-CHCOOH \xrightarrow{\triangle} CH_3CH=CHCOOH \ +H_2O$$

β-羟基丁酸　　　　　　　　2-丁烯酸

γ-醇酸分子中的羟基和羧基在常温下即可发生分子内脱水,生成稳定的 γ-内酯。例如:

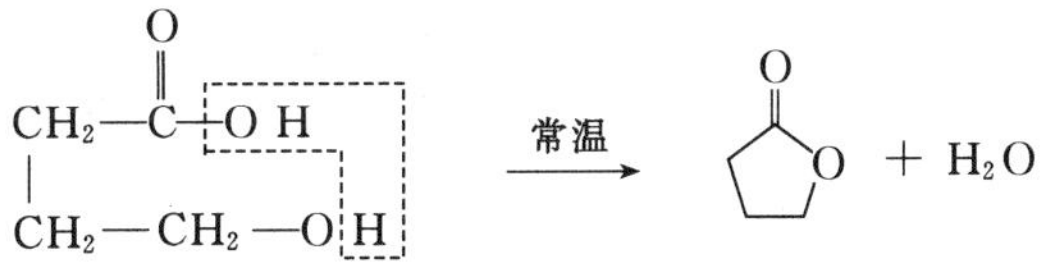

γ-羟基丁酸　　　　　　　　γ-丁内酯

内酯具有酯的性质,难溶于水,碱性条件下水解生成醇酸盐。某些中药的有效成分常含内酯的结构。如穿心莲的主要成分穿心莲内酯就含 γ-内酯的结构。

4. 脱羧反应

酚酸分子中的羟基位于羧基的邻位或对位时,加热至其熔点以上时,易发生脱羧反应。例如:

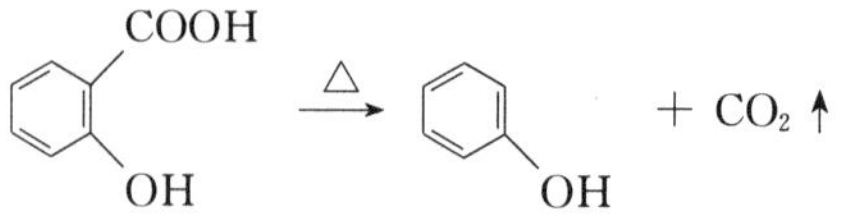

课堂练习 13-3 下列两种药物都含有内酯结构,请画出其所含的内酯部分。

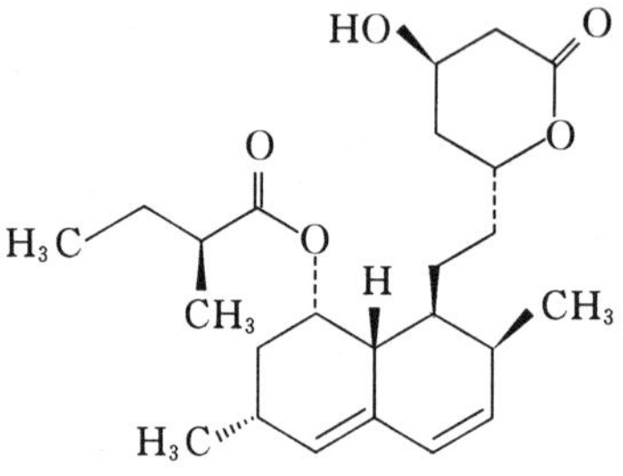

洛伐他汀(降血脂药) 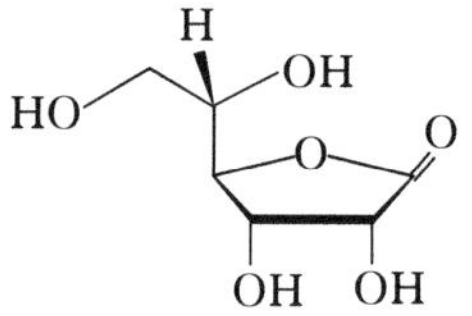　　　维生素 C

三、重要的羟基酸

(一)乳酸

乳酸最初因由酸牛奶中发现而得名。乳酸为无色黏稠液体,熔点 18℃,有较强的吸水性,能溶于水、乙醇和甘油中。乳酸具有消毒防腐作用,乳酸钙是补钙的药物,用来治疗佝偻病等缺钙症,乳酸钠在临床上用于纠正酸中毒。

乳酸是生物体内糖代谢的产物。人在剧烈活动时,肌肉中的肌糖原分解产生热量,提供所需能量,同时生成乳酸。而乳酸含量增高时,就会感到肌肉“酸胀”,经休息一部分乳酸可经血液循环至肝脏又转化为糖原,另一部分则由肾脏随尿液排出,酸胀感消失。

(二)柠檬酸

又称为枸橼酸,化学名称为 3-羧基-3-羟基戊二酸。结构式为:

$$
\begin{array}{l}
CH_2COOH \\
| \\
HO-CHCOOH \\
| \\
CH_2COOH
\end{array}
$$

柠檬酸主要存在于柑橘果实中,以柠檬中含量最多。柠檬酸为无色透明晶体,熔点 153℃,易溶于水、乙醇和乙醚。柠檬酸是人体内糖、脂肪和蛋白质代谢的中间产物。柠檬酸钠常用作抗凝血剂,柠檬酸铁铵是常用的补血剂。

(三)水杨酸

又名柳酸,主要存在于柳树和水杨树树皮中。水杨酸为白色针状晶体,熔点 159℃,微溶于水,易溶于乙醇、乙醚和氯仿。水杨酸是酚酸,具有酚和羧酸的一般化学性质,如水溶液呈酸性,易被氧化,遇 $FeCl_3$ 溶液显紫红色,能成盐、成酯等。

水杨酸具有杀菌防腐作用,其钠盐可作口腔清洁剂和食品防腐剂。水杨酸的乙醇溶液可用于治疗因霉菌感染而引起的皮肤病。水杨酸有解热镇痛和抗风湿作用,因对肠胃有较大的刺激作用,不宜内服,临床上多用其衍生物,主要有乙酰水杨酸、水杨酸甲酯和对-氨基水杨酸。

乙酰水杨酸可用水杨酸与乙酸酐在少量浓硫酸存在下反应制得。

乙酰水杨酸

乙酰水杨酸为白色针状晶体,熔点 143℃,微溶于水,易溶于乙醇、乙醚中。乙酰水杨酸的商品名为阿司匹林(aspirin),具有解热、镇痛、抗血栓形成及抗风湿的作用。由阿司匹林、非那西丁和咖啡因三者配制的制剂为复方阿司匹林,常称为 APC。

第三节　酮　酸

分子中同时含有羧基和酮基的化合物称为酮酸。酮酸是人体内糖、脂肪、蛋白质代谢的中间产物,它在机体物质代谢过程中起着重要作用。

一、酮酸的分类和命名

根据酮基与羧基相对位置不同,酮酸分为 α、β、γ-酮酸。其中 α、β-酮酸较为重要。

酮酸的命名以羧酸为母体,酮基作为取代基,酮基的位次用阿拉伯数字或希腊字母标明。例如:

丙酮酸　　　　　　β-丁酮酸(乙酰乙酸)　　　　　α-酮戊二酸(草酰乙酸)

二、酮酸的性质

酮酸分子中含有酮基和羧基,因此既具有酮的性质又具有羧酸的性质。例如,酮基可被还原成羟基,可与羰基试剂发生加成反应;羧基可与碱成盐、与醇成酯等。由于酮基和羧基的相互影响及二者相对位置不同,不同的酮酸又具有一些特殊的性质。

(一)酸性

由于酮基的吸电子效应比羟基强,因此酮酸的酸性比相应的醇酸强,更强于相应的羧酸,且 α -酮酸的酸性比 β -酮酸强。例如:

$$酸性: CH_3CH_2COOH < CH_3\overset{\overset{\displaystyle OH}{|}}{C}HCOOH < CH_3-\overset{\overset{\displaystyle O}{\|}}{C}-COOH$$

$$pK_a: \qquad 4.88 \qquad\qquad 3.87 \qquad\qquad 2.49$$

(二)还原反应

酮酸加氢还原生成羟基酸。例如:

$$CH_3-\overset{\overset{\displaystyle O}{\|}}{C}-COOH \xrightarrow{[H]} CH_3-\overset{\overset{\displaystyle OH}{|}}{C}H-COOH$$

丙酮酸 　　　　　　　　　乳酸

(三)脱羧反应

在 α -酮酸分子中,酮基和羧基直接相连,由于氧原子有较强的电负性,使得酮基和羧基碳原子间的电子云密度较低,该 C—C 键容易断裂,发生脱羧反应。例如:

$$CH_3-\overset{\overset{\displaystyle O}{\|}}{C}-COOH \xrightarrow[150℃]{稀 H_2SO_4} CH_3-\overset{\overset{\displaystyle O}{\|}}{C}-H + CO_2\uparrow$$

β -酮酸受热时比 α -酮酸更容易脱羧。由于 β -酮酸分子中除了酮基氧具有吸电子诱导效应之外,酮基氧原子还能与羧基氢原子形成分子内氢键,所以 β -酮酸只在低温下稳定,在室温以上易脱羧生成酮。

$$CH_3-\overset{\overset{\displaystyle O}{\|}}{C}-CH_2-COOH \xrightarrow{微热} CH_3-\overset{\overset{\displaystyle O}{\|}}{C}-CH_3 + CO_2\uparrow$$

三、互变异构现象

在溶液中含有 α - H 的酮是以酮式和烯醇式平衡存在的。如果烯醇式双键能与其他不饱和基团共轭会增加稳定性,在平衡体系中,烯醇式的含量就会增多。烯醇式是醛、酮的一种存在形式,它们之间形成动态平衡体系而存在,各组分的含量是可以测定的。例如,烯醇式中存在着碳碳双键,可用溴滴定测定其含量。

酮式 　　　　　　　　　烯醇式

乙酰乙酸乙酯又称为 β-丁酮酸乙酯,为无色透明液体。乙酰乙酸乙酯一方面能与氢氰酸、亚硫酸氢钠和羰基试剂等发生加成反应,证明它具有酮式结构;另一方面还能与金属钠放出氢气,与乙酰氯作用生成酯,使溴水褪色,与三氯化铁作用显紫红色,证明它也具有烯醇结构。事实上,乙酰乙酸乙酯通常是由酮式和烯醇式两种异构体呈动态平衡存在。在室温下,二者之间所占的比例为 92.5%酮式和 7.5%烯醇式,彼此互变的速度极快,不可能将二者分离。

$$
\underset{92.5\%}{CH_3-\overset{O}{\overset{\|}{C}}-CH_2-\overset{O}{\overset{\|}{C}}-OC_2H_5} \rightleftharpoons \underset{7.5\%}{CH_3-\overset{OH}{\overset{|}{C}}=CH_2-\overset{O}{\overset{\|}{C}}-OC_2H_5}
$$

乙酰乙酸乙酯这两种异构体之间所发生的一种可逆的异构化现象称为互变异构现象。两种异构体互称为互变异构体。互变异构现象比较常见,烯醇式和酮式的含量随化合物的结构不同而不同,一般以酮式比较稳定,但有时烯醇式为主要存在形式。几种酮式-烯醇式互变异构体中烯醇式的含量见表 13-1。

表 13-1 几种酮式-烯醇式互变异构体中烯醇式的含量

化合物	酮式-烯醇式互变异构	烯醇式含量(%)
丙酮	$CH_3-\overset{O}{\overset{\|}{C}}-CH_3 \rightleftharpoons CH_3-\overset{OH}{\overset{\|}{C}}=CH_2$	0.00015
丙二酸二乙酯	$C_2H_5O\overset{O}{\overset{\|}{C}}-CH_2-\overset{O}{\overset{\|}{C}}OC_2H_5 \rightleftharpoons C_2H_5O\overset{OH}{\overset{\|}{C}}=CH_2-\overset{O}{\overset{\|}{C}}OC_2H_5$	0.1
乙酰乙酸乙酯	$CH_3\overset{O}{\overset{\|}{C}}-CH_2-\overset{O}{\overset{\|}{C}}OC_2H_5 \rightleftharpoons CH_3\overset{OH}{\overset{\|}{C}}=CH_2-\overset{O}{\overset{\|}{C}}OC_2H_5$	7.5
乙酰丙酮	$CH_3\overset{O}{\overset{\|}{C}}-CH_2-\overset{O}{\overset{\|}{C}}CH_3 \rightleftharpoons CH_3\overset{OH}{\overset{\|}{C}}=CH_2-\overset{O}{\overset{\|}{C}}CH_3$	76.0
苯甲酰丙酮	$C_6H_5-\overset{O}{\overset{\|}{C}}-CH_2-\overset{O}{\overset{\|}{C}}CH_3 \rightleftharpoons C_6H_5-\overset{OH}{\overset{\|}{C}}=CH_2-\overset{O}{\overset{\|}{C}}CH_3$	90.0

四、重要的酮酸

(一)丙酮酸

丙酮酸是最简单的 α-酮酸,为无色液体,易溶于水。丙酮酸是动植物体内糖、脂肪和蛋白质代谢的中间产物,在酶的催化作用下,丙酮酸和乳酸可相互转化,丙酮酸也能转变为氨基酸和柠檬酸等,是一个重要的生物活性中间体。

丙酮酸既具有酮和羧酸的一般性质,又具有 α-酮酸的特性。如酸性强于相应的羟基酸,容易脱羧,可以被弱氧化剂(如托伦试剂)氧化等。

$$CH_3-\overset{\overset{\displaystyle O}{\|}}{C}-COOH \xrightarrow[\triangle]{托伦试剂} CH_3COO^- + Ag\downarrow + CO_2\uparrow$$

(二)β-丁酮酸

β-丁酮酸又称乙酰乙酸,是最简单的 β-酮酸,为无色黏稠液体,易溶于水。β-丁酮酸在温度高于室温时,易脱羧为丙酮;也能被还原为 β-羟基丁酸。β-丁酮酸是生物体内脂肪代谢的中间产物。

在医学上,β-丁酮酸、β-羟基丁酸和丙酮三者总称为酮体。酮体是脂肪酸在人体内不能完全被氧化成二氧化碳和水的中间产物,在正常情况下能进一步分解,因此正常人血液中只含微量的酮体。但是糖尿病患者因糖代谢发生障碍,使血液中酮体含量增加,并从尿中排出。所以临床上诊断患者是否患有糖尿病,除了检查尿液中的葡萄糖含量外,还要检查尿液中是否酮体过高。如果血液中酮体增加,会使血液的酸性增强,易导致酸中毒和昏迷。

(三)α-丁酮二酸

α-丁酮二酸又称草酰乙酸,为晶体,能溶于水。在水中可发生互变异构,生成 α-羟基丁烯二酸,与三氯化铁溶液反应显红色。

$$HOOCC-\overset{\overset{\displaystyle O}{\|}}{}CH_2-COOH \rightleftharpoons HOOCC\overset{\overset{\displaystyle OH}{|}}{=}CH-COOH$$

$$\qquad\alpha\text{-丁酮二酸}\qquad\qquad\qquad\qquad \alpha\text{-羟基丁烯二酸}$$

α-丁酮二酸具有二元羧酸和酮的一般性质。同时,它既是 α-酮酸又是 β-酮酸。在体内酶的作用下,α-丁酮二酸可脱羧生成丙酮酸,是生物体内糖、脂肪和蛋白质代谢的中间产物。

$$HOOCC-\overset{\overset{\displaystyle O}{\|}}{}CH_2-COOH \xrightarrow{酶} CH_3-\overset{\overset{\displaystyle O}{\|}}{C}-COOH + CO_2\uparrow$$

 学习小结

本章主要介绍了羧酸和取代羧酸(羟基酸和酮酸)的结构、命名及性质。重点掌握羧酸和取代羧酸的主要化学性质。

➤ 分子中含有羧基(—COOH)的有机化合物称为羧酸。羧酸的系统命名与醛相似。羧酸具有以下化学性质:①酸性;②羟基被取代的反应(分别生成酰卤、酸酐、酯及酰胺);③α-H 的取代反应;④还原反应;⑤脱羧反应。

➤ 分子中同时含有羧基和羟基的化合物称为羟基酸,羟基酸分为醇酸和酚酸。醇酸的命名是以羧酸为母体,羟基作为取代基;酚酸的命名是芳香酸做母体,酚羟基作为取代基。羟基酸具有以下化学性质:①酸性;②氧化反应;③脱水反应;④脱羧反应。

➤ 分子中同时含有羧基和酮基的化合物称为酮酸。酮酸的命名以羧酸为母体,酮基为取代基。酮酸具有以下化学性质：①酸性；②还原反应；③脱羧反应。

　　有 α-H 的酮是以酮式和烯醇式平衡而存在的，两种异构体之间发生可逆的异构化现象称为互变异构现象。烯醇式和酮式互变异构体的含量随化合物的结构不同而不同。

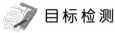 **目标检测**

一、选择题

　　1. 羧酸的官能团为　　　　　　　　　　　　　　　　　　　　　　（　　）

　　A. —COOH　　　　　B. —CHO　　　　　C. —CO—　　　　　D. —OH

　　2. 下列化合物有还原性且能发生酯化反应的是　　　　　　　　　　（　　）

　　A. 甲醛　　　　　　B. 甲酸　　　　　　C. 乙酸　　　　　　D. 丙酮

　　3. 下列物质为二元酸的是　　　　　　　　　　　　　　　　　　　（　　）

　　A. 乳酸　　　　　　B. 草酸　　　　　　C. 苯甲酸　　　　　D. 乙酸

　　4. 下列物质属于酮体组成的是　　　　　　　　　　　　　　　　　（　　）

　　A. 丁酮　　　　　　B. 丙酮酸　　　　　C. β-羟基丁酸　　　D. β-羟基戊酸

　　5. 加热草酸放出的气体是　　　　　　　　　　　　　　　　　　　（　　）

　　A. 氨气　　　　　　B. 氧气　　　　　　C. 二氧化碳　　　　D. 氢气

　　6. 下列物质酸性最强的是　　　　　　　　　　　　　　　　　　　（　　）

　　A. 乙酸　　　　　　B. 甲酸　　　　　　C. 碳酸　　　　　　D. 草酸

　　7. 既能与 $NaHCO_3$ 反应，又能与 $FeCl_3$ 发生显色反应的是　　　　（　　）

　　A. 水杨酸　　　　　B. 苯甲酸　　　　　C. 对-氨基苯酚　　　D. 对-甲基苯酚

　　8. 下列物质为羟基酸的是　　　　　　　　　　　　　　　　　　　（　　）

　　A. 甲酸　　　　　　B. 水杨酸　　　　　C. 苯甲酸　　　　　D. 乙酰乙酸

　　9. 乙酸和乙二酸在性质上明显不同的是乙二酸容易发生　　　　　　（　　）

　　A. 与 $NaOH$ 反应　　B. 与碳酸氢钠反应　C. 酯化反应　　　　D. 脱羧反应

　　10. 下列物质能加氢还原生成羟基酸的是　　　　　　　　　　　　（　　）

　　A. 乳酸　　　　　　B. 乙酰乙酸　　　　C. 柠檬酸　　　　　D. 水杨酸

二、命名下列化合物或写出结构式

　　1. CH₃CHCH₂COOH　　　　　　2. CH₃CH=CHCOOH
　　　　　｜　　　　　　　　　　　　　　　　｜
　　　　　CH₃　　　　　　　　　　　　　　　CH₃

　　3. HO—CHCOOH　　　　　　4. CH₃CCH₂CH₂CHCOOH
　　　　　　｜　　　　　　　　　　　‖　　　　　｜
　　　　　CH₂CCOOH　　　　　　　　O　　　　CH₃

　　5. 对甲基苯甲酸　　　　　　6. 邻苯二甲酸

　　7. β-丁酮酸　　　　　　8. α-羟基丁酸

　　9. 乙酰水杨酸　　　　　　10. 乳酸

三、完成下列反应

1. 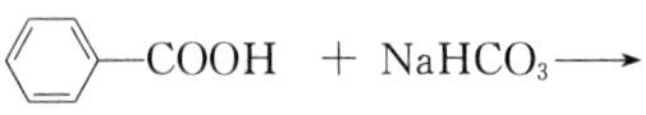 $\text{C}_6\text{H}_5\text{—COOH} + \text{NaHCO}_3 \longrightarrow$

2. $\text{CH}_3\text{—CO—OH} + \text{PCl}_5 \xrightarrow{\text{回流}}$

3. $\text{CH}_3\text{CH}_2\text{CH}_2\text{—COOH} + \text{NH}_3 \xrightarrow{\triangle}$

4. $\text{CH}_3\text{CH(OH)CH}_2\text{COOH} \xrightarrow{\text{稀 HNO}_3}$

5. 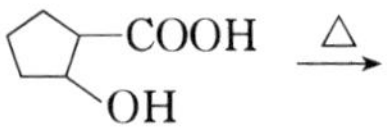 环戊烷-COOH/OH $\xrightarrow{\triangle}$

6. 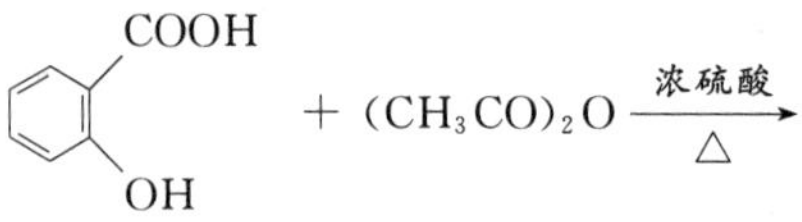 邻羟基苯甲酸 $+ (\text{CH}_3\text{CO})_2\text{O} \xrightarrow[\triangle]{\text{浓硫酸}}$

四、用化学方法区分下列各组化合物

1. 甲酸　乙酸　乙醛
2. 苯甲醛　苯甲酸　苯酚
3. 乙酸　草酸　甲酸
4. 水杨酸　乙酰水杨酸

五、简答题

1. 什么是酮体?

2. 什么是互变异构现象? 请写出乙酰乙酸的酮式-烯醇式互变异构体。

六、推断题

化合物甲、乙、丙的分子式都是 $\text{C}_3\text{H}_6\text{O}_2$,甲与碳酸氢钠作用放出二氧化碳,乙和丙不能,但在氢氧化钠溶液中加热后可水解,在乙的水解液蒸馏出的液体有碘仿反应,试推测甲、乙、丙的结构式。

(张学东)

第十四章 立体异构

学习目标

【掌握】顺反异构及旋光异构的概念,顺反异构体的标记法及手性化合物的构型标记法,费歇尔投影式的正确书写方法。

【熟悉】物质的旋光性、分子的手性和分子的对称性之间的关系以及对映体、非对映体。

【了解】对映体与非对映体之间的结构和性质的差异,外消旋体、内消旋体的区别。

有机化合物种类繁多的一个重要因素是同分异构现象非常普遍。同分异构分为两大类,即构造异构和立体异构。构造异构是分子式相同,但分子中原子或基团相互连接的顺序和方式不同所产生的异构现象,它包括碳链异构、位置异构、官能团异构和互变异构。立体异构是指分子的构造式相同,但分子中原子或基团在空间的排列方式不同而产生的异构现象。立体异构包括顺反异构(几何异构)、对映异构(旋光异构)、构象异构。见表 14-1。

表 14-1 有机化合物的同分异构现象

分类		举例
构造异构	碳链异构	$CH_3CH_2CH_2CH_2CH_3$ $\qquad$ $CH_3\overset{\overset{\textstyle CH_3}{\mid}}{C}HCH_2CH_3$
	位置异构	$CH_3CH_2CH_2OH$ $\qquad$ $CH_3\overset{\overset{\textstyle OH}{\mid}}{C}HCH_3$
		邻苯二酚结构 $\qquad$ 间苯二酚结构
	官能团异构	$CH_3CH_2OCH_2CH_3$ $\qquad$ $CH_3CH_2CH_2CH_2OH$
	互变异构	$CH_3\overset{\overset{\textstyle O}{\|}}{C}CH_2COOCH_2CH_3$ $\Longrightarrow$ $CH_3\overset{\overset{\textstyle OH}{\mid}}{C}=CHCOOCH_2CH_3$

续表 14 - 1

分类		举例
立体异构	几何异构	
	旋光异构	
	构象异构	

第一节　构象异构

由于 C—C σ 单键可以绕着键轴自由旋转,导致分子中原子或基团在空间的不同排列方式称为构象。由此产生的异构体称为构象异构体。构象异构体的分子构造相同,但其空间伸展方向不同。因此,构象异构体属于立体异构的范畴。

一、乙烷的构象

乙烷分子是最简单的含 C—C σ 单键的化合物,如果固定乙烷分子中的一个碳原子,另一个碳原子围绕 C—C σ 键旋转时,则该碳原子上的三个氢原子相对另一个碳原子上的三个氢原子,可以有无数种空间排列,产生无数种构象异构体。其种内能较高的重叠式和内能较低的交叉式是两种典型的构象异构体。构象异构体常用两种方法表示,即锯架式和钮曼(Newman)投影式。如图 14 - 1 所示。

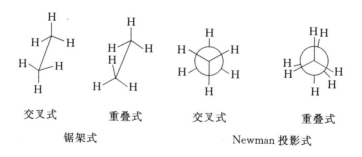

交叉式　　　重叠式　　　交叉式　　　重叠式

锯架式　　　　　　　　　Newman 投影式

图 14 - 1　乙烷的两种典型构象

锯架式是从分子模型的侧面观察分子立体结构的表达方式,能直接反映碳原子和氢原子在空间的排布情况。钮曼投影式是沿着 C—C 键轴观察分子模型所得的平面表达方式,用圆圈表示碳原子,从圆心伸出的三条线,表示离观察者近的碳原子上的键,而从圆周向外伸出的三条线,表示离观察者远的碳原子上的键。

在化合物分子中非键合的原子之间存在着相互作用力,其作用力的大小与原子间的距离有关。乙烷的重叠式构象中,前后两个碳原子上的氢原子相距最近,相互间的排斥力最大,分子的内能最高,所以是最不稳定的构象。随着分子中 C—C 键的相对旋转,两个碳原子上的氢原子之间的距离越来越远,相互间斥力逐渐减小,分子的内能逐渐减低,当两个碳原子上的氢原子之间的距离最远时,分子的内能达到最低。此时乙烷分子处于交叉式。如图 14-2 所示,乙烷分子交叉式构象的内能最低,比重叠式构象低 $12.6 kJ \cdot mol^{-1}$。分子的各种构象中,能量最低的构象是最稳定的构象,也称为优势构象。所以交叉式是乙烷最稳定的优势构象。

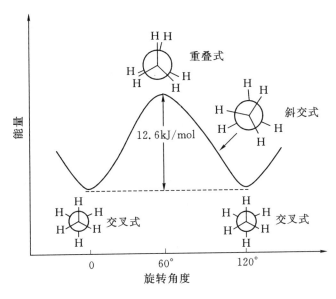

图 14-2 乙烷分子构象的能量曲线

室温下,由于分子间的相互碰撞可产生 $83.8 kJ \cdot mol^{-1}$ 的能量,这一能量足以使 C—C σ 单键"自由"旋转,致使各构象间迅速互变,因此乙烷分子体系是无数个构象异构体的动态平衡混合物。目前的技术无法分离出其中某一构象异构体。大多数乙烷分子以内能最低、稳定的交叉式构象存在。内能介于交叉式和重叠式之间的构象尚有无数种,例如斜交叉式就是其中的一种。

二、正丁烷的构象

正丁烷分子在围绕 C_2—C_3 σ 键旋转时,会出现四种典型的构象异构体,即对位交叉式、邻位交叉式、部分重叠式和完全重叠式。如图 14-3 所示。

对位交叉式中,两个体积较大的—CH_3 处于相对位置,分子中相同原子或基团间相距最远,相互之间排斥力最小,分子的内能最低、最稳定,这是正丁烷的优势构象。所以在动态平衡混合体系中,大多数正丁烷分子以其优势构象——对位交叉式存在。邻位交叉式中的两个—CH_3 处于邻位,相互之间的距离比对位交叉式中小,两个—CH_3 之间的排斥力比较大,这种

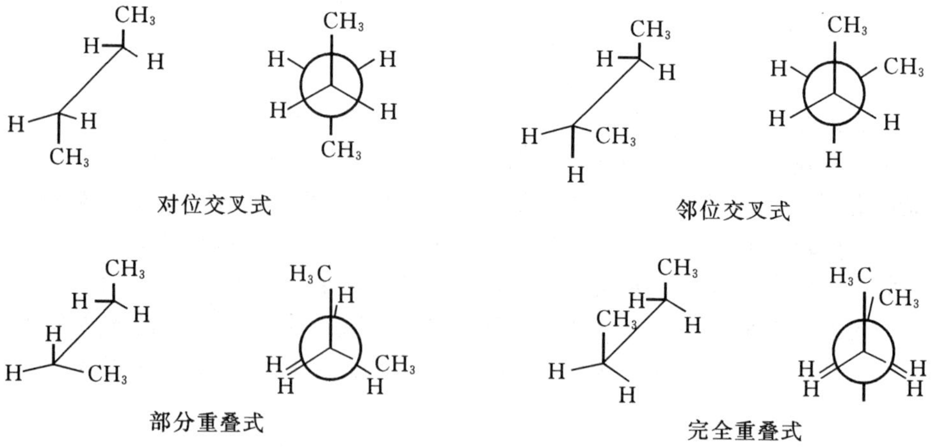

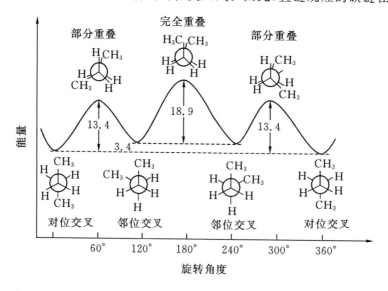

图 14-3 正丁烷分子的典型构象

构象的内能较对位交叉式高,故而稳定性差。完全重叠式中的两个—CH₃及氢原子都处于重叠位置,相同原子或基团之间的距离最小,相互之间的排斥力最大,分子内能最高,是最不稳定的构象。部分重叠式中,—CH₃和氢原子的重叠使其产生排斥力,内能较高,但比完全重叠式的能量低。因此,四种典型构象异构体的稳定性次序是:对位交叉式＞邻位交叉式＞部分重叠式＞完全重叠式。

如图 14-4 所示,正丁烷 C_2—C_3 σ键旋转时各种构象异构体之间的内能差别不太大。在室温下分子碰撞的能量足可引起各构象间的迅速转化,因此正丁烷实际上是各种构象异构体的动态平衡混合物,但以对位交叉式和邻位交叉式为主要存在形式,前者约占 63％,后者约占 37％,其他构象所占的比例很小。随着正烷烃碳原子数的增加,它们的构象也随之而复杂,但其优势构象都类似正丁烷,是内能最低的对位交叉式。因此,直链烷烃的碳链在空间的排列,

图 14-4 正丁烷 C_2—C_3 σ键旋转时各种构象的能量曲线

绝大多数是锯齿形,而不是一条真正的直链,通常只是为了书写方便,才将结构式写成直链的形式。

　　分子的构象,不仅影响化合物的物理和化学性质,而且涉及蛋白质、酶、核酸等生物大分子的结构与功能,以及药物的构效关系。许多药物分子的构象异构与药物生物活性的发挥密切相关。药物受体一般只与药物多种构象中的一种结合,这种构象称为药效构象。不具有药效构象的药物很难与药物的受体结合。例如,抗震颤麻痹药物多巴胺作用于受体的药效构象是对位交叉式。

课堂练习 14-1　试写出丙烷的典型分子构象,并分析它们的稳定性。

第二节　顺反异构

一、顺反异构的产生

(一)限制单键旋转的因素

　　在有机化合物中,共价键是可绕键轴进行旋转的,因此分子中各原子或基团的空间位置不是固定不变的。当有双键存在时,由于"肩并肩"重叠形成的 π 键如果旋转,就会导致 π 键的削弱和断裂。这样与 π 键共存的 σ 键的旋转就会受到限制。如图 14-5 所示 2-丁烯中的双键。

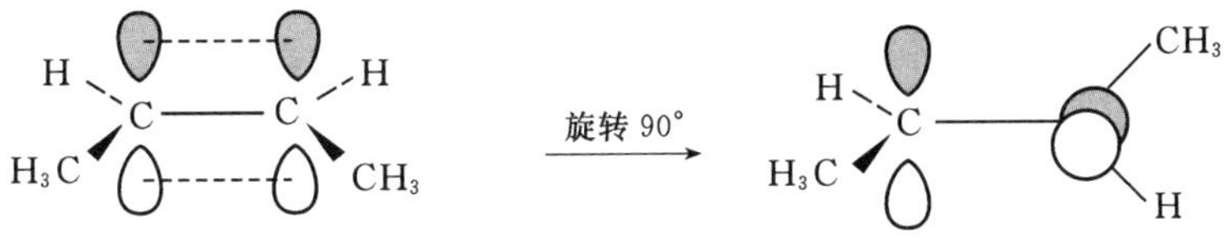

图 14-5　碳碳双键的旋转使 p 轨道不能重叠 π 键遭到破坏

　　双键碳上连接的氢原子和甲基在空间存在两种不同的排列方式。这两种排列化合物的沸点、熔点、溶解度等物理性质不同,见表 14-2,显然这是两种不同的物质。但二者的分子组成和构造完全相同,其区别仅在于双键碳原子连接的原子或基团的相对空间位置不同。两个相同原子或基团在双键同侧的化合物称为顺式,异侧的称为反式。

表 14-2　顺、反-2-丁烯物理性质比较

	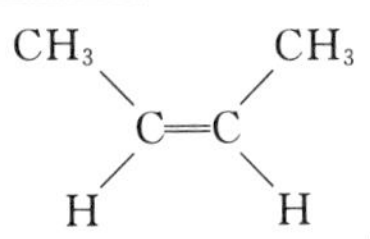 顺-2-丁烯	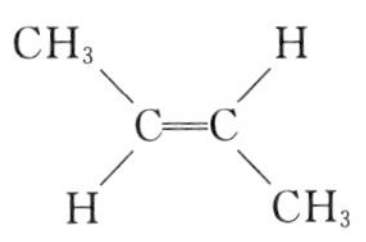 反-2-丁烯
熔点(℃)	−139	−106
沸点(℃)	3.5	0.9
相对密度	0.621	0.604

下列化合物按照顺、反式命名法命名为：

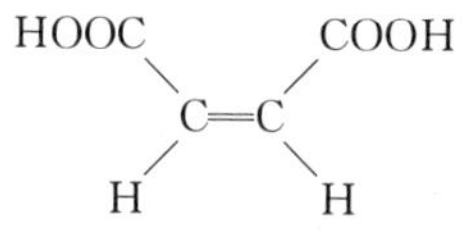

顺-丁烯二酸 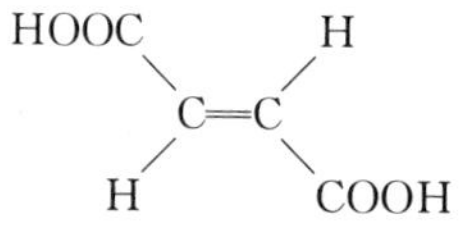　　　　　　　　反-丁烯二酸

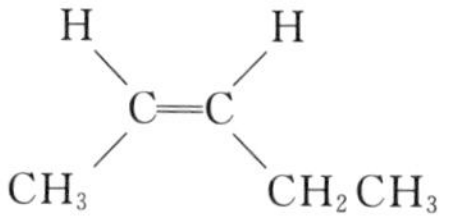

顺-2-戊烯 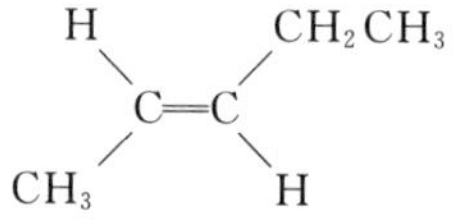　　　　　　　　反-2-戊烯

脂环的存在同样会使构成环的碳原子不能自由旋转,环上的原子或基团具有了相对固定的空间位置。1,4-二甲基环己烷分子中碳环上连接的两个甲基可排列在环平面的同侧或异侧,形成两种不同的空间排列。两个相同的原子或基团在环平面同侧的化合物称为顺式,异侧的称为反式。两种1,4-二甲基环己烷部分物理性质比较,见表14-3,可以看出这是两种不同的物质。

表 14-3　顺、反-1,4-二甲基环己烷的物理性质比较

	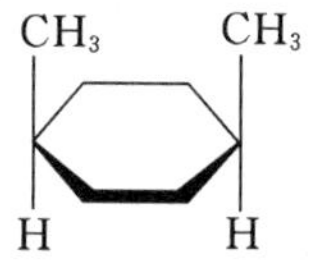 顺-1,4-二甲基环己烷	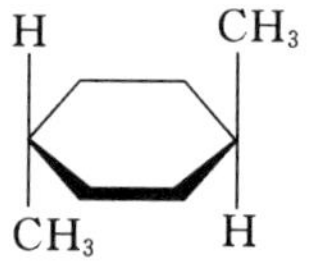 反-1,4-二甲基环己烷
熔点(℃)	−87	−37
沸点(℃)	124.3	119.4

(二)产生顺反异构的条件

并不是有了限制旋转的因素,就能产生顺反异构体。如果同一双键碳上(或脂环上的碳)连接相同的原子或基团,就不会产生顺反异构现象。例如,丙烯分子就不存在顺反异构。

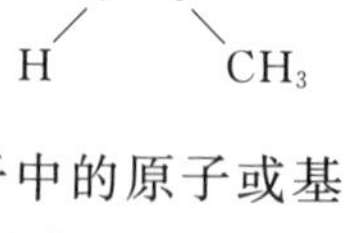

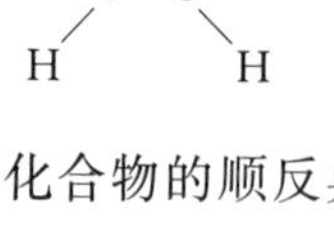

由此可见,烯烃和脂环化合物的顺反异构是分子中的原子或基团在碳碳双键或脂环上的排列方式不同而产生的。产生顺反异构必须具备两个条件:①分子中存在限制旋转的因素,如双键或脂环;②每个不能自由旋转的碳原子上必须连接两个不同的原子或基团。

二、Z、E 构型命名法

用顺式、反式来命名顺反异构体时,若双键或脂环碳原子上所连的 4 个原子或基团都不相

同则命名就有困难。为此国际 IUPAC 组织制定了 Z/E 构型命名法,统一规定以字母 Z(德文 Zusammen,意为在一起)和 E(德文 Entgegen,意为相反)表示顺反异构体的两种构型。Z/E 构型命名法的主要方法是:用 a、b、e、d 分别代表不能自由旋转的碳原子上连接的 4 个原子或基团,其中 a 和 b 连接在同一个碳原子上,d 和 e 连接在另一个碳原子上,且 a≠b,e≠d;按"次序规则"比较同一个碳原子上的两个原子或基团的优先次序,若两个优先排列的原子或基团在双键或脂环的同侧时为 Z 构型,在异侧时则为 E 构型。即在下列构型中若 a>b,d>e,则它们的构型分别为:

Z 构型　　　　　E 构型

次序规则的主要内容详见第九章。据此下列化合物可命名为:

(E)-2,4-二甲基-3-乙基-3-庚烯　　　　(E)-1,2-二氯丙烯

(Z)-1-氯-丙烯　　　　(E)-1-氟-1-氯-2-溴乙烯

Z/E 构型命名法适用于所有的顺反异构体。两种命名法的规则不同,二者之间没有固定的联系,在某些顺反异构体中,顺式对应 Z 型,反式对应 E 型,但也有二者无对应关系的。例如:

用顺、反标记法命名为顺式,用 Z、E 标记法命名为 Z 式。而下列化合物用顺、反标记法命名为反式,用 Z、E 标记法命名为 Z 式。

三、顺反异构体的性质

顺反异构体的性质差别,主要是由于分子中两个优先的原子或基团在空间的距离不同引起的,通常反式构型中两个优先基团的间距较顺式远,相互之间的斥力比较小,内能较顺式低,所以反式构型有较小的密度、较小的偶极矩、较低的沸点、较高的熔点、较小的溶解度。但是顺式和反式异构体的化学性质基本相同,只有与空间排列有关的化学反应才有差异。

在生理活性或药理作用上顺反异构体往往表现出较大差异。如女性激素合成代用品己烯雌酚,只有反式异构体其生理活性较大,治疗某些妇科病有效。降血脂作用的花生四烯酸全部为顺式构型,维生素 A 分子为反式构型,若改变其构型,导致生理活性的降低甚至消失。

反-己烯雌酚(有效)　　　　　　顺-己烯雌酚(无效)

课堂练习 14 - 2　指出下列烯烃是否有顺反异构体,若有,写出它们的异构体。

(1)CH₃CH₂CH═CHCH₂CH₃　　　　(2)(CH₃)₂CHCH═CHCH₃

第三节　对映异构

一、偏振光和旋光性

光是一种电磁波,其振动方向与前进方向相互垂直。通常所看到的普通光是由各种波长的电磁波组成的,它们在垂直于前进方向的各个平面内振动传播,如图 14 - 6 所示。如果让普通光通过由方解石晶体制成的尼科尔棱镜时,棱镜像栅栏一样,只允许与棱镜镜轴平行的平面上振动的光线 AA' 通过,而在其他平面上振动的光线 BB'、CC'、DD' 等均被阻档。这种只在某一平面上振动的光称为平面偏振光,简称偏振光。如图 14 - 7 所示。偏振光的振动平面称为偏振面。使偏振光的偏振面旋转的性质称为旋光性。许多有机化合物如乳酸、葡萄糖等都具有这种性质。具有旋光性的物质称为旋光性物质。

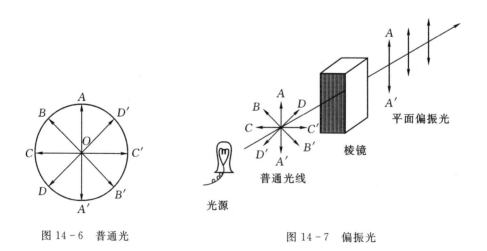

图 14 - 6　普通光　　　　　　　图 14 - 7　偏振光

实验证明,如果在两个晶轴相互平行的尼科尔棱镜之间放置盛液管,当偏振光透过一些天然物质的水溶液时会产生两种现象。一种是通过像水、酒精等物质时,不会使偏振光的振动平面发生旋转,此类物质称为非旋光性物质或非光学活性物质。另一种是通过像乳酸、酒石酸等物质时,可以使偏振光的振动平面旋转一定角度,这类物质称为旋光性物质或光学活性物质。旋光性物质中能使偏振光向右旋转(顺时针方向)的称为右旋体,用"+"或"d"表示;能使偏振光向左旋转(反时针方向)的称为左旋体,用"−"或"l"表示。如从肌肉中提取的乳酸就是(+)乳酸,而由葡萄糖发酵得到的乳酸则是(−)乳酸。

二、旋光度与比旋光度

旋光性物质使偏振面旋转的角度称为旋光度,通常用"α"表示。测定旋光度的仪器称为旋光仪,其工作原理如图 14−8 所示。

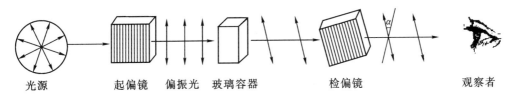

光源　起偏镜　偏振光　玻璃容器　检偏镜　观察者

图 14−8　旋光仪工作原理

物质的旋光度大小,除与物质本身的分子结构有关外,还与测定时溶液的浓度、盛液管的长度、温度、光波的波长以及溶剂的性质等因素有关。如上述因素都确定,每个旋光性物质的旋光度是特定的,用比旋光度 $[\alpha]_\lambda^t$ 表示。比旋光度定义为,使用 1dm 长的样品管,用波长为 589nm 的钠光作光源,待测物质的浓度为 $1g \cdot ml^{-1}$ 时,测得的旋光度。比旋光度和旋光度之间的关系可用下式表示:

$$[\alpha]_\lambda^t = \frac{\alpha}{c \cdot l}$$

式中的 α 是由旋光仪测得的旋光度,常用单位为度;c 为旋光性物质的质量浓度,常用单位为 $g \cdot ml^{-1}$;l 为盛液管长度,常用单位为 dm;t 为测定时的摄氏温度单位为℃;λ 为光源的波长,通常用钠光源,用 D 表示,其波长为 589nm。

与物质的熔点、沸点、密度等一样,比旋光度也是化合物的物理常数,可以定量地描述光学活性物质的特性——旋光性。因此,测定旋光度的大小,可用于鉴别旋光性物质。

一对对映体之间有许多相同的性质。在化学性质上,除了与手性试剂反应外,对映体的化学性质是相同的;一对对映体分别与普通试剂(如酸、碱等非手性试剂)作用,两者的反应速率是相同的。在物理性质上,除了旋光方向相反外,其他物理性质均相同。见表 14−4。

表 14−4　一对对映体的物理常数比较

	(+)−2−丁醇	(−)−2−丁醇
比旋光度	+13.9	−13.9
熔点(℃)	99.5	99.5
密度(g·cm⁻³)	0.8080	0.8080

比旋光度能表达未知旋光性化合物的旋光方向和旋光能力,还能确证已知旋光性化合物的纯度。因此,需掌握比旋光度的表示方法及其意义。例如:在理化手册上查得海洛因的比旋光度值为$[\alpha]_D^{15} = -166$(甲醇)。这表示海洛因是具有旋光性的化合物,以甲醇作溶剂,在15℃,用偏振的钠光 D-线作光源,测得其比旋光度为左旋166°。科学文献中报告化合物的比旋光度值时,在$[\alpha]_D$值之后的括号内要标出测定时所用的溶剂和溶液的浓度(以小写c表示百分浓度)。例如:心血管药地尔硫䓬$[\alpha]_D^{20} = +98.3$°($c1$,CH_3OH),表示地尔硫䓬的比旋光度为右旋98.3°,测定时的温度为20℃,使用钠光 D-线作光源,溶剂为甲醇,溶液浓度为1%。

课堂练习 14-3 将胆固醇样品 260mg 溶于 5ml 氯仿中,然后将其装满 5cm 长的样品管,在 20℃测得旋光度为-2.5°,计算胆固醇的比旋光度。

三、旋光性与分子结构的关系

(一)分子的手性

人的左右手,似乎没有什么区别,看起来完全相同。但两只手同向重叠时五根手指的排列顺序是相反的,因此两只手不能完全重合。把右手放在镜子前,镜子中的像恰恰是左手;同样道理,把左手放在镜子前,镜子中的像恰恰是右手,左手和右手互呈实物与镜像关系,如图14-9所示。

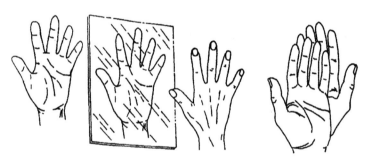

图 14-9 左右手呈镜像关系

像左右手这样互呈实物与镜像关系而不能完全重合的特性称为手征性,简称手性。手性不仅是某些宏观物质的特性,有些微观分子也具有手性,这样的分子称为手性分子。凡具有手性的分子都具有旋光性。分子的手性产生于分子的内部结构,与分子的对称性有关。判断一个分子是否具有手性,可借助于观察其是否具有对称因素,即对称面和对称中心。

1. 对称面

如果组成分子的所有原子都在同一平面上,或有一个假想平面能将该分子分为实物与镜像两部分,这种平面就是分子的对称面,如图 14-10 所示。

2. 对称中心

如果分子中有一个假想点,当任意一条直线通过此点,在距此点等距离处的两端总会遇到相同的原子或基团,此假想点就是该分子的对称中心,如图 14-11 所示。

一般说来,若在结构上具有对称面或对称中心的分子,就不具有手性,不是手性分子,也没有旋光性。反之,若在结构上既没有对称面又没有对称中心,则该分子就具有手性,是手性分子,具有旋光性。

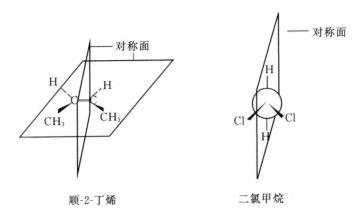

图 14-10 分子的对称面

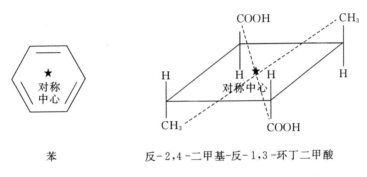

图 14-11 分子的对称中心

(二)手性碳原子

观察乳酸分子,发现 C_2 与 4 个不同的原子或基团相连接,这种碳原子称为手性碳原子,又称不对称碳原子,通常用"*"标出。分子中含有手性碳原子是使物质产生旋光性最为普遍的现象。但应指出,并不是所有含手性碳原子的物质都具有旋光性。有些含有两个或多个手性碳原子的物质,由于分子中存在对称面或对称中心,不是手性分子,因而没有旋光性,例如:下面 A、B 两物质具有旋光性,而 C 物质可能不具有旋光性。

$$\overset{*}{CH_3}CHCOOH \qquad \overset{*}{CH_3}CHCOOH \qquad \overset{*}{CH_3}\overset{*}{CH}CHCH_3$$
$$\underset{NH_2}{|} \qquad\qquad\quad \underset{Cl}{|} \qquad\qquad\quad \underset{Cl}{|}\ \underset{Cl}{|}$$

(A)　　　　　　　　(B)　　　　　　　　(C)

另一些物质的分子中,虽然不含手性碳原子,但分子中没有上述对称因素,是手性分子,具有旋光性。

(三)对映异构体

1874 年,随着碳原子四面体学说的提出,范特荷夫指出:如果一个碳原子上连接四个不同的原子或基团,这四个原子或基团在碳原子周围可以有两种不同的空间排列形式,即两种空间构型,它们外型相似,但不能重合,和左右手一样呈镜像关系,即相互对映,这种异构体称为对映异构体,如图 14－12 所示。

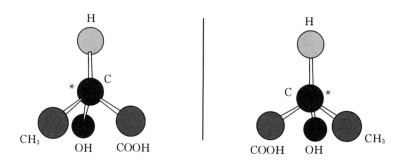

图 14 - 12 乳酸的两种旋光异构体

两种乳酸的旋光异构体,它们使偏振光旋转的角度相同,但方向相反,(＋)-乳酸的 $[\alpha]_D^{20}=3.28°$(水),(－)-乳酸的 $[\alpha]_D^{20}=-3.28°$(水)。等量的两种旋光异构体混合在一起,旋光性相互抵消,不显示旋光性,这种混合物称为外消旋体,通常用符号(±)或 dl 表示。外消旋体没有光学活性,但可以拆分为具有旋光活性的左旋体和右旋体。

在酒石酸(2,3-二羟基丁二酸)分子中,含有 2 个相同的手性碳原子,即它们分别连接的四个基团完全对应相同。这种特殊结构使酒石酸的立体异构体出现特殊的异构现象。理论上,酒石酸应该有四个立体异构体如图 14－13 所示。

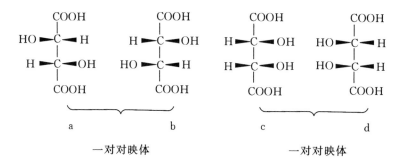

图 14 - 13 酒石酸的异构体

事实上,分析这四个立体异构体的结构,发现异构体 a 和 b 是一对对映体。异构体 a 与 c 和异构体 b 与 c 是非对映异构体。异构体 c 与 d 互为实物与镜像的关系,如果将异构体 c 在纸平面上旋转 180°得到异构体 d,两者能重叠。因此异构体 c 与 d 是相同的化合物。像异构体 c 这样分子内有两个结构相同的手性碳,但构型相反,整个分子是非手性的化合物称为内消旋化合物。分析其结构发现分子中有一个对称面,对称面的上半部分和下半部分互为实物和镜像的关系。如图 14－14 所示,在这种分子中,其对称面的上下两部分对偏振光的影响相互抵消,导致整体分子不具有旋光性。通过寻找对称面可以简便地辨认内消旋化合物。内消旋体和外消旋体是两个不同的概念,虽然两者都没有旋光性,但前者是纯净化合物,后者是等量的对映异构体的混合物,可以用化学方法或其他方法分离成纯净的左旋体和右旋体。

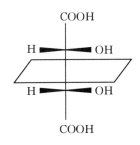

图 14-14 酒石酸分子中的对称面

(四)光学异构体的性质差异

对映异构体除旋光方向相反外,具有相同的物理性质。在非手性条件下,对映体的化学性质是相同的。但在手性条件下(手性试剂、溶剂、催化剂),其化学性质是有差别的。对映异构体与非对映异构体之间的物理性质不同。另外,外消旋体不同于任意两种物质的混合物,它具有固定的熔点,而且熔点的范围很窄。外消旋体和纯对映体除旋光方向不同外,其他物理性质如熔点、沸点、密度、在同种溶剂中的溶解度等也不同。酒石酸的各种异构体的理化性质比较见表 14-5。

表 14-5 酒石酸立体异构体的物理性质

	m. p. (℃)	$[\alpha]_D^{25}$(水)	溶解度 (g/100g 水)	pK_{a1}	pK_{a2}
(+)-酒石酸	170	+12	139	2.93	4.23
(−)-酒石酸	170	−12	139	2.93	4.23
(±)-酒石酸	204	0	20.6	2.96	4.24
meso-酒石酸	104	0	125	3.11	4.80

外消旋体的化学性质与纯对映体相比,在非手性条件下无差别,但在手性环境中,对映体表现的性质也不同。如在外消旋酒石酸培养液中放入青霉菌,右旋酒石酸被青霉菌消耗掉,左旋酒石酸无变化,溶液慢慢转变的具有旋光性。

旋光异构体之间极为重要的区别是它们的生理作用不同。例如,在人体细胞中,对映体中的一种构型能被人体细胞所识别而发生作用,是有生理活性的,但另一种构型却不能被人体细胞所识别,没有生理活性,甚至是有害的。对于药物来说,异构体之间的药效存在着很大的差异,例如,氯霉素的四个旋光异构体中,具有抗菌作用的只是其中的一种,且为左旋体,其右旋体无抗菌作用,其外消旋体称为合霉素,其疗效仅为氯霉素的一半。四环素类抗生素具有抗菌作用,但如果 C-4 上的二甲氨基构型发生改变,生成 C-4 差向异构体,原有的抗菌作用消失,而且对人体具有毒性。

旋光异构体中,各异构体的作用强度不同,药效也不同。例如,麻黄碱有四种旋光异构体:

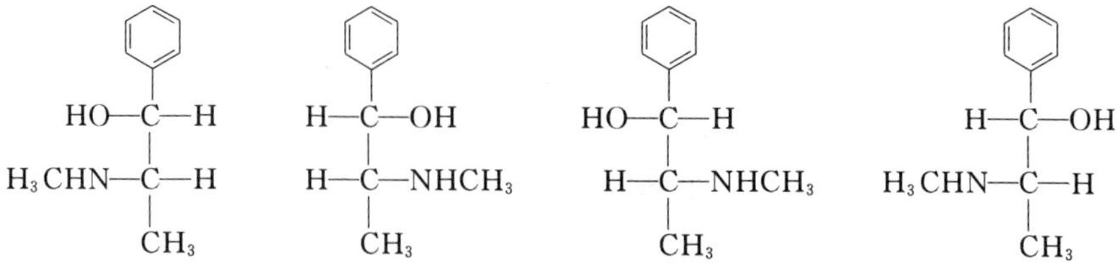

（—）-麻黄碱　　（＋）-麻黄碱　　　（—）-伪麻黄碱　　　　（＋）-伪麻黄碱

它们的主要作用是使心脏兴奋,血管收缩,引起血压上升。但麻黄碱的作用强,可用于治疗休克。而伪麻黄碱的作用弱,用于一般感冒,使鼻腔黏膜血管收缩,缓解鼻塞症状。

四、费歇尔投影式

有机化合物分子的结构大多数是立体的,要在平面上表示立体的分子构型,一般常用透视式和投影式。

(一)透视式

透视式是将手性碳和另外两个基团放在纸平面上,并用实线连接,用楔型实线表示伸出纸平面前方的基团,用虚线表示伸向纸平面后方的基团,如乳酸的两种旋光异构体可表示如下:

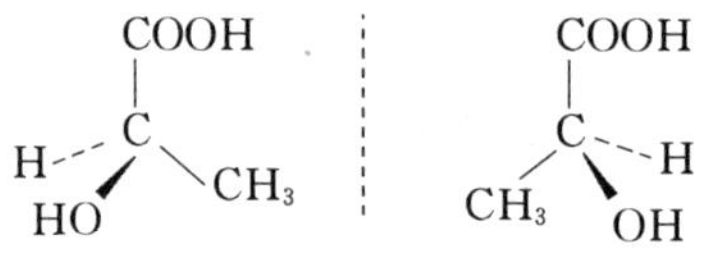

(二)费歇尔(E. Fischer)投影式

用透视式表示手性分子的构型清晰直观,但书写麻烦,对于结构复杂的分子,书写的难度更大。费歇尔投影式是将手性分子的三维空间结构投影到平面上的一种较简单的表示分子构型的方法。投影的原则规定如下:

(1)主链直立　含手性碳原子的主链直立,编号最小的基团放在上端。

(2)横前竖后　手性碳原子的两个横向键所连的原子或基团,水平伸向纸平面的前方,两个竖立键所连的原子或基团,竖直伸向纸平面的后方。

按此规定,若将乳酸的立体模型投影到纸平面,得到如图 14-15 所示的费歇尔投影式:

由于费歇尔投影式是以纸平面构图方式来表达一个三维空间的立体结构,所以在书写投影式时,必须严格地按照其规定表示分子的立体构型,要时刻注意"横前竖后"的原则。某一化合物的费歇尔投影式可以在纸平面上旋转 180°(横前竖后不改变),而不能旋转 90°或 270°(变成横后竖前),也不能将投影式脱离纸面翻转(变成横后竖前)。否则,所表达的化合物是原化合物的对映体,构型发生改变。

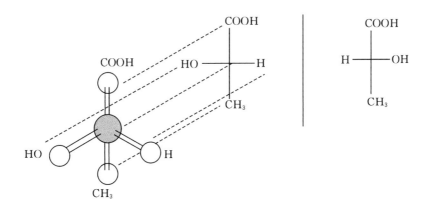

图 14-15　乳酸对映体的费歇尔投影式

费歇尔投影式适用于表示直链开链化合物的立体异构体,它显示的立体结构全部是重叠式构象,不符合分子的真实形象。相对而言,纽曼投影式和锯架式能更客观地反映分子的结构。当然,每一种表示立体结构的方法各有特点。同一个立体异构体可用几种方法表示它的立体结构。

五、对映异构体构型的表示法

一对对映体之间的差别就在于构型不同,因此对映体的名称之前应注明其构型。对映体构型的标记有以下两种方法。

(一)D、L 构型标记法

早在 1951 年前,人类还没有办法测定分子的真实构型,费歇尔选择了一个简单的对映体(+)-甘油醛作为标准,人为规定它的构型为三个碳原子在竖线上,—CHO 位于上方,—CH_2OH 位于下方,(+)-甘油醛的羟基在右边,是 D 构型(拉丁文 Dexter,意思为右),其对映体(−)-甘油醛的羟基在左边,规定为 L 构型(拉丁文 Laevus,意思为左),即:

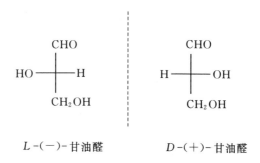

L-(一)-甘油醛   D-(＋)-甘油醛

其他旋光性化合物的构型可对照甘油醛,凡是可以由 D-(＋)-甘油醛通过化学反应衍生得到的化合物,或者是通过化学反应可以转变成 D-(＋)-甘油醛的化合物,只要变化过程中不涉及到改变手性碳原子的构型,它们与 D-(＋)-甘油醛具有相同的构型,都属于 D 型。反之,与 L-(一)-甘油醛具有相同构型的化合物,就属于 L 型,即:

D-(＋)- 甘油醛   D-(一)- 甘油酸   D-(一)- 乳酸

应该注意,旋光性物质的构型与旋光方向之间没有对应关系。D-型的旋光性物质中有右旋体,也有左旋体,L-型也是如此。旋光方向是化合物固有的性质,只能通过旋光仪来确定。如 D-甘油醛是右旋体,而 D-乳酸则是左旋体。在一对对映体中,若 D-型是右旋体,其对映体 L 型必然是左旋体;反之亦然。

D、L 构型标记法,一般用于标记含有一个手性碳原子的化合物,因为它不能指明原子或基团之间的实际空间关系。如果分子中有多个手性碳原子,用 D、L 命名标记时只看编号最大的那个手性碳原子横键上所连的官能团即可。例如:

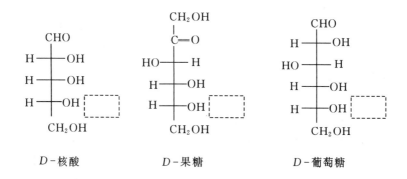

D-核酸   D-果糖   D-葡萄糖

因为 D、L 构型标记法是人为规定甘油醛的构型作为标准的构型标记法,所以 D、L 标记法又称相对构型命名法。其使用有一定局限性,对于无法通过衍生或反应转变的物质,相对构型无法确定其构型。由于 D、L 标记法比较简单、方便,至今仍在使用。目前,糖类和氨基酸类化合物构型的命名仍在使用。

(二)R、S 构型标记法

1970 年,根据国际纯粹与应用化学联合会(IUPAC)的建议,国际上采用 R、S 标记构型的系统命名法。R、S 标记是基于手性碳原子的实际构型进行标记的,因此是绝对构型。

R、S 构型标记法首先按"次序规则"确定手性碳原子上相连的四个原子或基团的大小(优先)顺序,假设顺序为 a > b > c > d,然后将最小的基团 d 放在视线的最远端,观察者在其对面观察 a→b→c 的排列顺序,若为顺时针排列时,称为 R-构型,若为逆时针排列时,称为 S-构型。若将最小的基团 d 放在视线的最近处,观察者观察 a→b→c 的排列顺序,若为顺时针排列时,称为 S-构型,若为逆时针排布时,称为 R-构型。

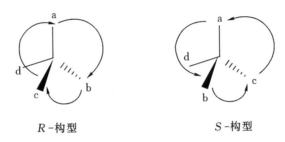

R-构型 S-构型

直接使用费歇尔投影式确定构型时,应注意"横前竖后",即横键上的基团伸向纸平面的前方,竖键上的基团伸向纸平面的后方。例如:乳酸分子中手性碳原子上连接的 4 个基团的优先顺序为:—OH > —COOH > —CH$_3$ > —H,最小的基团是—H,H 原子在横线上相当于透视式中站在离 H 原子最近处观察,剩余基团按照—OH→—COOH→—CH$_3$ 逆时针排布时为 R-构型,反之为 S-构型:

R-(−)-乳酸 S-(+)-乳酸

例如:抗生素氯霉素分子含有两个手性碳原子,其四个光学异构体命名如下:

(1R, 2R)-(−)-氯霉素   (1S, 2S)-(+)-氯霉素

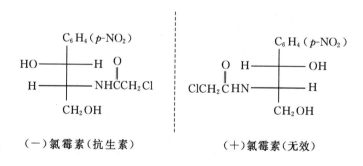

$$(1R,2S)-(-)-氯霉素 \qquad (1S,2R)-(+)-氯霉素$$

注意：D、L 和 R、S 是两种构型标记法，它们之间以及构型与旋光性之间均不存在任何固定的对应关系。

六、光学活性物质在医学上的意义

在生物体中存在的许多化合物都具有手性。例如，在生物体中普遍存在的 α-氨基酸主要是 L-型，从天然产物中得到的单糖多为 D-型。生物体对某一物质的要求常严格地限定为某个单一的构型，药物中 30%～40% 的分子具有手性，手性药物的不同异构体在代谢过程及毒性等方面往往存在着显著的差异。所以与生物有关的生物制品，如果有旋光性的异构体，也往往只有其中之一具有较强的生理效应，其对映体或是无活性或活性很小，有些甚至产生相反的生理作用。例如：作为血浆代用品的葡萄糖酐一定要用右旋糖酐，因为其左旋体会给患者带来较大的危害；右旋的维生素 C 具有抗坏血病作用，而其对映体无效；左旋肾上腺素的升高血压作用是右旋体的 20 倍；左旋氯霉素是抗生素，但右旋氯霉素几乎无抗菌作用。

$$（-）氯霉素（抗生素） \qquad （+）氯霉素（无效）$$

课堂练习 14-4 下列化合物哪些有手性，指出其中的手性碳原子，如果可以，用 D/L 法标记。

(1) $CH_2(OH)CH(OH)CH(OH)CHO$

(2) $CH_2(OH)CH(OH)CH(OH)CH_2(OH)$

学习小结

　　立体异构是指分子的构造式相同,而分子中原子或基团在空间的排列方式不同而产生的异构现象,本章主要介绍顺反异构和旋光异构。

➤　　顺反异构是指含双键或脂环结构的分子中,由于分子中与双键碳或脂环碳原子连接的原子或基团不同,产生不同的空间排列的异构现象。

➤　　旋光异构是由于分子内存在着不对称因素,即手性而产生的异构现象,普遍存在的是含有手性碳原子的手性分子。要在平面的纸上表示立体的分子构型,可采用费歇尔(E.Fischer)投影式,但由于费歇尔投影式是以纸平面构图方式来表达三维空间的立体结构,所以在书写投影式时,必须严格按照其规定,时刻注意"横前竖后"的原则。在应用 D、L、R、S 构型标记时,应注意旋光性物质的构型与旋光方向之间没有对应关系。

 目标检测

一、下列化合物有无手性碳原子? 若有手性碳原子,用"∗"标出

1. $CH_3CH_2CH_2CH_3$

2. $CH_3\overset{Cl}{\underset{}{CH}}CH_2CH_3$

3. 环己基—Cl

4. 苯—CHCHO, 取代基Cl

5. $CH_3\overset{OH}{\underset{}{CH}}CHCH_3$ (带OH)

6. $CH_3CH_2\overset{}{\underset{OH}{CH}}COOH$

二、下列各对化合物哪些属于对映体,非对映体,顺反异构体或同一化合物

1. 费歇尔投影式两个(CHO / H—OH / CH₃ 与 CHO / HO—H / CH₃)

2. 费歇尔投影式结构

3.
   两个烯烃顺反结构:
   (H, CH₂CH₃ / CH₃, CH₃) 与 (H, CH₃ / CH₃, CH₂CH₃)

4.
   两个立体结构:
   (CH₃, H, Cl, COOH) 与 (CH₃, HOOC, Cl, H)

三、判断下列叙述的正误

    1.所有手性分子都存在对映异构体。

    2.手性分子都含有手性碳原子。

    3.具有手性碳原子的化合物都是手性分子。

    4.由一种对映异构体转变为另一种对映异构体,必须通过断裂相应的化学键才可以实现。

四、画出下列化合物的费歇尔投影式,并用 D、L 标记法命名

    1.乳酸   2.2-羟基丁酸   3.2-氨基丙酸

五、下列化合物有无顺反异构现象? 若有,写出它们的顺反异构体,并用"Z、E"命名

    1.1-氯-1-溴乙烯   2.2-戊烯

    3.2-甲基-2-己烯   4.2-氯-1-溴丙烯

（王春艳   王　蓓）

第十五章　脂　类

⟳ 学习目标

【掌握】油脂的组成、结构和性质。

【熟悉】脂类物质的分类及其性质，了解卵磷脂、脑磷脂、甾族化合物的组成和结构。

【了解】部分甾族化合物的重要生理活性。

脂类广泛地存在于生物体内，是一类在化学组成、结构和生理功能上有较大差异，但都具有脂溶性的有机化合物。它的种类繁多，主要有油脂、磷脂、甾族化合物和萜类化合物等，可以用乙醚、氯仿和苯等非极性有机溶剂从动物组织中提取。

脂类具有重要的生理功能。动物体内油脂的氧化是机体新陈代谢重要的能量来源，油脂能溶解许多脂溶性生物活性物质，促进机体对脂溶性维生素 A、D、E、K 和胡萝卜素等的吸收，皮下脂肪可以保持体温。脏器周围的脂肪对内脏有保护作用。有些脂类如磷脂、胆固醇是构成生物膜的重要物质，与细胞的正常生理及代谢活动有密切的关系，有些是生物体内的激素，具有调节代谢、控制生长发育的功能。此外，脂类作为细胞表面物质，还与细胞识别、种属特异性和组织免疫等都有密切关系。

本章重点讨论油脂、磷脂、甾族化合物的组成、结构和性质。

第一节　油　脂

一、油脂的结构、分类与命名

（一）油脂的结构和分类

油脂是油和脂肪的总称。从结构上看是由一分子甘油与高级脂肪酸形成的酯。天然油脂主要是指一分子甘油和三分子高级脂肪酸形成的酯，称为三酰甘油，又称甘油三酯，是脂类中含量最丰富的一类。通常所说的油脂就是三酰甘油。

油脂中若三个脂肪酸相同，则为简单三酰甘油，如三个脂肪酸不同，则为混合三酰甘油，天然油脂主要是混合三酰甘油。结构通式如下：

$$
\begin{array}{l}
{}^{\alpha}CH_2\!-\!O\!-\!\overset{\displaystyle O}{\overset{\|}{C}}\!-\!R \\[6pt]
{}^{\beta}CH\!-\!O\!-\!CO\!-\!R \\[6pt]
{}^{\alpha'}CH_2\!-\!O\!-\!\underset{\displaystyle O}{\overset{\|}{C}}\!-\!R
\end{array}
\qquad\qquad
\begin{array}{l}
{}^{\alpha}CH_2\!-\!O\!-\!\overset{\displaystyle O}{\overset{\|}{C}}\!-\!R_1 \\[6pt]
{}^{\beta}CH\!-\!O\!-\!CO\!-\!R_2 \\[6pt]
{}^{\alpha'}CH_2\!-\!O\!-\!\underset{\displaystyle O}{\overset{\|}{C}}\!-\!R_3
\end{array}
$$

简单三酰甘油　　　　　　　　混合三酰甘油

　　一分子甘油和二分子高级脂肪酸形成的油脂称为二酰甘油,和一分子高级脂肪酸形成的油脂称为单酰甘油。结构通式如下:

$$
\begin{array}{l}
CH_2\!-\!O\!-\!\overset{\displaystyle O}{\overset{\|}{C}}\!-\!R_1 \\[6pt]
CH\!-\!O\!-\!C\!-\!R_2 \\[6pt]
CH_2\!-\!OH
\end{array}
\qquad\qquad
\begin{array}{l}
CH_2\!-\!O\!-\!\overset{\displaystyle O}{\overset{\|}{C}}\!-\!R_1 \\[6pt]
CH\!-\!OH \\[6pt]
CH_2\!-\!OH
\end{array}
$$

二酰甘油　　　　　　　　　　单酰甘油

　　根据油脂分子中高级脂肪酸的数目,油脂分为单酰甘油、二酰甘油、三酰甘油。

　　油脂中的高级脂肪酸种类很多,大多数是含偶数碳原子的直链高级脂肪酸,其中含十六个和十八个碳原子的高级脂肪酸最为常见,有饱和的也有不饱和的。饱和脂肪酸中以软脂酸分布最广,其次是月桂酸、蔻酸、硬酯酸。不饱和脂肪酸中最常见的是油酸、亚油酸等。油脂中常见的重要脂肪酸见表 15-1。

表 15-1　油脂中常见的脂肪酸

类别	俗名	系统名称	结构简式
饱和脂肪酸	月桂酸	十二碳酸	$CH_3(CH_2)_{10}COOH$
	软脂酸	十六碳酸	$CH_3(CH_2)_{14}COOH$
	硬脂酸	十八碳酸	$CH_3(CH_2)_{16}COOH$
不饱和脂肪酸	油酸	9-十八碳烯酸	$CH_3(CH_2)_7CH\!=\!CH(CH_2)_7COOH$
	亚油酸	9,12-十八碳二烯酸	$CH_3(CH_2)_4(CH\!=\!CHCH_2)_2(CH_2)_6COOH$
	α-亚麻酸	9,12,15-十八碳三烯酸	$CH_3CH_2(CH\!=\!CHCH_2)_3(CH_2)_6COOH$
	花生四烯酸	5,8,11,14-二十碳四烯酸	$CH_3(CH_2)_4(CH\!=\!CHCH_2)_4(CH_2)_2COOH$

　　多数脂肪酸在人体内能够自身合成,只有亚油酸、亚麻酸、花生四烯酸等多烯不饱和脂肪酸在人体内不能合成,但它们又是不可缺少的营养物质,必须由食物供给,因此称为必需脂肪酸。如花生四烯酸是人体内重要活性物质前列腺素的合成原料,人体必须从食物中摄取。

　　天然油脂大多数是多种三酰甘油的混合物,低级和不饱和脂肪酸含量较高的油脂在室温时为液态,俗称油,如棉籽油、花生油、芝麻油、豆油等。饱和脂肪酸含量高的三酰甘油在室温时通常为固态,俗称脂肪,如牛脂、猪脂、羊脂(习惯上也称为牛油、猪油、羊油)。

油脂是脂肪酸的储备和运输形式,也是生物体内的重要溶剂,许多物质溶于其中而被吸收和运输,如各种脂溶性维生素(A、D、E、K)、芳香油、固醇和某些激素等。

(二)油脂的命名

简单三酰甘油命名时称为"三某酰甘油"或"甘油三某脂肪酸",混合三酰甘油用 α、β 和 α' 分别表示不同脂肪酸的位置,例如:

$$
\begin{array}{l}
CH_2-O-\overset{\displaystyle O}{\overset{\displaystyle \|}{C}}-C_{15}H_{31}\\
CH-O-CO-C_{15}H_{31}\\
CH_2-O-\underset{\displaystyle \|}{\underset{\displaystyle O}{C}}-C_{15}H_{31}
\end{array}
$$

三软脂酰甘油

$$
\begin{array}{l}
\alpha\,CH_2-O-\overset{\displaystyle O}{\overset{\displaystyle \|}{C}}-C_{15}H_{31}\\
\beta\,CH-O-CO-C_{17}H_{35}\\
\alpha'\,CH_2-O-\underset{\displaystyle \|}{\underset{\displaystyle O}{C}}-(CH_2)_7CH{=}CH(CH_2)_7CH_3
\end{array}
$$

α-软脂酰-β-硬脂酰-α'-油酰甘油

二、油脂的性质

(一)物理性质

纯净的油脂一般是无色、无味、无臭,呈中性的物质。天然油脂因含色素和维生素而显示不同的颜色和气味。油脂密度小于1,难溶于水而易溶于有机溶剂。在乳化剂如胆汁酸、肥皂等存在的情况下,油脂能在水中形成乳浊液。在人体和动物的消化道内,胆汁酸盐使油脂乳化形成乳糜微粒,有利于油脂的消化吸收。油脂没有固定的熔点和沸点。

(二)化学性质

油脂的化学性质主要表现在酯键以及组成油脂的脂肪酸的不饱和烃基上,可以发生水解、加成和酸败等反应。

1.水解和皂化

油脂在酸、碱、酶的作用下发生水解反应,生成甘油和脂肪酸。油脂在酸性条件下的水解是可逆的,生成的甘油和高级脂肪酸在酸的作用下重新结合成油脂。当用碱水解油脂时,生成甘油和高级脂肪酸的盐。高级脂肪酸的钠盐和钾盐称为肥皂。因此,油脂在碱性条件下发生的水解称之为皂化反应。反应式如下:

$$
\begin{array}{l}
CH_2-O-\overset{\displaystyle O}{\overset{\displaystyle \|}{C}}-R_1\\
CH-O-\overset{\displaystyle O}{\overset{\displaystyle \|}{C}}-R_2\\
CH_2-O-\overset{\displaystyle O}{\overset{\displaystyle \|}{C}}-R_3
\end{array}
\;+3H_2O\;\xrightarrow{\;H^+\text{或酶}\;}\;
\begin{array}{l}
CH_2-OH\\
CH-OH\\
CH_2-OH
\end{array}
\quad
\begin{array}{l}
R_1COOH\\
+\;R_2COOH\\
R_3COOH
\end{array}
$$

三酰甘油 　　　　　　　　 甘油 　　 脂肪酸

$$\begin{array}{c}
CH_2-O-\overset{\displaystyle O}{\overset{\|}{C}}-R_1 \\
CH-O-\overset{\displaystyle O}{\overset{\|}{C}}-R_2 \\
CH_2-O-\overset{\displaystyle O}{\overset{\|}{C}}-R_3
\end{array} + 3NaOH \xrightarrow{\triangle} \begin{array}{c} CH_2-OH \\ CH-OH \\ CH_2-OH \end{array} + \begin{array}{c} R_1COONa \\ R_2COONa \\ R_3COONa \end{array}$$

三酰甘油　　　　　　　　甘油　　　脂肪酸钠

使 1 克油脂完全皂化所需的氢氧化钾的毫克数称为皂化值。根据皂化值的大小可以判断油脂中所含脂肪酸的平均分子量。皂化值越大,平均分子量越小。

由高级脂肪酸钠盐组成的肥皂称为钠肥皂,又称硬肥皂,就是生活中常用的普通肥皂。由高级脂肪酸钾盐组成的肥皂称为软肥皂。由于软肥皂对人体皮肤、黏膜刺激性小,医药上常用作灌肠剂或乳化剂。

脂肪完全水解后生成甘油、脂肪酸。不完全水解时生成甘油、脂肪酸、单酰甘油或二酰甘油。它们在体内均可被吸收利用。

2.加成反应

不饱和脂肪酸形成的油脂,分子中的 $C\!\!=\!\!C$ 双键可以与氢、卤素等发生加成反应。

(1)加氢　在高温、高压和金属催化剂作用下,$C\!\!=\!\!C$ 双键与氢发生加成反应,不饱和脂肪酸的油脂转化为饱和脂肪酸的油脂。氢化的结果使液态的油变成固态的脂肪。所以这一过程称为"油脂的硬化"。氢化后得到的固态油脂称为硬化油。硬化油不易被空气氧化变质,便于存储和运输,可作为制肥皂的原料。人造黄油的主要成分就是氢化的植物油。食品工业上为了增加食物的松脆性,改善口感也会适当添加硬化的植物油。如蛋糕中常用的奶油就是棉籽油氢化后形成的。氢化也可以解决油脂容易酸败,不利于运输,海产的油脂有臭味这些问题。

(2)加碘　油脂的不饱和程度可以通过油脂与碘的加成反应来测定。通常把 100 克油脂所能吸收碘的克数称为碘值。碘值越大,表示油脂中不饱和脂肪酸含量越高,油脂的不饱和程度越大。碘值也是衡量食用油脂质量的一个标准。长期食用低碘值的油脂,易引起动脉血管硬化和心脏病。所以,老年人应多食用碘值较高的植物油,如花生油、豆油等。常见油脂中脂肪酸的含量、皂化值和碘值见表 15－2。

表 15－2　常见天然油脂中脂肪酸的含量、皂化值和碘值

名称	软脂酸	硬脂酸	油酸	亚油酸	皂化值	碘值
花生油	6～9	2～6	50～57	13～26	185～195	83～105
大豆油	6～10	2～4	21～29	50～59	189～194	127～138
猪油	28～30	12～18	41～48	3～8	195～208	46～70

3. 酸败

油脂在空气中放置过久,逐渐变质会产生难闻的气味,这种变化称为酸败。酸败是由空气中氧、水分或微生物的作用而引起的。光照或加热能加速此反应。酸败的化学本质是油脂水解成游离的脂肪酸,不饱和脂肪酸氧化产生过氧化物,再裂解成小分子的醛或酮。脂肪酸 β-氧化时产生小分子的 β-酮酸,再脱羧也可生成酮类物质。小分子的脂肪酸、醛和酮常有刺激性臭味。酸值高的油脂不仅会影响食物的口味、营养价值,更重要的是含有有毒物质,一般酸值大于 6.0 的油脂不宜食用。

为了防止油脂的酸败,必须将油脂保存在密闭的容器中,保持阴凉、干燥、避光,也可以适当添加一些抗氧化剂,以抑制酸败。酸败程度的大小用酸值(酸价)表示。酸值就是中和 1 克油脂中的游离脂肪酸所需的 KOH 毫克数。酸值是衡量油脂质量的指标之一。

《中国药典》(2010 年版)对药用油脂的皂化值、碘值和酸值都有严格的规定。

课堂练习 15-1 测定皂化值和酸值都用 KOH 作为试剂,试想使用 NaOH 是否可以。

第二节 类 脂

在生物体内的组织中除含油脂外,还含有许多性质类似油脂的化合物,通常称为类脂。主要的类脂有磷脂和固醇等。

一、磷脂

磷脂是含有磷酸基团的脂类,分为甘油磷脂和鞘磷脂。它们广泛分布在动植物组织中,所有细胞的细胞膜中均含有磷脂。在动物的大脑、神经组织、骨髓、心、肝、肾等器官中,蛋黄、植物的种子及胚芽中也都含有大量的磷脂。

(一)甘油磷脂

甘油磷脂又称磷酸甘油酯,是磷脂酸的衍生物。甘油磷脂种类繁多,结构通式如下:

磷脂酸

甘油磷脂分子中含有酯键,水解时生成甘油、高级脂肪酸、磷酸。

天然磷脂酸中,通常 R_1 为饱和脂肪烃基,R_2 为不饱和脂肪烃基,C_2 是手性碳原子,磷脂酸有一对对映异构体,自然界中的磷脂酸都是 L 构型。

磷脂酸分子中磷酸部分的羟基和其他化合物中的羟基结合,可以得到各种甘油磷脂,最常见的是卵磷脂和脑磷脂,它们分别是由胆碱、胆胺与磷脂酸结合生成的磷脂。

卵磷脂和脑磷脂的结构式如下:

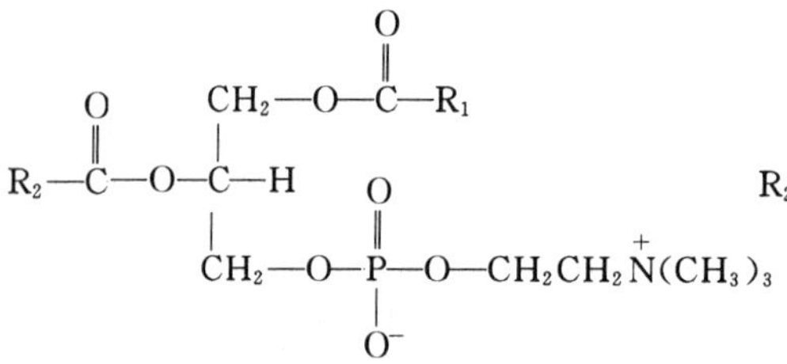

卵磷脂 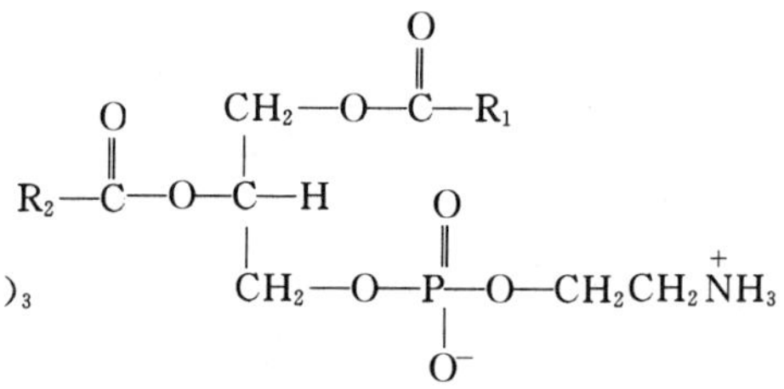　　　　　　　　　　　　脑磷脂

卵磷脂和脑磷脂的性质相似,都不溶于水易溶于有机溶剂,但卵磷脂可溶于乙醇而脑磷脂不溶,故可用乙醇将二者分离。二者的新鲜制品都是无色的蜡状物,有吸水性,在空气中放置易变为黄色进而变成褐色,这是由于分子中不饱和脂肪酸被氧化所致。卵磷脂和脑磷脂可从动物的新鲜大脑及大豆中提取。

由于含有酯键,因此在酸、碱或酶催化下可以发生水解反应,卵磷脂完全水解的产物是甘油、脂肪酸、磷酸和胆碱(含氮的有机碱 $HOCH_2CH_2N^+(CH_3)_3OH^-$)。脑磷脂完全水解后生成甘油、脂肪酸、磷酸,不同的基团是胆胺($HOCH_2CH_2NH_2$)也称乙醇胺。

(二)鞘氨醇磷脂

神经鞘磷脂由神经鞘氨醇(简称神经醇)、脂肪酸、磷酸与含氮碱基组成。结构如下:

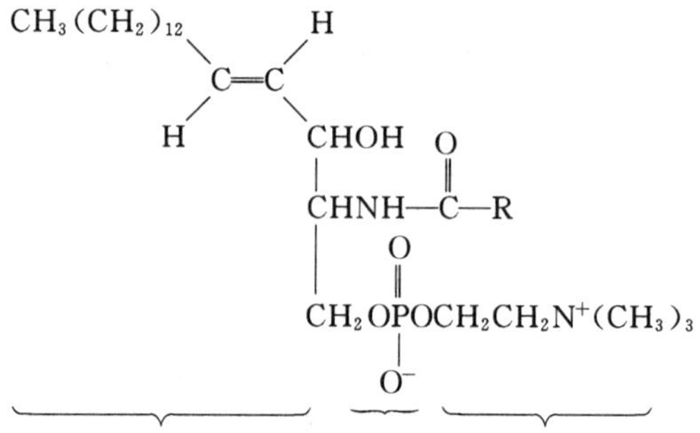

神经酰胺部分　　　磷酸部分　　胆碱部分

脂酰基与神经醇的氨基以酰胺键相连,所形成的脂酰鞘氨醇又称神经酰胺;神经醇的伯醇基与磷脂酰胆碱(或磷脂酰乙醇胺)以磷酸酯键相连。在神经鞘磷脂中发现的脂肪酸有软脂酸、硬脂酸、掬焦油酸、神经烯酸等。神经鞘磷脂不溶于丙酮、乙醚,而溶于热乙醇。

二、甾族化合物

(一)结构

甾族化合物又称为甾体化合物或类固醇化合物,是一大类广泛存在于动植物体的具有重要生理活性的天然物质。它们均以环戊烷并氢化菲为基本结构,且含有醇羟基,故称为类固醇化合物。主要包括甾醇、胆甾酸和甾体激素等。

甾族化合物共同的特点是,都含有一个环戊烷并氢化菲的基本骨架,四个环从左至右分别标注为 A、B、C、D 环。环上的碳原子有固定的编号。大多数甾族化合物在其母核结构的 10 位和 13 位上连有甲基,称为角甲基,在 17 位上有不同长度的碳链或含氧取代基。"甾"字很形象地表示了甾族化合物基本结构的特点,其中的"田"表示四个互相稠和的环,"巛"则象征环上的三个取代基。

环戊烷并氢化菲　　　　　甾族化合物的基本结构

(二)甾醇类

甾醇又称为固醇,常以游离状态或以酯、苷的形式广泛存在于动植物体内。依据来源可分为动物甾醇和植物甾醇两大类。天然的甾醇在 C_3 上有一个羟基。

1.胆固醇

胆固醇是一种动物甾醇,又称胆甾醇,最初是在胆结石中发现的,因此得名。

胆固醇是无色或略带黄色的结晶,难溶于水易溶于热乙醇、乙醚和氯仿等有机溶剂,将胆固醇的氯仿溶液与乙酸酐及浓硫酸作用,即呈现红色→紫色→褐色→绿色的系列颜色变化,此反应称为 Liberman-Burchartd 反应,是鉴别甾醇化合物的一种化学方法。

胆固醇大多以脂肪酸酯的形式存在于动物体内,蛋黄、脑组织及动物肝等内脏中含量丰富。胆固醇是细胞膜脂质的重要组分,同时它还是生物合成胆甾酸和甾体激素等的前提。正常人血液中每 100ml 含总胆固醇 110～220mg。胆固醇摄取过多或代谢障碍时,会从血清中沉积在动脉血管壁上,久之会导致冠心病和动脉粥样硬化症;过饱和胆固醇从胆汁中析出沉淀则是形成胆固醇系结石的基础,然而体内长期胆固醇偏低也可能诱发癌症。所以,既要给机体提供足够的胆固醇,维持机体的正常生理功能,又要避免摄入过量。

2.7 -脱氢胆甾醇

胆固醇分子中 7、8 号碳上的氢原子失去形成双键,就成为 7 -脱氢胆甾醇。它存在于大多数高级动物的表皮和真皮内,经紫外光线照射,7 -脱氢胆甾醇 B 环发生开环反应,转化为维生素 D_3,所以多进行日光浴是获得维生素 D_3 简单而有效的方法。另外,维生素 D_3 还可来自动物性食物,如肝、鱼肝油等。

7 -脱氢胆甾醇转变为维生素 D_3 的反应式为:

7-脱氢胆固醇 → 紫外线 → 维生素 D₃

3.麦角甾醇

麦角甾醇是一种重要的植物甾醇,存在于麦角、酵母及霉菌中,是生产青霉素的副产物。由于最初从麦角中得到,因此得名麦角甾醇。麦角甾醇是白色片状或针状晶体,熔点 165℃,易溶于苯、氯仿、吡啶等非极性有机溶剂,溶于丙酮、乙醇,不溶于水。

麦角甾醇的结构与胆甾醇相似,只是在 7、8 位增加了一个双键、17 位的烃基中增加了一个甲基。中国化学家庄长恭在麦角甾醇的合成和确定结构等方面发挥了重要的作用。

在紫外光照射下,麦角甾醇的 B 环打开,发生键的重排等一系列变化,生成维生素 D₂。

麦角甾醇 → 紫外线 → 维生素 D₂

维生素 D 又称为抗佝偻病维生素,是几种生理作用相同物质的总称。它们能促进人体对 Ca、P 的吸收,增大血液中 Ca、P 的浓度,有利于其正常沉淀。这就是人们在补充钙剂的同时需要多晒太阳或同时补充鱼肝油(富含维生素 D)的原因。如果缺乏维生素 D,儿童可能得佝偻病,成人则容易得骨骼软化症,导致骨质增生、骨质疏松等。

维生素 D 广泛存在于动物体中,如肝脏、蛋黄、鱼、小虾、牛乳等。

(三)胆甾酸

胆甾酸在动物肝中合成,人的胆汁中有三种胆汁酸:胆酸、脱氧胆酸、鹅脱氧胆酸。胆酸能与甘氨酸或牛磺酸以肽键结合,生成甘氨胆酸或牛磺胆酸,它们是胆汁苦的主要原因。胆酸与脂肪酸或其他脂类如胆固醇等成盐。它们是乳化剂,能促进油脂消化吸收。其结构式如下:

胆酸

(四)甾体激素

激素根据结构可分为含氮激素和甾体激素两大类,又可以根据来源和生理功能的不同,分为肾上腺皮质激素和性激素两类。

1.肾上腺皮质激素

由肾上腺皮质分泌的激素,其结构特征是在甾环 C_3 上有酮基,$C_4 \sim C_5$ 之间有双键,C_{17} 上连有一个 2-羟基乙酰基。例如:

可的松　　　　　　　　皮质酮

2.性激素

性激素是由性腺(睾丸、卵巢、黄体)所分泌的甾体激素,具有促进性器官形成及第二性征发育的作用。它们的生理作用很强,少量就能产生极大的影响。性激素分为雄性和雌性激素两类。

(1)雄性激素:其结构特点是 C_3 为酮基,$C_4 \sim C_5$ 之间有双键,C_{17} 上连有一个羟基或酮基,例如:

睾丸酮　　　　　　　　黄体酮

(2)雌性激素:其结构特点为 A 环为苯环 C_3 上连有酚羟基,C_{10} 上无角甲基,C_{17} 上连有一个羟基,例如:

雌二醇

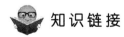 知识链接

脂肪酸

脂肪酸分为饱和脂肪酸、单不饱和脂肪酸和多不饱和脂肪酸。

动物油脂主要含饱和脂肪酸,其含量约 $40\% \sim 60\%$,其次为单不饱和脂肪酸,约 $30\% \sim 45\%$,多不饱和脂肪酸的含量极少。饱和脂肪酸易使胆固醇沉积于动脉壁,形成斑块,引发动脉粥样硬化,使动脉管腔狭窄,增加了患冠心病的危险性。中老年人的脂肪酶的活性降低,脂

质代谢缓慢,体内脂肪的合成大于分解,脂肪容易积累。所以,血清胆固醇水平和主动脉内膜的各种脂质都随着年龄的增加而增加,中老年人不宜多吃含饱和脂肪酸多的动物油脂。

单不饱和脂肪酸能促进血清胆固醇和低密度脂蛋白下降,有利于防止冠心病的发生。里希腊克特岛人的膳食脂肪含量很高,每人每日摄入脂肪量达到总能量的 40% 左右(其中单不饱和脂肪酸约占 29%,饱和脂肪酸约占 8%),但是冠心病的发生率和死亡率都很低。他们摄入的油脂主要是橄榄油、茶油,橄榄油含单不饱和脂肪酸高达 83%,茶油单不饱和脂肪酸的含量也在 80% 左右。

多不饱和脂肪酸具有重要的生理活性,其中亚油酸和 α-亚麻酸是人体不能自身合成,必须通过食物供给,称为必需脂肪酸。这些多不饱和脂肪酸都具有很重要的生理活性,尤其是 ω-3 族和 ω-6 族系列可以防止动脉粥样硬化,促进婴幼儿生长发育,促进大脑和脑神经发育,增强视力,所以倍受重视。多不饱和脂肪酸虽有很多优点,但由于其不饱和程度高,易发生脂质过氧化作用而产生自由基、活性氧,可以损伤细胞膜和组织,所以也不能过多食用。

 ## 学习小结

本章主要介绍了脂类的结构、命名及其性质。

➢ 羧酸与醇在酸或碱的催化作用下生成酯的反应,称为酯化反应。油脂是由甘油与高级脂肪酸所形成的酯。

➢ 简单三酰甘油命名时称为"三某酰甘油"或"甘油三某脂肪酸",混合三酰甘油用 α、β 和 α′ 分别表示不同脂肪酸的位置。

➢ 脂类包括油脂(甘油三酯)和类脂(磷脂、固醇类)。

➢ 油脂的化学性质:水解和皂化、加成反应、酸败。

➢ 磷脂是含有磷酸的脂类,包括由甘油构成的甘油磷脂与由鞘氨醇构成的鞘磷脂。

➢ 甾醇均以环戊烷并氢化菲为基本结构,且含有醇羟基,故称为固醇类化合物。

 ## 目标检测

一、选择题

1. 参与卵磷脂组成的化合物是 （ ）

A. 胆碱　　　　　B. 乙酰胆碱　　　　C. 丝氨酸　　　　D. 葡萄糖

2. 下列属于饱和脂肪酸的是 （ ）

A. 硬脂酸　　　　B. 亚油酸　　　　　C. 油酸　　　　　D. 花生四烯酸

3. 关于胆固醇的叙述错误的是 （ ）

A. 它是醇的一种　　　　　　　　B. 它是一种两亲分子

C. 它是动脉粥样硬化斑的主要成分之一　D. 它不是生物膜的组成成分

E. 它也是合成维生素 D_3 的前体

4. 油脂的硬化指的是油脂的 （ ）

A. 加碘反应　　　B. 酸败　　　　　　C. 皂化反应　　　D. 加氢反应

5.能区分脑磷脂和卵磷脂的试剂是 （ ）

A.丙酮   B.乙醚   C.水   D.乙醇

二、名词解释

1.必需脂肪酸   2.皂化反应   3.甾族化合物   4.磷脂

三、写出下列化合物的结构式

1.胆固醇   2.卵磷脂   3.脑磷脂

四、简答题

1.什么是皂化值、碘值、酸值？其数值大小分别说明什么问题。

2.长期食用低碘值油脂对人体健康有何危害？

（王春艳 王 蓓）

第十六章 糖 类

学习目标

【掌握】单糖的结构和化学性质。

【熟悉】二糖和多糖的结构和重要性质。

【了解】糖类化合物的分类和命名以及常见的单糖、二糖和多糖。

糖类是自然界存在最多、分布最广的一类有机化合物。糖是人类食物的主要成分,也是人体维持生命活动所需能量的主要来源,人体所需能量的 $50\%\sim70\%$ 来自糖的氧化分解;糖类还是组织细胞的重要成分,是人体内合成脂肪、蛋白质和核酸的重要原料;另外,糖类是体内重要的信息物质,在生命过程中具有重要的生理功能。许多糖类化合物具有抗菌、抗病毒、抗肿瘤活性的作用,可作为治疗疾病的药物,如肝素、透明质酸、氨基糖苷类抗生素等。

最初发现的糖类物质由碳、氢和氧三种元素组成,因分子中 H 与 O 的原子个数比例为 $2:1$,与水分子相同,所以被称为"碳水化合物",可用通式 $C_n(H_2O)_m$ 表示。但后来发现这个名称并不确切,因为糖类分子中 H 与 O 并不是以水分子的形式存在的,且有许多糖分子中 H 与 O 个数之比也不是 $2:1$,如鼠李糖($C_6H_{12}O_5$)、脱氧核糖($C_5H_{10}O_4$)等;而有些物质如醋酸($C_2H_4O_2$)、乳酸($C_3H_6O_3$)等符合通式 $C_n(H_2O)_m$,但它们不属于糖类。

从化学结构上看,糖类是多羟基醛、多羟基酮以及它们脱水缩合的产物。根据其能否水解及水解的情况进行分类,凡是不能水解的多羟基醛或多羟基酮称为单糖,如葡萄糖、果糖、核糖等;水解后能产生 $2\sim10$ 个单糖分子的糖称为寡糖或低聚糖,其中以二糖最为常见,如蔗糖、麦芽糖、乳糖等;水解后产生 10 个以上单糖分子的糖称为多糖,如淀粉、糖原等。

糖类通常根据其来源而采用俗名,如来自甘蔗的蔗糖、来自葡萄的葡萄糖以及来自乳汁的乳糖等。

第一节 单 糖

一、单糖的分类

从结构上看,单糖可分为醛糖和酮糖。根据单糖分子中所含碳原子数目的不同,又可分为丙糖、丁糖、戊糖和己糖。在生物体内以戊糖和己糖最为常见。最简单的醛糖是甘油醛(丙醛糖),最简单的酮糖是1,3-二羟基丙酮。有些单糖的羟基可被氢原子或氨基取代,它们分别称为去氧糖和氨基糖,如2-脱氧核糖、2-氨基葡萄糖等。

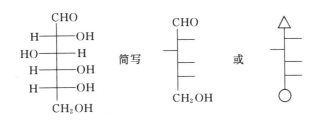

| 甘油醛 | 1,3-二羟基丙酮 | 2-脱氧核糖 | 2-氨基葡萄糖 |

在单糖中,与生命活动关系最为密切的是葡萄糖、果糖、核糖和脱氧核糖等。本章以葡萄糖和果糖为例,讨论单糖的结构和性质。

二、单糖的结构

(一)单糖的开链结构和构型

葡萄糖的分子式为 $C_6H_{12}O_6$,为己醛糖,是一个直链五羟基己醛。在己醛糖的分子结构中含有 4 个手性碳原子(C_2、C_3、C_4、C_5),应有 $2^4 = 16$ 个旋光异构体,葡萄糖是己醛糖的旋光异构体之一,其结构可用费歇尔投影式表示如下:

$$D\text{-}(+)\text{-}葡萄糖$$

这种结构称为葡萄糖的开链结构。

单糖的构型通常采用 D/L 构型标记法,以甘油醛为标准确定。距离羰基最远的手性碳原子(编号最大)的构型即为单糖的构型。例如,葡萄糖分子中编号最大的手性碳原子 C_5 上的羟基在右侧,与 D-甘油醛的构型相同,则称为 D-型;若葡萄糖 C_5 上的羟基在左侧,与 L-甘油醛的构型相同,则称为 L-型。

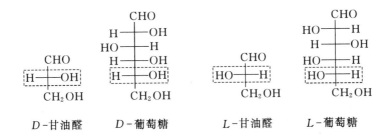

| D-甘油醛 | D-葡萄糖 | L-甘油醛 | L-葡萄糖 |

其他单糖的构型也是以甘油醛为标准确定的。己醛糖的 16 个旋光异构体中，8 个为 L -型，8 个为 D -型，构成 8 对对映体。8 种 D -型己醛糖的费歇尔投影式如下：

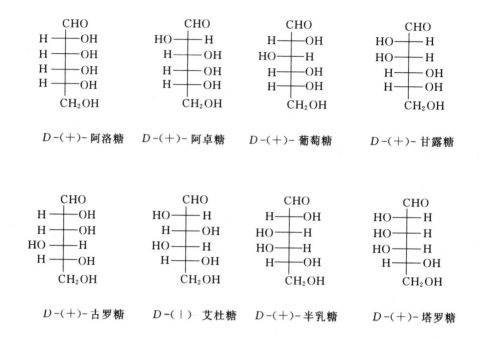

D -(＋)- 阿洛糖　　　D -(＋)- 阿卓糖　　　D -(＋)- 葡萄糖　　　D -(＋)- 甘露糖

D -(＋)- 古罗糖　　　D -(｜) 艾杜糖　　　D -(＋)- 半乳糖　　　D -(＋)- 塔罗糖

自然界中存在的单糖几乎都是 D -型的，除了 D -醛糖之外，还有一些单糖是 D -酮糖。例如，D -果糖和 D -山梨糖。

D-果糖　　　　　　D-山梨糖

课堂练习 16 - 1　根据葡萄糖的开链结构，请同学们初步分析葡萄糖可能具有那些性质？

（二）单糖的变旋光现象和环状结构

D -葡萄糖在不同条件下可得到两种不同的结晶。从冷乙醇中可得熔点为 146℃、比旋光度为 ＋112°的晶体；而从热吡啶中可得熔点为 150℃、比旋光度为 ＋18.7°的晶体。上述两种葡萄糖晶体溶于水后，比旋光度都会自行发生变化，并逐渐变化到 ＋52.5°时不再改变。这种在溶液中比旋光度自行发生变化的现象称为变旋光现象。这种现象用葡萄糖的开链结构是无法解释的。

　　实验已证明,结晶状态的单糖并不是以开链式结构存在,而是形成了环状结构。葡萄糖分子中既含有羟基又含有醛基,分子内部能发生亲核加成反应,形成环状半缩醛结构。在葡萄糖的 5 个羟基中,C_5 上的羟基与醛基反应,形成稳定的六元环状半缩醛结构。由于分子内羟基和醛基发生加成,使得 C_1 成为饱和碳原子,且具有手性。因而葡萄糖形成两种不同构型的氧环式半缩醛。在此环状半缩醛中,C_1 上生成的羟基称为半缩醛羟基,它与 D-葡萄糖 C_5 上的羟基在同侧者称为 α-型,在异侧者称为 β-型。

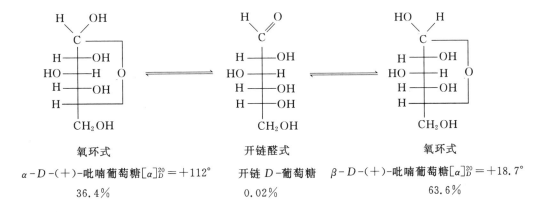

<table>
<tr><td>氧环式</td><td>开链醛式</td><td>氧环式</td></tr>
<tr><td>α-D-(+)-吡喃葡萄糖 $[\alpha]_D^{20}=+112°$</td><td>开链 D-葡萄糖</td><td>β-D-(+)-吡喃葡萄糖 $[\alpha]_D^{20}=+18.7°$</td></tr>
<tr><td>36.4%</td><td>0.02%</td><td>63.6%</td></tr>
</table>

　　葡萄糖的环状结构为氧环式结构,是由 1 个氧原子和 5 个碳原子形成的六元环,类似于含氧的六元杂环化合物吡喃(），所以环状结构的葡萄糖也称为吡喃葡萄糖。

　　α-D-(+)-吡喃葡萄糖和 β-D-(+)-吡喃葡萄糖就是上述比旋光度和熔点均不相同的两种结晶葡萄糖。葡萄糖的变旋光现象可以用两种环状结构和开链结构的互变加以解释。将吡喃葡萄糖中的任意一种异构体溶于水时,都会先产生微量的开链式结构。当开链结构转变为环状结构时,同时生成 α-型、β-型两种异构体。当 α-型、β-型和开链式三种异构体达到互变平衡状态时,α-型约占 36%,β-型约占 64%,而开链式结构含量极少,约占 0.02%。在达到平衡之前,比旋光度的数值随着 α-型和 β-型的含量的改变而变化,直至达到平衡,比旋光度达到恒定值。

　　可以看出,葡萄糖变旋光现象产生的原因是葡萄糖两种环状结构和开链结构互变的结果。具有环状半缩醛(酮)结构的单糖均有变旋光现象。

(三)葡萄糖环状结构的哈沃斯式和构象式

　　葡萄糖的环状半缩醛结构用费歇尔投影式表示,过长的碳氧键不能合理体现环的稳定性。为了更真实地表示单糖分子的空间构型,单糖分子的环状结构一般用哈沃斯(Haworth)透视式来表示。哈沃斯透视式简称哈沃斯式,是一种平面环状的结构式,即把成环的原子置于同一个平面,连接各碳原子的原子或基团分别置于环平面的上方和下方,以表示它们的空间位置。哈沃斯式在糖化学中广泛使用。D-葡萄糖的哈沃斯式结构表示如下:

α-D-(＋)-吡喃葡萄糖   β-D-(＋)-吡喃葡萄糖

　　哈沃斯式的写法是先画一个含一个氧原子的六元环,将环平面横切纸平面,离我们视线近的(即纸平面的前方)用粗线和楔形线表示,远的(即纸平面的后方)用细线表示。习惯将氧原子写在六元环平面的后右上方,氧原子右下侧的碳原子为决定环状构型的碳原子(如葡萄糖为C_1),从这个碳原子开始顺时针依次对环中碳原子编号。将在氧环式中位于左侧的原子或基团写在环平面的上方,位于右侧的原子或基团写在环平面的下方。D-型糖C_5上的羟甲基写在环平面上方,L-型糖写在环平面下方。C_1上的半缩醛羟基与羟甲基在环平面的异侧为α-型,在环平面的同侧为β-型。例如,D-葡萄糖的哈沃斯式C_5上的羟甲基写在环平面上方,C_1上的半缩醛羟基在环平面下方的是α-型,在环平面上方的是β-型。

　　哈沃斯式的环是平面结构,原子和基团垂直排布在环的上下方,它不能真实地反映出吡喃葡萄糖的立体结构,也就不能说明为什么在水溶液中β D-吡喃葡萄糖含量比α-D-吡喃葡萄糖高。吡喃葡萄糖分子的真实空间结构类似于环己烷,稳定的六元环是椅式构象。α-D-吡喃葡萄糖和β-D-吡喃葡萄糖的构象式如下所示:

α-D-吡喃葡萄糖   β-D-吡喃葡萄糖

　　可以看出,两种构型葡萄糖的差别就是α-D-吡喃葡萄糖C_1上的半缩醛羟基在直立键(a键)上,而β-D-吡喃葡萄糖C_1上的半缩醛羟基在平伏键(e键)上,由于大基团处在平伏键上比处在直立键上分子的内能低,故β-D-吡喃葡萄糖的构象为优势构象,稳定性强。所以,在葡萄糖的互变平衡体系中,β-D-吡喃葡萄糖所占的比例大于α-D-吡喃葡萄糖。

(四)果糖的结构

　　果糖与葡萄糖互为同分异构体,但果糖属于己酮糖,两者结构除C_1和C_2不同外,从C_3到C_6完全相同。

　　与葡萄糖相似,果糖也主要以环状结构存在。果糖开链结构C_5或C_6上的羟基都能与C_2上的酮基发生亲核加成反应生成环状半缩酮结构,C_5与之形成五元环呋喃型环状结构的果糖,C_6与之形成六元环吡喃型,它们也存在α-型和β-型两种异构体。自然界中游离态的果糖主要以吡喃型存在,结合态的果糖主要以呋喃型存在,如蔗糖中的果糖部分就是呋喃果糖。果糖的开链式以及吡喃果糖、呋喃果糖的哈沃斯式互变平衡体系如下所示：

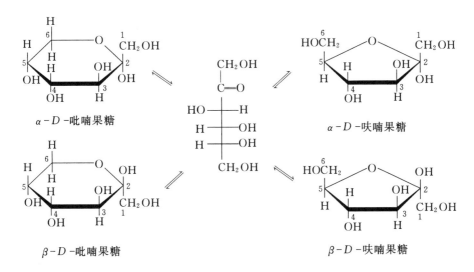

α-D-吡喃果糖　　　　　　　　　　　α-D-呋喃果糖

β-D-吡喃果糖　　　　　　　　　　　β-D-呋喃果糖

　　与葡萄糖相同，在果糖的水溶液中，同样存在环状半缩酮和开链结构的互变平衡，果糖也具有变旋光现象，达到平衡时的比旋光度为$-92°$。

三、单糖的性质

　　单糖是具有甜味的结晶物质，有吸湿性，易溶于水，难溶于有机溶剂，易形成过饱和溶液——糖浆。单糖(除丙酮糖外)都具有旋光性，溶于水时出现变旋光现象。

　　单糖分子中含有羰基和多个羟基，因此具有醛酮和醇的一般性质。又由于这两种官能团相互影响，表现出一些特殊性质。单糖主要以环状结构形式存在，在水溶液中可互变为开链结构，虽然开链结构的含量很少，但可通过互变平衡移动而不断产生。所以，当发生化学反应时，根据加入试剂的不同和反应部位的不同，有的反应是以开链结构进行，如与托伦试剂、斐林试剂的反应；有的是以环状半缩醛(酮)结构进行，如成苷反应。

(一)互变异构反应

　　在稀碱溶液中，D-葡萄糖会有一部分转变成D-果糖和D-甘露糖，最终形成三种糖的平衡混合物，这种转变是通过烯二醇中间体来完成的。

　　稀碱条件下，在羰基和羟基的双重作用下，D-葡萄糖的α-H非常活泼，可转移到羰基氧原子上，形成烯二醇中间体。烯二醇中间体不稳定，它可以通过三种途径进一步转化，得到D-葡萄糖、D-果糖和D-甘露糖。

　　同理，D-果糖或D-甘露糖在稀碱溶液中，也会通过烯二醇中间体发生相互转化，最终得到三种糖的平衡混合物。

　　在含有多个手性碳原子的旋光异构体中，只有一个手性碳原子的构型不同的异构体，互称为差向异构体。如D-葡萄糖和D-甘露糖，它们仅C_2构型不同，互称为C_2差向异构体。差向异构体之间的转化称为差向异构化。D-葡萄糖与D-果糖之间的转化是醛糖和酮糖之间的转化。在体内糖代谢过程中，6-磷酸葡萄糖在酶的作用下异构化为6-磷酸果糖，也属于醛糖和酮糖之间的转化。

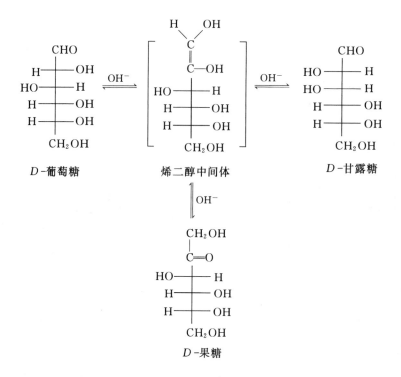

D-葡萄糖　　　　　　　烯二醇中间体　　　　　　　D-甘露糖

D-果糖

(二)氧化反应

1.与碱性弱氧化剂的反应

托伦试剂、斐林试剂和班氏试剂都属于碱性弱氧化剂,能将单糖(醛糖或酮糖)氧化生成复杂的氧化产物,同时 Ag^+(配离子)和 Cu^{2+}(配离子)分别被还原为单质 Ag(银镜)和 Cu_2O 砖红色沉淀。

$$单糖 + Ag^+(配离子) \xrightarrow{\triangle} Ag\downarrow + 复杂的氧化物$$
$$(托伦试剂)$$

$$单糖 + Cu^{2+}(配离子) \xrightarrow{\triangle} Cu_2O\downarrow + 复杂的氧化物$$
$$(斐林试剂或班氏试剂)$$

酮糖(如 D-果糖)也能被上述弱氧化剂氧化,这是由于在碱性条件下能够发生互变异构,转化成醛糖。

单糖易与碱性弱氧化剂反应,说明单糖具有还原性。凡是能被碱性弱氧化剂(托伦试剂、斐林试剂及班氏试剂)氧化的糖,称为还原糖,反之称为非还原糖。单糖都是还原糖。临床上常将班氏试剂作为尿糖定性的检出试剂,就是利用了葡萄糖的还原性。

2.与溴水的反应

溴水可与醛糖发生反应,选择性地将醛基氧化成羧基。同时溴水的红棕色褪去,但溴水的氧化性较弱,不能氧化酮糖,因此可利用溴水来区分醛糖和酮糖。

$$
\begin{array}{ccc}
\text{CHO} & & \text{COOH} \\
\text{H}\!-\!\!-\!\text{OH} & & \text{H}\!-\!\!-\!\text{OH} \\
\text{HO}\!-\!\!-\!\text{H} & \xrightarrow{\text{Br}_2/\text{H}_2\text{O}} & \text{HO}\!-\!\!-\!\text{H} \\
\text{H}\!-\!\!-\!\text{OH} & & \text{H}\!-\!\!-\!\text{OH} \\
\text{H}\!-\!\!-\!\text{OH} & & \text{H}\!-\!\!-\!\text{OH} \\
\text{CH}_2\text{OH} & & \text{CH}_2\text{OH} \\
D\text{-葡萄糖} & & D\text{-葡萄糖酸}
\end{array}
$$

3. 与稀硝酸的反应

稀硝酸的氧化性比溴水强,它能将醛糖中的醛基和伯醇羟基氧化生成糖二酸。例如,D-葡萄糖经稀硝酸氧化生成 D-葡萄糖二酸。

$$
\begin{array}{ccc}
\text{CHO} & & \text{COOH} \\
\text{H}\!-\!\!-\!\text{OH} & & \text{H}\!-\!\!-\!\text{OH} \\
\text{HO}\!-\!\!-\!\text{H} & \xrightarrow{\text{稀 HNO}_3} & \text{HO}\!-\!\!-\!\text{H} \\
\text{H}\!-\!\!-\!\text{OH} & & \text{H}\!-\!\!-\!\text{OH} \\
\text{H}\!-\!\!-\!\text{OH} & & \text{H}\!-\!\!-\!\text{OH} \\
\text{CH}_2\text{OH} & & \text{COOH} \\
D\text{-葡萄糖} & & D\text{-葡萄糖二酸}
\end{array}
$$

酮酸也可被稀硝酸氧化,发生 C_2—C_3 键的断裂,生成小分子的醇酸。如 D-果糖经硝酸氧化可生成乙醇酸和三羟基丁酸。

在体内酶的作用下,葡萄糖分子中的 C_6 位的羟甲基被氧化成羧基,生成葡萄糖醛酸。葡萄糖醛酸在肝脏中能与一些含羟基、氨基等的有毒物质结合,转变为无毒的化合物,经肾脏排出体外,起到解毒和保护肝脏的作用。

$$
\begin{array}{ccc}
\text{CHO} & & \text{CHO} \\
\text{H}\!-\!\!-\!\text{OH} & & \text{H}\!-\!\!-\!\text{OH} \\
\text{HO}\!-\!\!-\!\text{H} & \xrightarrow{\text{酶}} & \text{HO}\!-\!\!-\!\text{H} \\
\text{H}\!-\!\!-\!\text{OH} & & \text{H}\!-\!\!-\!\text{OH} \\
\text{H}\!-\!\!-\!\text{OH} & & \text{H}\!-\!\!-\!\text{OH} \\
\text{CH}_2\text{OH} & & \text{COOH} \\
D\text{-葡萄糖} & & D\text{-葡萄糖醛酸}
\end{array}
$$

(三)成苷反应

单糖环状结构中的半缩醛(酮)羟基较为活泼,可与含羟基的化合物(如醇或酚)作用,分子间脱水生成具有缩醛(酮)结构的化合物,称为糖苷,此类反应称为成苷反应。例如,D-葡萄糖与甲醇在干燥氯化氢催化下,脱水生成 α-D-甲基吡喃葡萄糖苷和 β-D-甲基吡喃葡萄糖苷的混合物。

α-或β-D-吡喃葡萄糖 + HOCH$_3$ —干燥 HCl→ α-D-甲基吡喃葡萄糖苷 + β-D-甲基吡喃葡萄糖苷

成苷反应发生在糖的半缩醛（酮）羟基上，所以糖的半缩醛（酮）羟基又称为苷羟基。

糖苷是糖的衍生物，由糖和非糖两部分组成。糖的部分称为糖苷基，可以是单糖或低聚糖；非糖部分称为配糖基或苷元。在糖苷中，连接糖苷基和配糖基的键称为苷键。一般所说的苷键为氧苷键，即糖苷基和配糖基通过氧原子相连的苷键。此外，还有氮苷键、硫苷键等。半缩醛（酮）羟基有α-型和β-型之分，因而成苷反应生成的苷键也有α-苷键和β-苷键两种。

糖苷分子中没有半缩醛（酮）羟基，不能通过互变异构转化成开链结构，故无变旋光现象。与其他缩醛相同，糖苷在碱性条件下稳定，在酸性条件下易发生水解，生成原来的糖和非糖。

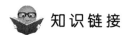 **知识链接**

具有生物活性的糖苷

糖苷类化合物在自然界中广泛分布，大多数具有生物活性，是许多中草药的有效成分。例如，水杨苷有止痛功效；苦杏仁苷有止咳作用；洋地黄苷为强心剂；黄芩苷有清热解毒作用，同时还具有抗癌、保肝利胆等作用。另外，单糖与含氮杂环生成的糖苷是生命活动的重要物质——核酸的组成部分。

黄芩苷　　　　　　　　　　　苦杏仁苷

（四）成酯反应

单糖分子中的多个羟基都可以与酸脱水成酯。单糖的磷酸酯是体内许多代谢过程的中间产物。例如，人体内的葡萄糖在酶的作用下可与磷酸脱水生成葡萄糖-1-磷酸酯（俗称1-磷酸葡萄糖）、葡萄糖-6-磷酸酯（俗称6-磷酸葡萄糖）或葡萄糖-1,6-二磷酸酯。糖的磷酸酯是体内糖原贮存和分解的中间产物。

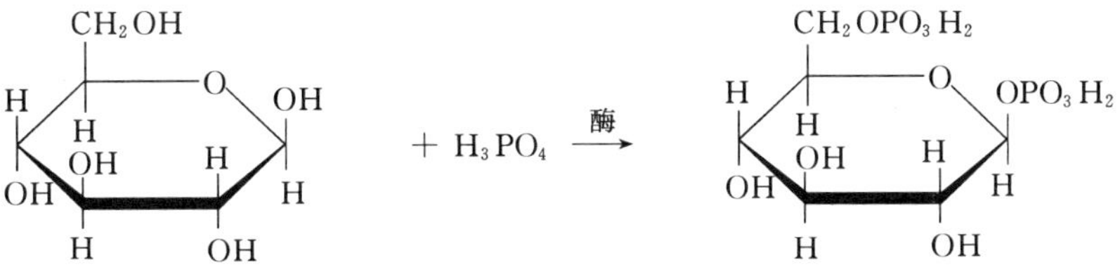

$$\beta\text{-}D\text{-}(+)\text{-葡萄糖} \qquad\qquad \beta\text{-}1,6\text{-二磷酸葡萄糖}$$

课堂练习 16－2 请写出 1-磷酸葡萄糖、6-磷酸葡萄糖和 6-磷酸果糖的结构。

(五)脱水反应和颜色反应

1. 脱水反应

单糖在强酸(浓 H_2SO_4 或浓 HCl)条件下,可发生分子内脱水反应,生成糠醛或糠醛衍生物。

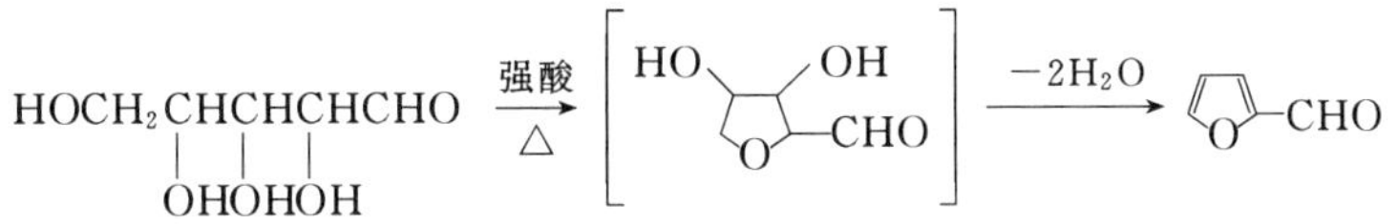

糠醛(α-呋喃甲醛)

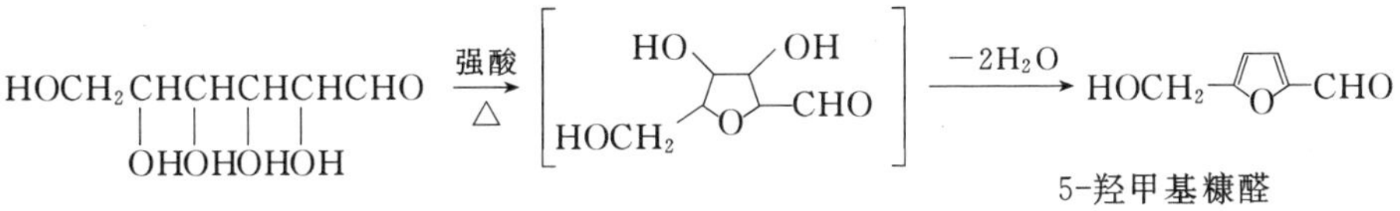

5-羟甲基糠醛

2. 颜色反应

(1)莫立许(Molisch)反应 在糖的水溶液中加入莫立许试剂(α-萘酚的乙醇溶液),然后沿试管壁慢慢加入浓 H_2SO_4,不要振摇,使密度较大的浓 H_2SO_4 沉到试管底部,在浓 H_2SO_4 和糖溶液的交界面之间能够形成紫色环,该颜色反应称为莫立许反应。其显色原因是糖在浓酸作用下脱水,生成的糠醛或糠醛衍生物与 α-萘酚作用生成有色的化合物。所有的单糖、低聚糖和多糖,都能发生这种颜色反应,而且反应灵敏,常用于糖类物质的鉴别。

(2)塞利凡诺夫(Seliwanoff)反应 在酮糖的溶液中加入塞利凡诺夫试剂(间苯二酚的浓盐酸溶液)加热,很快出现红色。游离的酮糖和含有酮糖残基的二糖皆可与塞利凡诺夫试剂发生显色反应。在同样的条件下,醛糖通常显色较慢,所以用此实验可以区分酮糖和醛糖。

四、重要的单糖

(一)葡萄糖

葡萄糖是白色结晶性粉末,自然界中的葡萄糖为右旋糖,比旋光度 $[\alpha]_D^{20}$ 为 $+52.5°$。葡萄糖是许多低聚糖和多糖的组成成分。存在于人体血液中的葡萄糖称为血糖,保持血糖浓度的恒定具有重要的生理意义。

葡萄糖是一种重要的营养物质,是人体所需能量的主要来源,尤其是中枢神经系统活动所需的能量完全由葡萄糖氧化提供。在临床上,葡萄糖溶液是输液常用的液体,葡萄糖注射液用于治疗水肿,并有强心、利尿和解毒的作用。同时,葡萄糖还是合成维生素 C 和葡萄糖酸钙等药物的主要原料。

(二)果糖

果糖是白色晶体,熔点 104℃,是天然糖类中最甜的糖,自然界中的果糖为左旋体,比旋光度$[\alpha]_D^{20}=-92.4°$。

果糖在体内也可形成磷酸酯,常见的有果糖-6-磷酸酯(俗称 6-磷酸果糖)和果糖-1,6-二磷酸酯(俗称 1,6-二磷酸果糖)。果糖的磷酸酯是体内糖代谢过程中重要的中间产物。在酶的作用下,1,6-二磷酸果糖发生 C_3—C_4 键的断裂,生成 3-磷酸甘油醛和磷酸羟基丙酮,继续进行代谢反应。

磷酸羟基丙酮　　3-磷酸甘油醛

(三)D-核糖和 D-2-脱氧核糖

D-核糖和 D-2-脱氧核糖都是戊醛糖,均具有左旋性,在自然界不能以游离态存在,常与磷酸和某些含氮杂环化合物(如嘌呤、嘧啶)结合而存在于核蛋白中,是组成核酸的重要组成成分之一。在核酸中核糖和脱氧核糖都是以 β-型呋喃糖存在,称为 β-D-呋喃核糖和 β-D-脱氧呋喃核糖。

D-核糖　　　β-D-呋喃核糖　　　D-2-脱氧核糖　　　β-D-2-脱氧呋喃核糖

第二节　二　糖

二糖也称为双糖,是最简单的低聚糖。二糖水解时生成两分子单糖,这两分子单糖可以相同,也可以不同。二糖是由一分子单糖的半缩醛(酮)羟基(又称苷羟基)与另一分子单糖的羟基脱水后的缩合产物,所以二糖的生成其实是成苷反应,只是配糖基是另一分子的单糖而已。连接两个单糖的苷键有两种情况:一种是两个单糖分子都以其半缩醛(酮)羟基脱水缩合。这样形成的二糖分子中不存在半缩醛(酮)羟基,不能通过互变生成开链醛式结构,也就没有还原性和变旋光现象,为非还原性二糖。另一种是一个单糖分子中的半缩醛(酮)羟基与另一个单糖分子中的醇羟基脱水缩合。这样形成的二糖分子中还保留有半缩醛(酮)羟基,能通过互变异构生成开链醛式结构,因而具有还原性和变旋光现象,为还原性二糖。

常见的二糖有麦芽糖、蔗糖和乳糖,它们都是己糖的脱水缩合产物,分子式均为 $C_{12}H_{22}O_{11}$,互为同分异构体。

一、麦芽糖

麦芽糖存在于麦芽中。人体在消化食物的过程中,淀粉先经淀粉酶作用水解成麦芽糖,然后再经过麦芽糖酶的作用水解成 D-葡萄糖,所以麦芽糖是淀粉水解过程的中间产物。

从分子结构上看,麦芽糖是由一分子 α-D-吡喃葡萄糖 C_1 上的苷羟基与另外一分子 D-吡喃葡萄糖 C_4 上的醇羟基脱水,以 α-1,4-苷键结合而成。其结构式为:

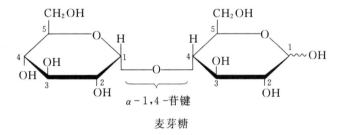

麦芽糖

麦芽糖分子中还保留有一个苷羟基,在水溶液中可通过互变异构形成 α-型和 β-型两种环状结构和开链结构,所以麦芽糖有变旋光现象,有还原性,属于还原性二糖。麦芽糖能与托伦试剂、斐林试剂和班氏试剂等碱性弱氧化剂发生反应,还能发生成苷反应。在稀酸或酶的作用下,麦芽糖可水解成两分子葡萄糖。

麦芽糖为白色晶体,含一分子结晶水,熔点 103℃(分解),易溶于水,比旋光度 $[\alpha]_D^{20}$ 为 +136°。麦芽糖有甜味,是饴糖的主要成分,具有营养价值,也可用作细菌的培养基。

课堂练习 16-3 请写出麦芽糖的开链醛式结构,说明麦芽糖为什么有还原性和变旋光现象。

二、乳糖

乳糖存在于哺乳动物的乳汁中,人乳中含量约为 $60\sim70 g \cdot L^{-1}$,牛乳中含量约为 $40\sim50 g \cdot L^{-1}$,是婴儿发育所必需的营养物质。

从分子结构上看,乳糖由一分子 β-D-半乳糖 C_1 上的苷羟基与另一分子 D-吡喃葡萄糖 C_4 上的醇羟基脱水,通过 β-1,4-苷键结合而成。其结构式为:

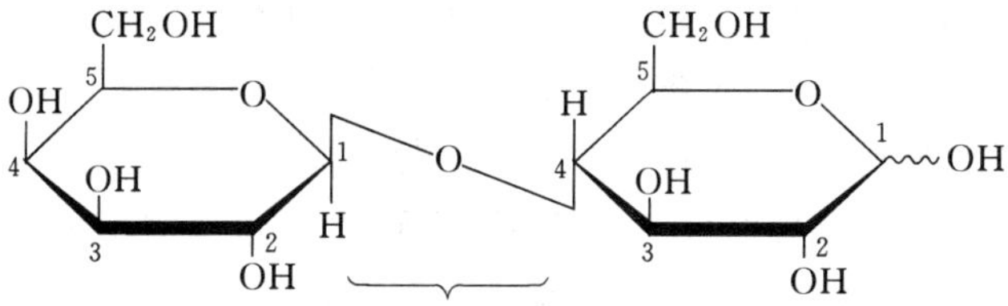

$$\beta\text{-}1,4\text{-苷键}$$

乳糖

乳糖分子中葡萄糖部分仍保留有一个苷羟基,所以具有变旋光现象,有还原性,属于还原性二糖。在稀酸或酶的作用下,麦芽糖可水解成半乳糖和葡萄糖。

乳糖是白色晶体,含一分子结晶水,微甜,吸湿性小。熔点 202℃,溶于水,但水溶性较小,比旋光度 $[\alpha]_D^{20}$ 为 $+53.5°$。医药上利用乳糖吸湿性小的特点,常用作药物的稀释剂,以配制散剂和片剂。

三、蔗糖

蔗糖是自然界分布最广的二糖,广泛分布在各种植物中,在甘蔗和甜菜中含量最高。

从分子结构上看,蔗糖由一分子 α-D-吡喃葡萄糖 C_1 上的苷羟基与另一分子 β-D-呋喃果糖 C_2 上的苷羟基脱水,以 α,β-$1,2$-苷键结合而成。其结构式为:

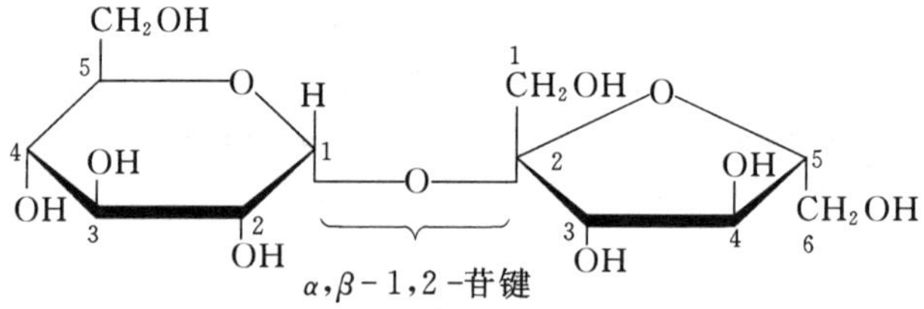

$$\alpha,\beta\text{-}1,2\text{-苷键}$$

蔗糖

蔗糖分子中无苷羟基,在水溶液中不能转变成开链结构,因此没有变旋光现象,也没有还原性,属于非还原性二糖。

蔗糖是白色晶体,熔点 186℃,甜度仅次于果糖,易溶于水,水溶液的比旋光度 $[\alpha]_D^{20}$ 为 $+66.7°$。蔗糖在稀酸或酶的作用下水解成等物质的量的葡萄糖与果糖的混合物,比旋光度 $[\alpha]_D^{20}$ 为 $-19.75°$。

$$C_{12}H_{22}O_{11} + H_2O \xrightarrow{H^+/酶} C_6H_{12}O_6 + C_6H_{12}O_6$$

蔗糖 D-葡萄糖 D-果糖

蔗糖是右旋糖,其水解后的混合物却是左旋的。这是因为水解生成的果糖的左旋强度大于葡萄糖的右旋强度所导致的,所以常将蔗糖的水解称为转化,水解后的混合物称作转化糖。蜂蜜中大部分是转化糖。

蔗糖营养丰富,是主要的食用糖。医药上,蔗糖主要用作矫味剂和配制糖浆。

第三节 多 糖

多糖是天然高分子化合物,由许多个单糖分子通过苷键连接而成,其相对分子质量达到几万甚至几百万,如淀粉、纤维素、糖原等。自然界中的多糖大多数含有 $80\sim100$ 个单元的单糖。连接单糖的苷键主要有 α-1,4-苷键、β-1,4-苷键和 α-1,6-苷键三种。直链多糖一般以 α-1,4-苷键和 β-1,4-苷键连接,多糖的支链连接点通常是 α-1,6-苷键。

多糖的性质与单糖、二糖的性质有较大的区别。多糖为无定形粉末,没有甜味,大多数不溶于水,少数能与水形成胶体溶液。由于多糖分子中的苷羟基几乎都被结合为苷键,只存在极微量的苷羟基,且被隐藏在整个分子的内部空间里,所以多糖没有变旋光现象,也没有还原性,不能与托伦试剂、斐林试剂和班氏试剂发生反应。

多糖在自然界中分布极广,如淀粉、糖原是作为养分贮存在生物体内;纤维素、甲壳素是动植物体的骨架;黏多糖、血型物质具有复杂的生理功能,在生物体内有重要的作用。多糖是与生命活动密切相关的一类化合物,其中淀粉、纤维素和糖原尤为重要。

一、淀粉

淀粉是绿色植物光合作用的产物,广泛分布于植物当中,是人类获取糖类的主要来源之一。淀粉是白色无定形粉末,是由 α-D-葡萄糖脱水缩合而成的多糖。它是由直链淀粉和支链淀粉两部分组成,两者在分子大小、苷键类型和分子形状上都存在差异。淀粉用热水处理后,可溶解的部分为直链淀粉,不溶而膨胀的部分为支链淀粉。一般淀粉中含直链淀粉约 $10\%\sim30\%$,支链淀粉约 $70\%\sim90\%$。

(一)直链淀粉

直链淀粉存在于淀粉的内层,一般是由 $250\sim300$ 个 α-D-葡萄糖分子以 α-1,4-苷键连接而成的直链多糖。直链淀粉不易溶于冷水,可溶于热水形成胶体溶液。

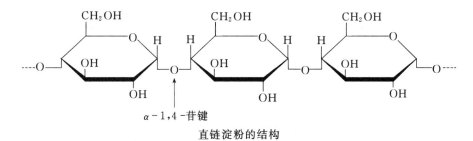

α-1,4-苷键

直链淀粉的结构

直链淀粉并不是以伸展的线性分子存在,这是因为 α-1,4-苷键的氧原子有一定键角,且单键可以自由转动,分子内的羟基间可形成氢键,因此直链淀粉具有规则的螺旋空间排列。每一圈螺旋含有 6 个 α-D-葡萄糖单位(图 16-1)。

直链淀粉溶液遇碘显深蓝色,加热至沸腾后褪色,冷却后颜色复现。这是由于碘分子钻入螺旋空隙中形成蓝色复合物。这个反应非常灵敏,常用于淀粉的鉴别。当直链淀粉受热时,维系其螺旋状立体结构的氢键会伸直,淀粉-碘复合物被破坏,因此蓝色消失。冷却时,淀粉再形成螺旋状立体结构,继而与碘形成复合物,蓝色会自动恢复。

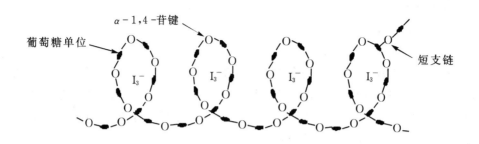

图 16-1 直链淀粉的螺旋状结构示意图

(二)支链淀粉

支链淀粉存在于淀粉外层,一般是由 $6000\sim40000$ 个 α-D-葡萄糖分子连接而成。在支链淀粉中,主链由 α-1,4-苷键连接,而分支处为 α-1,6-苷键。在支链淀粉的直链上,每隔 $20\sim25$ 个 D-葡萄糖单位就有一个以 α-1,6-苷键连接的分支,因此其结构较直链淀粉复杂得多。

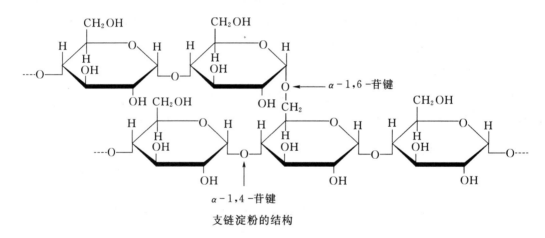

支链淀粉的结构

支链淀粉不溶于水,在热水中溶胀成糊状。支链淀粉与碘生成紫红色的配合物。

淀粉在酸或酶作用下水解,逐步生成分子量较小的多糖、二糖等一系列中间产物,最终生成 D-葡萄糖。糊精的分子量比淀粉小,能溶于水,具有较强的黏性。分子量较大的糊精遇碘显红色,叫红糊精。淀粉的水解过程可借水解产物与碘所显颜色的不同而确定。

$$(C_6H_{12}O_6)_n \longrightarrow (C_6H_{12}O_6)_{n-x} \longrightarrow C_{12}H_{22}O_{11} \longrightarrow C_6H_{12}O_6$$
$$\text{淀粉(蓝)} \qquad \text{糊精(红色)} \qquad \text{麦芽糖} \qquad \text{葡萄糖}$$

二、糖原

糖原是人与动物体内贮存的一种多糖,又称为动物淀粉,主要存在于肝脏和肌肉中。糖原对维持人体血糖浓度起着重要作用。血液中的葡萄糖含量较高时,葡萄糖就结合生成糖原贮存起来,当血液中的葡萄糖含量低于正常水平时,糖原就分解为葡萄糖进入血液,供给机体能量。

糖原的结构单位是 D-葡萄糖,其结构与支链淀粉类似,但分支更多更密,分子中每隔 8～10 个葡萄糖单元就出现一个以 α-1,6-苷键连接的分支(图 16-2)。

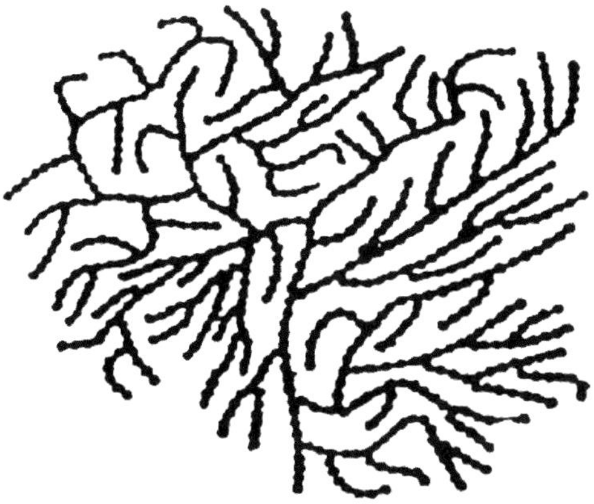

糖原是白色无定形粉末,可溶于热水形成胶体溶液,遇碘显红色。

三、纤维素

纤维素是自然界分布最广、存在量最多的多糖,是植物细胞壁的结构成分。木材中含纤维素约 50%,棉花中纤维素的含量在 90% 以上。

图 16-2 糖原结构示意图

纤维素是由成千上万个 β-D-葡萄糖分子通过 β-1,4-苷键结合成的长链分子,一般无分支链,纤维素分子链相互间通过氢键作用而扭成绳索状。

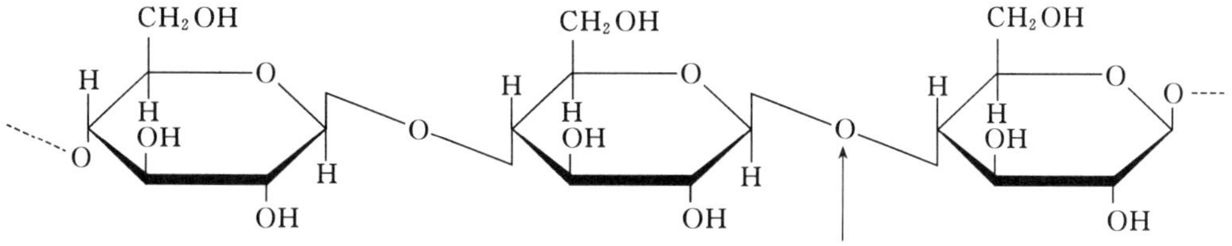

β-1,4-苷键

纤维素在高温高压下与无机酸共热,水解得到 β-D-葡萄糖。纤维素虽然与淀粉一样由 D-葡萄糖组成,但由于是以 β-1,4-苷键连接,不能被淀粉酶水解。因此,人不能消化纤维素,但是纤维素可以促进肠的蠕动,所以食物中保持一定量的纤维素对人体健康是十分有利的。食草动物的消化道中有一些微生物能够分泌出水解 β-1,4-苷键的酶,可以消化纤维素。

纤维素的用途广泛,临床上可用于制造脱脂棉、纱布,在药物制剂中,纤维素经处理后可用作片剂的螯合剂、填充剂、崩解剂和赋形剂。

四、右旋糖酐

右旋糖酐是一种高分子葡萄糖聚合物。由于聚合的葡萄糖分子数目不同,而产生不同分子量的右旋糖酐,有高分子右旋糖酐(平均分子量 10 万～20 万)、中分子右旋糖酐(平均分子量 6 万～8 万)、低分子右旋糖酐(平均分子量 2 万～4 万)和小分子右旋糖酐(平均分子量 1 万～2 万)。右旋糖酐是由 α-D-葡萄糖分子连接而成的。在右旋糖酐的直链部分由 α-1,6-苷键连接,而分支处为 α-1,3-苷键。

临床上常用的有中分子右旋糖酐、低分子右旋糖酐和小分子右旋糖酐。中分子右旋糖酐主要用作血浆代用品,有提高血浆胶体渗透压、增加血浆容量和维持血压的作用,如右旋糖酐70(平均分子量约为7万)。低分子右旋糖酐有改善微循环,预防或消除血栓形成等作用,如右旋糖酐40(平均分子量约为4万)。

学习小结

本章主要介绍了糖类的定义、分类,单糖、二糖和多糖的结构和性质。重点是单糖的结构及主要化学性质。

➢ 糖类是多羟基醛、多羟基酮以及它们脱水缩合的产物。糖类根据水解情况可分为单糖、低聚糖和多糖。

➢ 单糖是不能水解的多羟基醛或多羟基酮,单糖的构型通常采用 D/L 构型标记法。主要以环状结构存在,单糖变旋光现象产生的原因是 α-型、β-型两种环状结构和开链结构互变的结果。单糖均有还原性,具有变旋光现象。单糖主要有以下化学性质:①互变异构反应;②氧化反应;③成苷反应;④成酯反应;⑤脱水反应和颜色反应。

➢ 二糖是由两分子单糖通过苷键连接而成的,分为还原性二糖和非还原性二糖。还原性二糖分子中有苷羟基,具有变旋光现象和还原性。

➢ 多糖是许多个单糖分子通过苷键连接而成的高分子化合物,连接单糖的苷键主要有 α-1,4-苷键、β-1,4-苷键和 α-1,6-苷键。

目标检测

一、选择题

1.能发生银镜反应的物质是 （　）

A.果糖　　　　　B.蔗糖　　　　　C.淀粉　　　　　D.糖原

2. 下列不是还原糖的是　　　　　　　　　　　　　　　　　　　　　　　（　　）

A. 葡萄糖　　　　　B. 果糖　　　　　C. 蔗糖　　　　　D. 麦芽糖

3. 能用莫立许试剂反应鉴别出的一类物质是　　　　　　　　　　　　　（　　）

A. 醇　　　　　　　B. 醛　　　　　　C. 酮酸　　　　　D. 糖类

4. 下列各组糖中互为同分异构体的是　　　　　　　　　　　　　　　　（　　）

A. 果糖和核糖　　　B. 蔗糖和乳糖　　C. 糖原和葡萄糖　D. 麦芽糖和核糖

5. 单糖的链式结构变为环式结构属于　　　　　　　　　　　　　　　　（　　）

A. 成酯反应　　　　B. 成苷反应　　　C. 氧化反应　　　D. 生成半缩醛(酮)的反应

6. 下列化合物中属于酮糖的是　　　　　　　　　　　　　　　　　　　（　　）

A. 葡萄糖　　　　　B. 脱氧核糖　　　C. 半乳糖　　　　D. 果糖

7. 以淀粉为原料生产葡萄糖的水解过程中,可用于检验淀粉已水解的试剂是　（　　）

A. 碘化钾　　　　　B. 碘水　　　　　C. 磷酸　　　　　D. 甲醇

8. 直链淀粉中的苷键类型是　　　　　　　　　　　　　　　　　　　　（　　）

A. α-1,6-苷键　　B. α-1,4-苷键　　C. β-1,6-苷键　　D. β-1,4-苷键

9. 化验患者尿液,加入班氏试剂,微热时若有砖红色沉淀生成,说明其中含有　（　　）

A. 丙酮　　　　　　B. 蛋白质　　　　C. 葡萄糖　　　　D. 尿素

10. 可以用于区别醛糖和酮糖的试剂是　　　　　　　　　　　　　　　（　　）

A. 班氏试剂　　　　B. 托伦试剂　　　C. α-萘酚、浓硫酸　D. 酸性溴水

二、写出下列各种糖的哈沃斯式

1. α-D-吡喃葡萄糖　　　　　　　(2) β-D-呋喃果糖

3. β-D-2-脱氧呋喃核糖　　　　　(4) β-D-吡喃半乳糖

三、完成下列反应

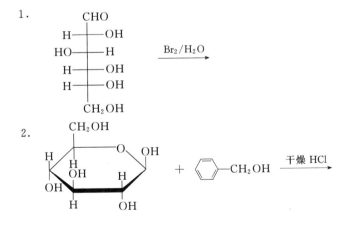

四、用化学方法区分下列各组化合物

1. 麦芽糖和蔗糖　　　　　　　　　　2. 淀粉和纤维素

3. D-葡萄糖和 D-果糖　　　　　　4. α-D-甲基吡喃葡萄糖苷和 D-葡萄糖

五、简答题

1. 请以葡萄糖为例,说明为什么单糖有变旋光现象?

2. 用稀碱处理 D-甘露糖可得到哪几种单糖?

3. 试从组成单位、苷键类型两方面比较直链淀粉、支链淀粉、纤维素、糖原。

（张学东）

第十七章　胺和酰胺

学习目标

【掌握】胺的性质。

【熟悉】胺和酰胺的分类、结构、命名、性质。

【了解】重要的胺、季铵盐、季铵碱、尿素、丙二酰脲、磺胺类药物和胍。

第一节　胺

一、胺的结构、分类和命名

(一)胺的结构

胺可看做是氨分子中的氢原子被烃基取代后的衍生物。

氨分子中的三个 N—H 键指向四面体结构的三个顶点的方向,而剩下的未共用电子对则指向第四个顶点的方向。因为未共用电子对占据更大的空间位置,各个 N—H 键之间的夹角略小于 $109.5°$。因此,氨分子的空间构型呈三角棱锥体,如图 17-1 所示。

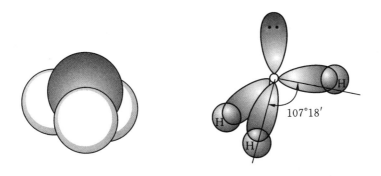

$107°18'$

图 17-1　氨分子的空间构型

(二)胺的分类

(1)根据胺分子中氮原子上连接烃基的种类不同,胺可分为脂肪胺和芳香胺两大类,氮原子与脂肪烃基直接连接的胺称为脂肪胺,氮原子与芳环直接相连的胺称为芳香胺。例如:

脂肪胺　　　　CH_3NH_2　　　　　　　苄胺

　　　　　　　甲胺

芳香胺　　　　苯胺　　　　　　　　N-甲基苯胺

(2)根据胺分子中氮原子所连烃基数目不同,胺可分为伯胺(1^0胺)、仲胺(2^0胺)和叔胺(3^0胺)三大类。氮原子上连接一个烃基的是伯胺($R-NH_2$),两个烃基的是仲胺(R_1-NH_2),三

个烃基的则是叔胺(R_1-N-R_2)。
$$R_3$$

应该注意的是:伯、仲、叔胺的分类方法与伯、仲、叔醇的分类方法不同。伯、仲、叔醇是以它们分子中的羟基分别与伯、仲、叔碳原子连接的不同而分类。而伯、仲、叔胺是按氮原子连接的烃基数目来确定的。例如:叔丁胺与叔丁醇,两者都具有叔丁基,但前者属伯胺而后者属叔醇。

$$CH_3$$
$$CH_3-C-NH_2$$
$$CH_3$$
叔丁胺(伯胺)

$$CH_3$$
$$CH_3-C-OH$$
$$CH_3$$
叔丁醇(叔醇)

课堂练习 17-1　叔醇和叔胺结构上有什么区别?

(3)根据分子中氨基的数目不同,胺又可分为一元胺、二元胺和多元胺。如 CH_3NH_2(一元胺),$H_2NCH_2CH_2NH_2$(二元胺)。

当氮原子上连接四个烃基时,成为类似 NH_4^+ 的结构,一般写在方括号内,如果阴离子部分是酸根离子则为季铵盐,如果是氢氧根离子则为季铵碱。结构通式为:

$$R_2$$
$$[R_1-N-R_3]^+ X^-$$
$$R_4$$
季铵盐

$$R_2$$
$$[R_1-N-R_3]^+ OH^-$$
$$R_4$$
季铵碱

上式中的烃基 R_1、R_2、R_3 和 R_4 可以相同,也可以不同。季铵碱是一种强碱,碱性和氢氧化钠或氢氧化钾碱性相当。

还应该注意的是“氨”“胺”和“铵”有不同的含义 ,“氨”是表示气态 NH_3 或氨基(—NH_2)、亚氨基(—NH—)、次氨基等;胺是表示 NH_3 的烃基衍生物 ,如甲胺(CH_3NH_2)、乙胺($CH_3CH_2NH_2$)等;而铵则表示 NH_4^+ 或其中的氢原子被烃基取代后的产物,如卤化铵、季铵盐、季铵碱等。

(三)胺的命名

(1)简单胺的命名　以氨为母体,烃基作为取代基,即在烃基的名称后面加“胺”字,并省略

掉"基"字。当氮原子上连接的烃基相同时,用"二""三"表示烃基的数目。若与氮原子连接的烃基不同,则把简单的烃基写在前边。例如:

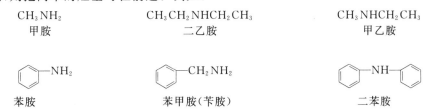

$$CH_3NH_2$$
甲胺

$$CH_3CH_2NHCH_2CH_3$$
二乙胺

$$CH_3NHCH_2CH_3$$
甲乙胺

苯胺　　　　　　苯甲胺(苄胺)　　　　　　二苯胺

(2)芳香胺的氮原子上连接烃基时,以芳香胺为母体,在脂肪烃基前加上字母"N"表示该脂肪烃基直接与氮原子连接。例如:

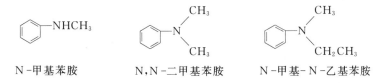

N-甲基苯胺　　　　N,N-二甲基苯胺　　　　N-甲基-N-乙基苯胺

(3)复杂胺的命名　把氨基作为取代基,把烃基作为母体进行命名。例如:

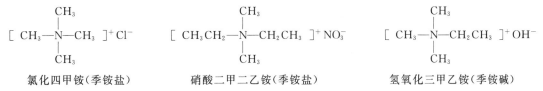

$$NHCH_2CH_3$$
$$CH_3CHCH_2CH_2CH_2CH_3$$
2-乙氨基己烷

$$NH_2 \quad CH_3$$
$$CH_3CHCH_2CHCH_2CH_2CH_3$$
4-甲基-2-氨基庚烷

(4)季铵类化合物的命名　与无机铵盐及氢氧化物命名相似。例如:

$$[CH_3-\overset{\overset{\displaystyle CH_3}{|}}{\underset{\underset{\displaystyle CH_3}{|}}{N}}-CH_3]^+Cl^-$$

$$[CH_3CH_2-\overset{\overset{\displaystyle CH_3}{|}}{\underset{\underset{\displaystyle CH_3}{|}}{N}}-CH_2CH_3]^+NO_3^-$$

$$[CH_3-\overset{\overset{\displaystyle CH_3}{|}}{\underset{\underset{\displaystyle CH_3}{|}}{N}}-CH_2CH_3]^+OH^-$$

氯化四甲铵(季铵盐)　　　硝酸二甲二乙铵(季铵盐)　　　氢氧化三甲乙铵(季铵碱)

二、胺的性质

(一)胺的物理性质

低级胺具有氨的气味,很多胺具有难闻的气味。如$(CH_3)_3N$具有腐烂鱼的恶臭味;1,4-丁二胺和1,5-戊二胺具有肉腐烂的恶臭味。前者叫腐胺,后者叫尸胺;芳香胺大多数毒性较大;胺是极性分子,除叔胺外分子间可形成氢键,沸点比相对分子质量相近的烃类高。但由于N—H键比O—H键弱,所以沸点比相对分子质量相近的醇和羧酸低;小分子的胺溶于水。

(二)胺的化学性质

1.碱性

胺和氨相似,水溶液呈弱碱性。这是由于胺分子中氮原子上未共用的电子对能接受水中的H^+离子,使溶液中的OH^-浓度增大,所以溶液呈碱性。

$$NH_3 + H_2O \Longrightarrow NH_4^+ + OH^-$$

$$RNH_2 + H_2O \Longrightarrow RNH_3^+ + OH^-$$

胺都是弱碱,不同的胺碱性强弱不同。

(1)脂肪胺的碱性比氨强,并且仲胺>伯胺>叔胺。

$$二甲胺 > 甲胺 > 三甲胺 > 氨$$

$$pK_b \quad 3.27 \quad 3.36 \quad 4.24 \quad 4.75$$

(2)芳香胺的碱性比氨弱,即:脂肪胺>氨>芳香胺。并且芳香胺中,苯胺的碱性强于二苯胺,二苯胺的碱性强于三苯胺。

苯胺	二苯胺	三苯胺
pK_b 9.40	13.0	近于中性

胺的碱性强弱是电子效应、空间效应和溶剂化效应共同作用的结果。季铵碱是离子型化合物,是强碱,其碱性与氢氧化钠相当。各类胺的碱性强弱顺序大致如下:

$$季铵碱>脂肪胺>氨>芳香胺$$

(3)胺能与强酸作用生成盐。例如:

$$RNH_2 + HCl \longrightarrow RNH_3^+ Cl^-$$

铵盐一般是固体,属于离子型化合物,水溶性较大,而胺一般难溶于水,胺盐遇强碱又游离出胺。所以可利用这一性质来提取胺或将胺与非碱性有机物加以分离。在医药上常将难溶于水的胺类药物制成盐,以增加其水溶性。如局部麻醉药普鲁卡因,在水中溶解度较小,常将其制成盐酸盐,便于注射使用。

$$H_2N-\!\!\!\!\bigcirc\!\!\!\!-COOCH_2CH_2N(C_2H_5)_2 + HCl \longrightarrow H_2N-\!\!\!\!\bigcirc\!\!\!\!-COOCH_2CH_2\overset{+}{N}H(C_2H_5)_2Cl^-$$

| 普鲁卡因 | | 盐酸普鲁卡因 |

2.酰化反应

胺与酰卤或酸酐反应,胺的氮原子上的氢原子被酰基(RCO—)取代生成酰胺,此反应称为酰化反应,提供酰基的试剂称为酰化剂,在有机合成中最常用的酰化剂是乙酰氯和乙酸酐。伯胺和仲胺的氮上都有氢原子,能发生酰化反应,而叔胺的氮上没有氢原子,故不能发生酰化反应。例如:

| 乙酰氯 | 苯胺 | 乙酰苯胺(退热冰) |

| 对-羟基苯胺 | 乙酸酐 | 对羟基乙酰苯胺(扑热息痛) |

酰化反应在药物合成中有重要的作用。由于多数胺是液体,经过酰化反应后得到的酰胺是结晶,有一定的熔点。所以酰化反应常用于胺类的分离、提纯和鉴别。另外,由于一般的胺毒性较大,且易被氧化(氨基较活泼),在胺类药物分子中引入酰基后,可使药物的脂溶性增加,有利于机体的吸收,提高药物的疗效,同时使其稳定性增加,毒性降低。如对羟基苯胺具有解热镇痛的作用,因毒副作用强,不易内服。乙酰化后,毒副作用降低,疗效增加。

3. 与亚硝酸的反应

不同的胺与亚硝酸反应的产物不同:

(1)伯胺与亚硝酸在酸性溶液中反应,放出氮气并生成醇及烯烃等的混合物。例如,正丙胺与亚硝酸反应,放出氮气并生成正丙醇、异丙醇及丙烯等的混合物。

$$CH_3CH_2CH_2NH_2 + HNO_2 \longrightarrow N_2\uparrow + H_2O + \begin{matrix} CH_3CH_2CH_2OH \\ \\ \overset{OH}{\underset{|}{CH_3CHCH_3}} \\ \\ CH_3CH=CH \end{matrix}$$

亚硝酸和伯胺的反应总是释放出定量的氮气。因此,这一反应不仅可用于检查伯胺基($-NH_2$),而且可以根据释放氮气的量计算出伯胺的含量。芳香族伯胺与亚硝酸在常温下反应和脂肪族伯胺相似,定量放出氮气。但在低温和强酸溶液中反应生成重氮盐,这一反应称为重氮化反应。

(2)脂肪族和芳香族仲胺也与亚硝酸反应,但不放出氮气,而是生成亚硝基胺。它们的反应可表示如下:

$$R_2NH + HONO \longrightarrow R_2N-NO + H_2O$$

亚硝基胺是亚硝酸的酰胺,不显示碱性,难溶于水。通常成黄色油状物或固体释出。如果将亚硝基胺与稀盐酸共热,则发生水解,重新生成仲胺。

$$R_2NNO + H_2O \xrightarrow{H^+} R_2NH + HNO_2$$

(3)脂肪族叔胺在冷的亚硝酸溶液中仅形成不稳定的盐而溶解。加碱处理时,则重新游离出叔胺。

芳香族叔胺与亚硝酸反应,则在对位上引入亚硝基,反应如下:

N,N-二甲苯胺　　　　　　　　N,N-二甲基对亚硝基苯胺

N,N-二甲基对亚硝基苯胺在强酸性溶液中呈橘黄色,在碱性溶液中显翠绿色。

综上所述,可以利用伯、仲、叔胺与亚硝酸发生的不同反应作为三种不同胺的鉴别反应。

课堂练习 17-2　(1)实验室应如何用化学方法区分甲胺和二甲胺?(2)二甲胺的碱性为何比三甲胺的碱性强?

三、常见的胺及其衍生物

(一)苯胺

苯胺又称阿尼林油,分子式:C_6H_7N,可看作是苯分子中的一个氢原子被氨基取代生成的化合物,是最简单、最重要的一级芳香族胺。无色油状液体,熔点 $-6.3℃$,沸点 $184℃$,相对密度 1.02173,加热至 $370℃$ 分解。微溶于水,易溶于乙醇、乙醚等有机溶剂。暴露于空气中或日光下变为棕色。可用水蒸气蒸馏,蒸馏时加入少量锌粉以防氧化。

苯胺有毒,如果吞食、吸入或通过皮肤吸收,对皮肤、眼睛和呼吸道有刺激作用,可导致高铁血红蛋白败血症、溶血性贫血和对肝、肾的损害。

苯胺呈碱性,与酸易生成盐。其氨基上的氢原子可被烃基或酰基取代,生成二级或三级苯胺及酰基苯胺。苯胺与亚硝酸反应生成重氮盐,由此盐可制成一系列苯的衍生物和偶氮化合物。苯胺在工业、农业、医疗卫生等行业都具有重要的作用。

(二)乙二胺和 EDTA

乙二胺(H_2NCH_2—CH_2NH_2)是最简单的脂肪族二元胺。为无色液体,沸点 $118℃$,易溶于水,其水溶液呈碱性。乙二胺是重要的试剂和化工原料,广泛用于制造药物、乳化剂、离子交换树脂及农药,也用来合成乙二胺四乙酸(EDTA)。

(三)三甲胺

三甲胺的分子式是 $N(CH_3)_3$,是最简单的叔胺类化合物。三甲胺为无色气体,比空气重、吸湿、有毒且易燃。低浓度的三甲胺气体具有强烈的鱼腥气味,高浓度时具有类似于氨的气味。通常压缩于钢瓶中或配成 40% 的水溶液来销售。

自然条件下,植物和动物腐败分解会产生三甲胺气体。腐败鱼的腥臭味、感染伤口的恶臭味和口臭通常都是由三甲胺引起。大部分三甲胺来源于胆碱及肉碱。三甲胺是一种含氮碱,容易获得质子形成三甲胺正离子。如三甲胺盐酸盐就是一种由盐酸和三甲胺反应得到的具有吸湿性的白色固体。

正常人吃下豆类、鸡蛋等含胆碱食物后,胆碱会在大肠内被分解为三甲胺。进入血液中的三甲胺,位于肝脏的三甲胺在氧化酶催化下,被氧化为无气味的氧化三甲胺。如果缺乏三甲胺氧化酶,而不能将三甲胺氧化为氧化三甲胺时,腐鱼气味的三甲胺就会在体内蓄积,以致患者汗液、尿液和呼出气体都会带有鱼腥味,这种疾病被称为三甲胺尿症,俗称鱼腥综合征。这是一种较为罕见的遗传性疾病,主要是因为体内缺乏含黄素单加氧酶(FMO_3)所引起。

(四)1,5 - 二氨基戊烷

1,5 - 二氨基戊烷简称 1,5 - 戊二胺,又名尸胺。结构简式为 $NH_2(CH_2)_5NH_2$。1,5 - 戊二胺是蛋白质腐败时赖氨酸在脱羧酶的作用下发生脱羧反应生成,是动物尸体腐烂时臭味的主要成分。生物活体在生命代谢过程中也会产生少量的尸胺。它是造成尿液或精液特殊气味的部分原因。尸胺有多种生理功能,如参与核酸和蛋白质合成的调节,对 DNA 超螺旋起稳定作用以及调节细胞分化等。

四、季铵盐季铵碱

氮原子上连接 4 个烃基的离子型化合物为季胺类化合物。季铵类化合物分为季铵盐和季铵碱。

(一)季铵盐

季铵盐又称四级铵盐,与无机盐性质相似,易溶于水,水溶液能导电。有些四级铵盐可用作药物、农药以及化学反应中的相转移催化剂等。例如:临床常用于皮肤、创面、手术器械和术前消毒的新洁尔灭(溴化二甲基十二烷基苄胺)就是一种季铵盐。

$$\left[\text{苯}-CH_2-\overset{\overset{\displaystyle CH_3}{|}}{\underset{\underset{\displaystyle CH_3}{|}}{N}}-C_{12}H_{25} \right]^+ Br^-$$

新洁尔灭(溴化二甲基十二烷基苄胺)

新洁尔灭在常温下为淡黄色黏稠状液体,吸湿性强,易溶于水,芳香而味苦,无刺激性。

(二)季铵碱

季铵碱是一类通式为 R_4NOH 的化合物,式中 R 为四个相同或不相同的脂烃基或芳烃基。分子结构与氢氧化铵相似,可看作是后者 NH_4^+ 中氢被取代而得的衍生物,具有强碱性,易潮解,易溶于水,是强电解质,在水溶液中完全电离。

人体中的胆碱就是一种季铵碱,它普遍存在于生物体内,动物的卵和脑髓中含量较多。

$$\left[HO-CH_2-CH_2-\overset{\overset{\displaystyle CH_3}{|}}{\underset{\underset{\displaystyle CH_3}{|}}{N}}-CH_3 \right]^+ OH^-$$

氢氧化三甲基羟乙胺(胆碱)

最初因为从动物的胆汁中发现,所以称作胆碱。它是动物生长不可缺少的物质,并且必须从食物或饲料中供给。胆碱影响动物体内脂肪的输送,有调节肝中脂肪代谢的作用,临床上用来治疗肝炎、肝中毒。

在生物体内,胆碱可转化为乙酰胆碱,乙酰胆碱是一种具有显著生理作用的神经传导物质:

$$\left[CH_3-\overset{\overset{\displaystyle O}{||}}{C}-O-CH_2-CH_2-\overset{\overset{\displaystyle CH_3}{|}}{\underset{\underset{\displaystyle CH_3}{|}}{N}}-CH_3 \right]^+ OH^-$$

乙酰胆碱

第二节　酰　胺

一、酰胺的结构和命名

(一)酰胺的结构

酰胺在结构上可看作是羧酸分子中羧基上的羟基被氨基($-NH_2$)或烃氨基($-NHR$,

—NRR′)取代后的产物；也可看作是氨或胺分子中的氢原子被酰基取代后的产物。通式是：

$$R-\overset{\overset{\displaystyle O}{\|}}{C}-NH_2 \qquad R-\overset{\overset{\displaystyle O}{\|}}{C}-NHR' \qquad R-\overset{\overset{\displaystyle O}{\|}}{C}-\overset{R'}{\underset{R''}{N}}$$

式中 R、R′、R″可以相同，也可以不相同。

(二)酰胺的命名

（1）对于氮原子上没有烃基的简单酰胺，根据氨基（—NH₂）所连的酰基名称来命名，称为某酰胺。例如：

$$CH_3-\overset{\overset{\displaystyle O}{\|}}{C}-NH_2 \qquad\qquad \overset{\overset{\displaystyle O}{\|}}{C}-NH_2$$

乙酰胺   苯甲酰胺

（2）对于氮原子上连有烃基的酰胺，则将烃基的名称写在某酰胺之前，并冠以"N-"或"N，N-"，以表示该烃基是与氮原子相连接的。例如：

$$CH_3-\overset{\overset{\displaystyle O}{\|}}{C}-NH-CH_2CH_3 \qquad \overset{\overset{\displaystyle O}{\|}}{C}-NH-CH_3 \qquad CH_3CH_2-\overset{\overset{\displaystyle O}{\|}}{C}-\overset{CH_3}{\underset{CH_3}{N}}$$

N-乙基乙酰胺   N-甲基苯甲酰胺   N，N-二甲基丙酰胺

二、酰胺的性质

(一)酸碱性

酰胺是近中性化合物，这是由于氮原子上的未共用电子对与羰基上的 π 电子形成共轭体系，电子云向羰基方向移动，降低了氮原子上的电子云密度，使其结合质子的能力减弱。

$$R-\overset{\overset{\displaystyle O}{\|}}{C}-\ddot{N}H_2$$

(二)水解反应

酰胺不容易水解，一般要在酸、碱或酶的作用下，才可发生水解反应。

$$R-\overset{\overset{\displaystyle O}{\|}}{C}-NH_2 \ + \ H_2O \ \begin{cases} \xrightarrow{\text{HCl}} RCOOH \ + \ NH_4Cl \\[2mm] \xrightarrow[\triangle]{\text{NaOH}} RCOONa \ + \ NH_3 \\[2mm] \xrightarrow{\text{酶}} RCOOH \ + \ NH_3 \end{cases}$$

(三)与亚硝酸的反应

伯酰胺与亚硝酸反应生成相应的羧酸，并放出氮气。

$$R-\overset{\overset{\displaystyle O}{\|}}{C}-NH_2 \ + \ HNO_2 \longrightarrow RCOOH \ + \ N_2\uparrow$$

三、重要的酰胺

(一)尿素

尿素又称脲,为无色晶体,熔点 133℃,易溶于水和乙醇,难溶于乙醚。尿素是哺乳动物体内蛋白质代谢的最终产物,存在于动物的尿中。许多含氮化合物在代谢过程中所释放的氨是有毒的,通过转变为尿素从尿中排出使氨的浓度降低。

尿素在农业上用作高效固体氮肥,工业上是有机合成的重要原料,用于合成药物、塑料等。尿素本身也是药物,对降低脑颅内压和眼内压有显著疗效,可用于治疗急性青光眼和脑外伤引起的脑水肿等。

尿素具有酰胺的结构,具备酰胺的一般化学性质。但因两个氨基连接在同一个羰基上,所以它又表现出某些特殊的性质。尿素从结构上可看作是碳酸中的 2 个羟基被 2 个氨基取代而成的碳酰二胺。结构式如下:

$$\underset{\text{碳酸}}{HO-\overset{\overset{\displaystyle O}{\|}}{C}-OH} \longrightarrow \underset{\text{氨基甲酸}}{H_2N-\overset{\overset{\displaystyle O}{\|}}{C}-OH} \longrightarrow \underset{\text{尿素}}{H_2N-\overset{\overset{\displaystyle O}{\|}}{C}-NH_2}$$

1.酸碱性

尿素分子中含有两个氨基,呈弱碱性,其水溶液不能使石蕊试纸变色。尿素与硝酸、草酸反应,生成的硝酸脲、草酸脲均是不溶于水的结晶,利用这一性质,可以从尿液中分离提取出尿素。

$$H_2N-\overset{\overset{\displaystyle O}{\|}}{C}-NH_2 + HNO_3 \longrightarrow \underset{\text{硝酸脲}}{H_2N-\overset{\overset{\displaystyle O}{\|}}{C}-NH_2 \cdot HNO_3} \downarrow$$

$$2H_2N-\overset{\overset{\displaystyle O}{\|}}{C}-NH_2 + H_2C_2O_4 \longrightarrow \underset{\text{草酸脲}}{[H_2N-\overset{\overset{\displaystyle O}{\|}}{C}-NH_2]_2 \cdot H_2C_2O_4} \downarrow$$

2.与亚硝酸的反应

尿素分子中含有 2 个氨基,与伯胺一样可与亚硝酸反应,放出氮气并生成碳酸。通过测量放出 N_2 的体积,便可定量地测定尿素的含量。利用这个反应还可用来破坏和除去亚硝酸。

3.水解反应

尿素在酸、碱或尿素酶的作用下,可发生水解反应:

$$H_2N-\overset{\overset{\displaystyle O}{\|}}{C}-NH_2 + H_2O \longrightarrow \begin{cases} \xrightarrow{\text{HCl}} NH_4^+Cl^- + CO_2 \uparrow \\ \xrightarrow{\text{NaOH}} NH_3 \uparrow + CO_3^{2-} \\ \xrightarrow{\text{尿素酶}} NH_3 \uparrow + CO_2 \downarrow \end{cases}$$

$$H_2N-\overset{\overset{\displaystyle O}{\|}}{C}-NH_2 + 2HNO_2 \longrightarrow H_2CO_3 + 2N_2 \uparrow + 2H_2O$$
$$\longrightarrow H_2O + CO_2 \uparrow$$

4.尿素的受热反应

将固体尿素缓缓加热至 150～160℃左右,2 分子尿素失去 1 分子氨,缩合生成缩二脲(或称双缩脲)。

缩二脲不溶于水,易溶于碱液中。在缩二脲的碱性溶液中,滴加微量稀的硫酸铜溶液,呈现出紫红色,这个反应叫缩二脲反应。凡分子中含有 2 个或 2 个以上酰胺键(—CO—NH—)的化合物,如多肽、蛋白质等,都能发生缩二脲反应。

(二)丙二酰脲*

丙二酰脲有酸性,俗称巴比妥酸,为无色结晶,熔点为 245℃,微溶于水。其衍生物具有镇静、安眠作用。

1.制备方法

脲和丙二酰氯或丙二酸酯通过酰化反应可制得丙二酰脲。

尿素　　　丙二酸二乙酯　　　　　　　　　丙二酰脲

2.化学性质

丙二酰脲分子中有一个活泼的亚甲基(—CH$_2$—)和两个酰亚氨基(—CO—NH—CO—),存在酮式和烯醇式互变异构现象。

在烯醇式结构中,3 个—OH 中的 H 在水溶液中易电离成 H$^+$,其酸性($pK_a = 3.85$)比醋酸酸性($pK_a = 4.76$)强。故常称为巴比妥酸。丙二酰脲本身无医疗作用,但其—CH$_2$的 2 个 H 原子被烃基取代后的化合物在临床上具有镇定和催眠的作用,是一类对中枢神经系统起抑制作用的镇静剂和安眠药,总称为巴比妥类药。巴比妥类药物在水中的溶解度小,常利用其酸性制成盐,供口服或注射用,此类药物有成瘾性,用量过大会危及生命。

(三)胍*

胍从结构上可以看成是尿素分子中的羰基氧原子被亚氨基取代的产物,因此,胍又称为亚氨基脲。胍为吸湿性很强的无色结晶,熔点 50℃,易溶于水,其碱性与氢氧化钠相仿($pK_a = 13.6$)。胍分子中一个氨基去掉一个氢后剩余的基团叫胍基,而胍分子中去掉一个氨基剩余的基团叫脒基。

$$H_2N-\overset{\overset{\displaystyle O}{\|}}{C}-NH_2 \qquad H_2N-\overset{\overset{\displaystyle NH}{\|}}{C}-NH_2 \qquad H_2N-\overset{\overset{\displaystyle NH}{\|}}{C}-NH- \qquad H_2N-\overset{\overset{\displaystyle NH}{\|}}{C}-$$

尿素　　　　　　　　　胍　　　　　　　　　胍基　　　　　　　　　脒基

胍基和脒基,是药物中常见的结构,如病毒灵(吗啉胍)、甲氰脒胍、链霉素等。胍基也存在于生物体内的蛋白质中,是精氨酸的残基,还可用作药物。

$$H_2N-\langle\ \rangle-SO_2NHC\overset{NH_2}{\underset{NH}{<}}$$

对氨基苯磺酸胍(磺胺胍)

$$O\overset{\ }{\langle}N-C\overset{|}{\underset{NH}{-}}NH-C\overset{|}{\underset{NH}{-}}NH_2$$

吗啉胍(病毒灵)

人体内胍基结构的化合物主要存在于肌肉中,如肌酸、磷酸肌酸等。

氢氧化钡溶液能使胍缓和水解生成脲和氨。

$$H_2N-\overset{\overset{\displaystyle NH}{\|}}{C}-NH_2 \ + \ H_2O \ \xrightarrow{Ba(OH)_2} \ H_2N-\overset{\overset{\displaystyle O}{\|}}{C}-NH_2 \ + \ NH_3\uparrow$$

(四)磺胺类药物*

磺胺类药物的基本结构是对-氨基苯磺酰胺,简称磺胺(SN),其结构中有两个重要基团,即磺酰氨基(—SO_2NH_2,其中的氮原子称为 N_1)和对-氨基(其中的氮原子称为 N_4)。这两个基团必须处在苯环的对位才具有抑菌作用。

$$H_2N-\langle\ \rangle-SO_2NH_2$$

对-氨基苯磺酰胺(磺胺)

当磺酰氨基 N_1 的一个氢原子被某些烃基所取代时,将使磺胺的抗菌作用明显增加。如果 N_4 所连接的氢原子被某些基团取代,将使磺胺的抗菌作用降低或丧失。

磺胺类药物为白色或淡黄色的结晶粉末,几乎无味,难溶于水和乙醇,易溶于酸或碱性溶液。常见的磺胺类药物主要有:

$H_2N-\langle\ \rangle-SO_2NH_2$　　　对氨基苯磺酰胺(磺胺),简称 SN,外伤消炎粉

$H_2N-\langle\ \rangle-SO_2NH-\langle N \rangle$　　　磺胺嘧啶,简称 SD,治疗流行性脑炎、肺炎

$H_2N-\langle\ \rangle-SO_2-NH-\overset{\ }{\underset{NH}{C}}-NH_2$　　　磺胺脒,简称 SG,治疗肠炎和菌痢

$H_2N-\langle\ \rangle-SO_2NH-\langle N \rangle\overset{CH_3}{\underset{CH_3}{}}$　　　磺胺二甲嘧啶(SM₂)

$H_2N-\langle\ \rangle-SO_2NH_2-\langle \overset{N=N}{} \rangle-OCH_3$　　　磺胺甲氧基哒嗪(SMP)

第三节 重氮化合物和偶氮化合物

一、重氮化合物和偶氮化合物的结构

重氮化合物和偶氮化合物都含官能团 —N=N—。重氮化合物中的 —N$_2$— 一端与碳原子相连,另一端与卤素、氧等其他原子相连。例如:

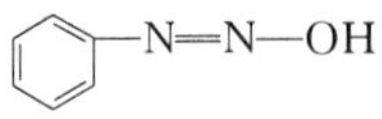

苯基重氮酸

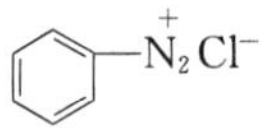

氯化重氮苯

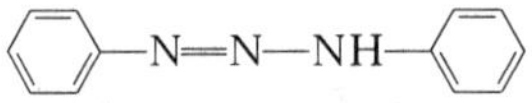

苯重氮氨基苯

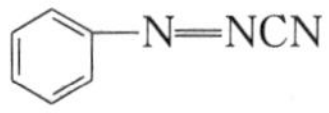

氰化重氮苯

偶氮化合物则两端都与碳原子相连。例如:

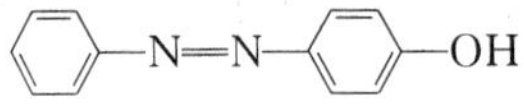

对羟基偶氮苯

偶氮甲烷

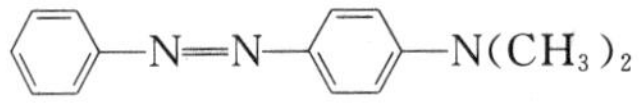

对二甲氨基偶氮苯

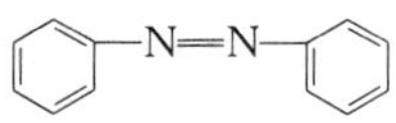

偶氮苯

二、重氮盐的制备

芳香族伯胺在低温和强酸性溶液中与亚硝酸作用生成重氮盐。例如:

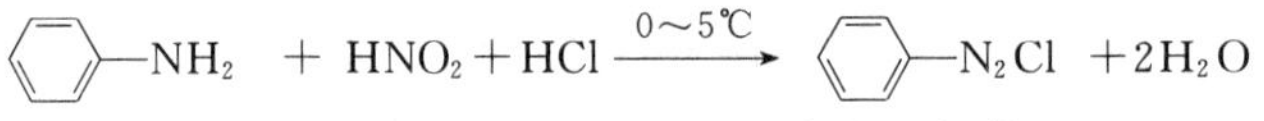

$$\text{—NH}_2 + HNO_2 + HCl \xrightarrow{0\sim5℃} \text{—N}_2Cl + 2H_2O$$
氯化重氮苯

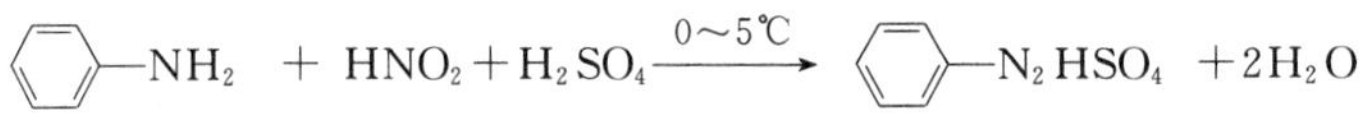

$$\text{—NH}_2 + HNO_2 + H_2SO_4 \xrightarrow{0\sim5℃} \text{—N}_2HSO_4 + 2H_2O$$
硫酸重氮苯

因为亚硝酸不稳定,通常使用亚硝酸钠和盐酸或硫酸,生成的亚硝酸立即与芳香族伯胺反应,避免亚硝酸的分解。另外,由于脂肪重氮盐极不稳定,所以一般所指的重氮盐均为芳香重氮盐。

课堂练习 17-3 重氮盐通常为什么都是指芳香重氮盐?

三、重氮盐的性质及其在合成中的应用

重氮盐是离子化合物,具有盐的特点,易溶于水,不溶于有机溶剂。其结构式可表示为:

$[ArN \equiv N]^{+} X^{-}$ 或写成 $Ar \overset{+}{N}_2 X^{-}$。水溶液能导电。重氮盐的化学性质非常活泼,其化学反应一般可以分为两大类,即放氮反应及留氮反应。

(一)放氮反应

在这类反应中,重氮基—$\overset{+}{N} \equiv N$ 被卤原子、—NO_2、—OH、H 等取代,生成相应的芳香族化合物,同时放出氮气。

1.氢的取代

重氮盐与次磷酸或甲醛的碱性溶液作用,重氮基被氢取代,生成芳香烃。

$$\text{（苯环）} \overset{+}{N} \equiv NHSO_4^{-} + H_3PO_2 + H_2O \longrightarrow \text{（苯环）} + N_2 \uparrow + H_3PO_3 + H_2SO_4$$

$$\text{（苯环）} \overset{+}{N} \equiv NHSO_4^{-} \xrightarrow{NaOH} \text{（苯环）} N = N - OH \xrightarrow{HCH(O)} \text{（苯环）} + N_2 \uparrow + HCOOH$$

这个反应的结果是从芳环上脱去了氨基,所以又称为去氨基反应,它在合成中十分有用。氨基是很强的邻、对位定位基,在合成工作中,为了在芳环的特定位置上引入某个取代基,常可利用氨基的定位效应指导取代基进入,然后再经重氮化脱氨基,就能制得所需的化合物。例如 3-溴甲苯的合成,即可利用此方法。

$$\text{（对甲基苯胺）} \xrightarrow{Br_2} \text{（中间体）} \xrightarrow{(CH_3CO)_2O} \text{（中间体）} \xrightarrow[H^+]{H_2O} \text{（中间体）} \xrightarrow[0\sim5℃]{NaNO_2,H_2SO_4} \text{（重氮盐）} \xrightarrow{H_3PO_2} \text{（3-溴甲苯）}$$

2.羟基取代

将重氮盐的水溶液加热,重氮盐即发生水解,重氮基被羟基取代生成酚。

这个反应一般是用硫酸重氮盐,加质量分数为 $40\% \sim 50\%$ 的硫酸,然后加热至沸腾。若用盐酸重氮盐,则有较多的氯代芳烃副产物生成。用较浓的强酸主要是为了抑制生成的酚与还未反应的重氮盐发生偶合。

$$\text{（苯环）} \overset{+}{N} \equiv NHSO_4^{-} + H_2O \xrightarrow{\triangle} \text{（苯环）} OH + N_2 \uparrow + H_2SO_4$$

3.卤原子、氰基取代

重氮盐与卤化亚铜($CuCl$、$CuBr$)的氢卤酸(HCl、HBr)溶液共热时,重氮基可被卤原子取代生成相应的氯化物或溴化物。此反应称为桑德迈尔反应(Sandmeyer reaction)。

$$\text{（对甲基重氮盐 } \overset{+}{N} \equiv NCl^{-}\text{）} \xrightarrow[HCl]{CuCl} \text{（对氯甲苯）} + N_2 \uparrow \qquad \text{（对甲基重氮盐 } \overset{+}{N} \equiv NBr^{-}\text{）} \xrightarrow[HBr]{CuBr} \text{（对溴甲苯）} + N_2 \uparrow$$

$$(89\% \sim 95\%) \qquad\qquad (70\% \sim 79\%)$$

有时,可以用细铜粉作催化剂代替卤化亚铜来进行反应,所用铜粉量少,操作方便,但收率较低,称为盖特曼反应(Gattermann reaction)。

制备碘化物不需卤化亚铜或铜粉催化,只要将重氮盐与碘化钾加在一起反应即可:

$$\left[\underset{}{\text{N≡N}^+} \right] HSO_4^- \xrightarrow[90℃]{KI} \underset{}{\text{I}} + N_2\uparrow + KHSO_4$$

$$74\% \sim 76\%$$

制备氟化物的方法是将氟硼酸加到一般的重氮盐溶液中,氟硼酸重氮盐即沉淀析出,收集此沉淀并进行干燥,然后将干燥的沉淀小心加热,氟硼酸重氮盐分解生成芳香族氟化物并放出氮气,这一反应称为齐曼反应(Schiemann reaction)。例如:

$$\underset{CH_3}{\overset{NH_2}{\bigcirc}} \xrightarrow[BF_3\ 20℃]{NaNO_2,\ HF} \underset{CH_3}{\overset{N_2BF_4}{\bigcirc}} \xrightarrow[\triangle]{四氢呋喃} \underset{CH_3}{\overset{F}{\bigcirc}} + N_2\uparrow + BF_3$$

$$76\% \sim 84\%$$

芳香腈也可用类似的反应制备,其方法是让重氮盐在中性条件下与氰化亚铜作用,氰基即取代重氮基生成芳香腈。例如:

$$\underset{CH_3}{\overset{N_2^+\ HSO_4^-}{\bigcirc}} \xrightarrow[KCN]{CuCN} \underset{CH_3}{\overset{CN}{\bigcirc}} + N_2\uparrow$$

$$64\% \sim 70\%$$

这个反应提供了一种将氰基直接引入芳环的方法,而氰基可通过水解生成酰胺或羧酸,也可通过还原生成伯胺,所以通过这一反应可以合成许多芳香族化合物。

(二)留氮反应

在这类反应中,重氮盐并不放出氮气,其产物分子中仍保留有重氮基中的两个氮原子。属于留氮反应的主要有还原反应与偶合反应。

1.还原反应

重氮盐可以被还原,所得产物是苯肼。氯化亚锡、锌粉以及饱和亚硫酸氢钠水溶液均可作为还原剂。例如:

$$\left[\underset{}{\overset{N≡N^+}{\bigcirc}} \right] Cl^- \xrightarrow[0℃]{SnCl_2+HCl} \underset{}{\overset{NHNH_2\cdot HCl}{\bigcirc}} \xrightarrow[H_2O]{NaOH} \underset{}{\overset{NHNH_2}{\bigcirc}}$$

氯化重氮苯   苯肼

2.偶合反应

重氮盐在弱酸、中性或弱碱性溶液中,与芳胺或酚类(活泼的芳香族化合物)进行芳香亲电取代反应生成有颜色的偶氮化合物的反应称为偶合反应。例如:

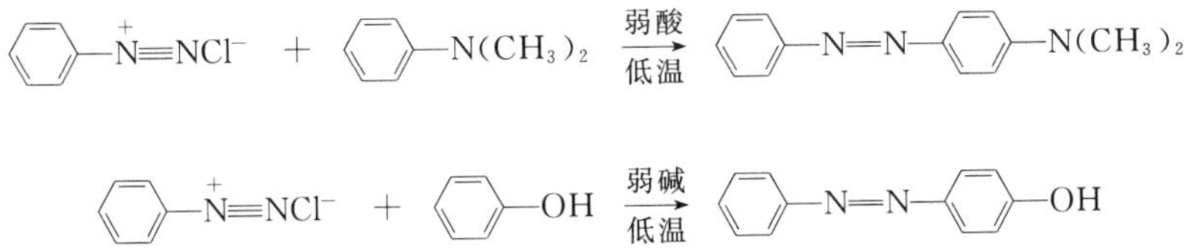

该反应是制造偶氮染料的重要反应。重氮盐与酚偶合时,一般在弱碱性溶液中进行;与芳香胺偶合时,一般在弱酸或中性溶液中进行。如果酚或芳香胺的对位有取代基时,则偶合反应主要发生在邻位。例如:

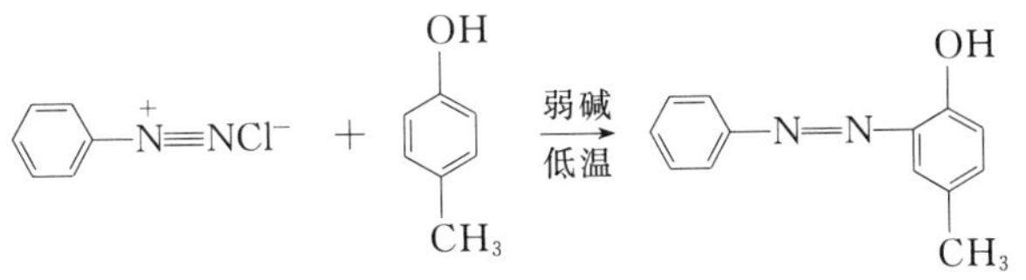

四、偶氮化合物染料

偶氮染料是品种最多的一类合成染料,约有几千种化合物。它们的分子结构是通过一个或几个偶氮基团(—N=N—)连接起来的大共轭体系,π电子有较大的离域范围,能吸收一定波长的可见光,故显示出颜色。—N=N—,叫做生色基或发色基。还有一些基团如—NR_2、—NHR、—NH_2、—OH 等,本身不是生色基,但有未共用电子对,将其引入具有生色基的共轭结构中后,导致生色或加深颜色。

芳香族偶氮化合物 Ar—N=N—Ar′ 都具有颜色,性质稳定,可以广泛作为染料,称之为偶氮染料。其中有些偶氮染料的颜色不稳定,但可作为分析化学的指示剂。如:

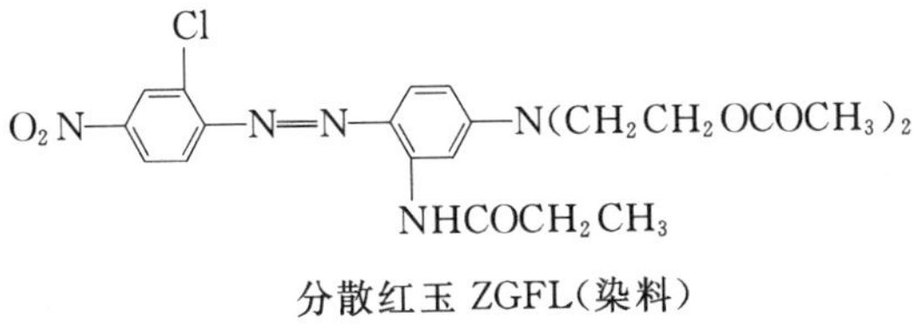

分散红玉 ZGFL(染料)

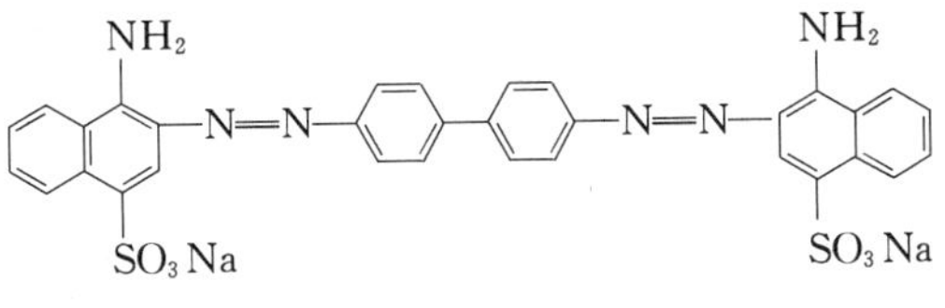

刚果红(染料、指示剂)

$$O_2N—\bigcirc—N=N—\underset{\underset{(\text{对位红（染料）})}{}}{}$$

对位红（染料）　　　　　　　　　　　甲基橙（指示剂）

$$(CH_3)_2N—\bigcirc—N=N—\bigcirc—SO_3Na$$

知识链接

偶氮染料

　　偶氮染料因合成工艺简单、成本低廉、染色性能突出等优点，使其无论在品种还是在数量上均占有最大的优势。据统计，1998 年世界染料市场上偶氮染料约占 $60\% \sim 70\%$。目前，偶氮染料除主要用于纺织材料的染色外，还可以用于化学纤维、纸张、皮革、食品、化妆品以及其他各种各样的工业产品的染色。偶氮染料还具有光致变色特点，因此用偶氮染料掺杂高分子薄膜后，可以用作可擦重写光盘的记录介质。利用其光变色原理，可以设计和研制高密度、大容量和耐疲劳度高的三维"海量"光存储元件。也可以用偶氮染料与金属络合后制备三阶线性光学材料。此外，偶氮染料还用于液晶显示、染料激光以及生命科学中的 DNA 分子荧光标记等现代高科技领域。

　　偶氮染料染色的服装或其他消费品与人体皮肤长期接触后，会与代谢过程中释放的成分混合并产生还原反应形成致癌的芳香胺化合物，这种化合物会被人体吸收，经过一系列活化作用使人体细胞的 DNA 发生结构与功能的变化，成为人体病变的诱因。1994 年德国政府正式在"食品及日用消费品法规"中提出，禁止使用某些长期与皮肤接触的偶氮染料消费品，并于 1996 年 4 月实行，荷兰政府也于 1996 年 8 月制定了类似的法规，法国和澳洲也在拟定，我国国家质检总局亦于 2002 年拟定了"纺织品基本安全技术要求"的国家标准。

学习小结

➢　　胺是氨的烃基衍生物，根据氨分子中氮原子连接烃基的数目，胺可分为伯胺、仲胺和叔胺，这里的伯、仲、叔的概念与醇不同。

➢　　简单的胺可根据所含烃基的名称来命名，比较复杂的胺可看作是烃类的衍生物来命名。

➢　　胺分子中氮原子上有孤电子对，能结合质子（H^+）显碱性，但不同的胺其碱性不同，强弱顺序是：脂肪胺＞氨＞芳香胺。

➢　　不同的氨和亚硝酸反应的产物不同，现象有明显的差异，可用于区分伯、仲、叔胺。

➢　　胺分子中引入酰基的反应称为酰化反应，其产物叫酰胺。

➢　　尿素固体缓缓加热至 $150 \sim 160℃$ 左右，两分子尿素失去 1 分子氨，缩合生成缩二脲（或称双缩脲）。缩二脲不溶于水，易溶于碱性溶液中。在缩二脲的碱性溶液中，滴加微量稀的硫酸铜溶液，呈现出紫红色，这个反应叫做缩二脲反应。

➢　　官能团"—N＝N—"一端如果与碳原子相连，另一端与卤素、氧等其他原子相连则为重氮化合物,如果两端都与碳原子相连则为偶氮化合物。

 目标检测

一、选择题

1. 下列化合物属于芳香胺的是 （ ）
   A. 甲胺　　　　B. N–甲基苯胺　　　　C. 苯甲胺　　　D. 甲乙胺

2. 下列化合物为叔胺的是 （ ）

   A. 邻甲基苯胺（NH₂, CH₃）

   B. CH₃–CH–CH₃（NH₂）

   C. 二苯胺（NH）

   D. N–甲基二苯胺（CH₃, N）

3. 胆碱属于 （ ）
   A. 酰胺　　　　B. 仲胺　　　　C. 季铵盐　　　D. 季铵碱

4. $RCONH_2$ 的有机化合物属于 （ ）
   A. 酚类　　　　B. 胺类　　　　C. 酰胺类　　　D. 醚类

5. 下列化合物名称为 N–甲基苯胺的是 （ ）

   A. 邻甲基苯胺（NH₂, CH₃）

   B. CH₃–CH–CH₃（NH₂）

   C. 二苯胺（NH）

   D. N–甲基苯胺（CH₃, NH）

6. 下列物质碱性最强的是 （ ）

   A. 苯胺（NH₂）

   B. NH_3

   C. 二苯胺（NH）

   D. CH_3NHCH_3

7. 下列胺和亚硝酸反应能放出氮气的是 （ ）

   A. 邻甲基苯胺（NH₂, CH₃）

   B. N–甲基苯胺（CH₃, NH）

   C. 二苯胺（NH）

   D. CH_3NHCH_3

8. 能发生水解反应的物质是 （ ）

   A. 邻甲基苯胺（NH₂, CH₃）

   B. N–甲基苯胺（CH₃, NH）

   C. 苯甲酰胺（O, NH₂）

   D. CH_3NHCH_3

9.下列化合物属于偶氮化合物的是 （ ）

A. $CH_3-N=N-CH_3$

B. $\boxed{}-\overset{+}{N}=N Br^-$

C. $H_2N-\overset{O}{\overset{\|}{C}}-NH_2$

D. $H_2N-\overset{NH}{\overset{\|}{C}}-NH_2$

10.下列反应属于 （ ）

$\boxed{}-NH_2 + NaNO_2 + 2HCl \xrightarrow{0\sim5℃} \boxed{}-\overset{+}{N}=N Cl^- + 2H_2O + NaCl$

A.酰化反应　　B.取代反应　　　　C.重氮化反应　　D.加成反应

二、填空题

1.能与酰化试剂反应的胺有_____和_____。常用的乙酰化试剂主要是_____和_____。

2.将尿素加热超过其熔点时则产生_____气和_____固体,往该固体的碱溶液中加入少量的硫酸铜溶液后呈现_____色,这个反应称为_____。

3.从结构上看,酰胺是羧酸分子中羧基上的羟基被_____或_____取代后生成的化合物,也可以看作是_____或_____分子中氮原子上的氢原子被_____取代后生成的化合物。

4.重氮盐的性质很活泼,可发生很多反应,主要是_____和_____。

5.芳香伯胺在_____和_____条件下,与亚硝酸作用生成_____的反应称为重氮化反应。

三、写出下列化合物的名称

1. $H_2N-\overset{O}{\overset{\|}{C}}-NH_2$

2. $\boxed{}\overset{NH_2}{\underset{CH_3}{<}}$

3. $CH_3-N=N-CH_3$

4. $\overset{NH_2}{\underset{|}{CH_2}}CH_2CH_2CH_2\overset{NH_2}{\underset{|}{CH_2}}$

5. $\boxed{}-NHCH_3$

6. $CH_3-\overset{O}{\overset{\|}{C}}-NHCH_3$

四、完成下列反应式

1. $CH_3NH_2 + HCl \longrightarrow$

2. $CH_3CH_2NH_2 + HNO_2 \longrightarrow$

3. $(CH_3CH_2)_2NH + HNO_2 \longrightarrow$

4. $(CH_3)_3N + HNO_2 \longrightarrow$

5. $\boxed{}-\overset{NH_2}{} + NaNO_2 + 2HCl \xrightarrow{0\sim5℃}$

6. $\boxed{}-NHCH_3 + \overset{\overset{O}{\|}}{\underset{\underset{O}{\|}}{\overset{CH_3-C}{\underset{CH_3-C}{>}O}}} \longrightarrow$

7. $H_2N-\overset{\overset{\displaystyle O}{\|}}{C}-NH_2$ + $HNO_3 \longrightarrow$

8. $H_2N-\overset{\overset{\displaystyle O}{\|}}{C}-NH_2$ + $H_2N-\overset{\overset{\displaystyle O}{\|}}{C}-NH_2$ $\xrightarrow[\triangle]{150\sim160℃}$

五、推断题

某化合物 A 的分子式为 C_6H_7N,具有碱性,使 C_6H_7N 在低温下与亚硝酸作用生成 B,B 的分子式是 $C_6H_5N_2Cl$,B 在室温下不稳定,易分解。试推测化合物 A 和 B 的结构式。

（高吉仁）

第十八章 杂环化合物和生物碱

【掌握】呋喃、噻吩、吡咯、吡啶的结构和重要的化学性质。

【熟悉】常见杂环化合物的命名和应用，生物碱的概念、一般性质和提取方法。

【了解】常见杂环化合物的分类、生物碱的结构和重要的生物碱。

　　杂环化合物种类繁多，数量庞大，多数具有生理活性，在自然界广泛分布。例如在动、植物体内起着重要生理作用的血红素、叶绿素、核酸的碱基、中草药的有效成分——生物碱等都含有杂环化合物。重要的合成药物，如维生素、抗生素、植物色素及合成染料也含有杂环。近年来，杂环化合物在理论和应用方面的研究取得了很大的进展。据报道，有机化合物中大约有 1/2 属于杂环化合物。

第一节　杂环化合物

一、杂环化合物和杂原子

　　成环的原子除碳原子外还含有其他元素原子的一类化合物称为杂环化合物。这种环具有芳香结构和一定的稳定性。杂环中非碳原子称为杂原子。最常见的杂原子是 N、O、S 等。例如：

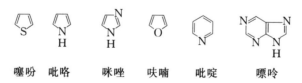

噻吩　　吡咯　　咪唑　　呋喃　　吡啶　　嘌呤

二、杂环化合物的分类和命名

(一)分类

　　杂环化合物中的杂原子可以是一个、两个或更多个。成环的原子数可以是五个至十多个，环与环之间又可以稠合在一起。因此，杂环化合物的种类很多，按照环的数目，杂环化合物大体上可分为单杂环和稠杂环两大类，最常见的单杂环为五元杂环和六元杂环。具体分类见表 18-1。

表 18-1 杂环化合物的分类、名称和编号

杂环的分类	含有一个杂原子的杂环			含有两个以上杂原子的杂环
单杂环 · 五元杂环	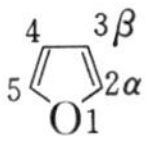 呋喃 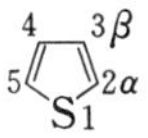	噻吩 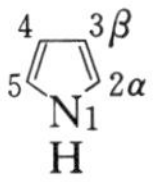	吡咯	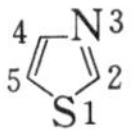 噻唑 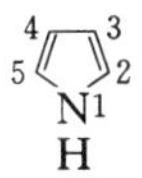　吡唑 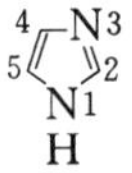 咪唑 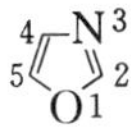　噁唑
单杂环 · 六元杂环	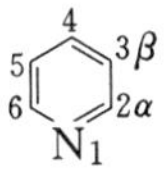 吡啶 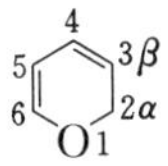	吡喃		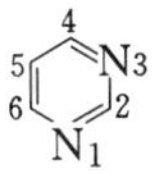 嘧啶 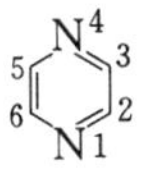　吡嗪
稠杂环	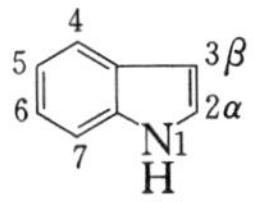 吲哚 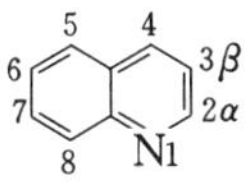 喹啉 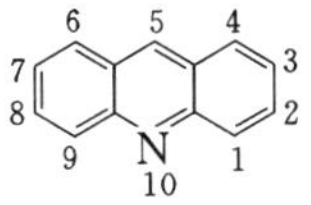 吖啶			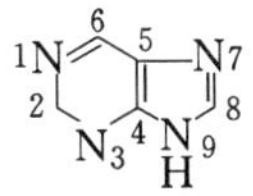 嘌呤 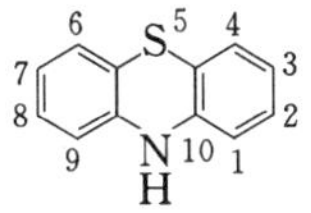 吩噻嗪

（二）命名

杂环化合物的命名方法有音译法和根据结构命名法两种。

1. 音译法

根据国际通用英文名称音译。按译音译成同音汉字，并加上"口"字旁作为杂环名。例如，呋喃、吡咯、噻吩，就是根据 furan、pyrrole、thiophene 等英文名称音译的。当杂环上有取代基时，以杂环为母体，取代基的位次、数目和名称写在杂环母体名称的前面。杂环编号，一般从杂原子开始，依次用 1、2、3…（或与杂原子相邻的碳原子依次用 α、β、γ…）编号；环上有不同的杂原子时，则按 O、S、NH、N 的顺序编号，并使这些杂原子位次的数字之和为最小；稠杂环一般有固定编号。例如：

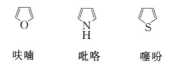

| 吡啶 | 噁唑 | 吩噻嗪 | 3-甲基吡啶 |

当杂环上连有—CHO、—COOH、—SO₃H 等基团时,将杂环作为取代基来命名。例如:

2-呋喃甲醛　　3-吡啶甲酸　　　3-吲哚磺酸

2.根据结构命名

根据相应杂环的碳环来命名,把杂环看作是相应的碳环中的碳原子被杂原子取代而形成的。如吡啶可看作是苯环上一个碳原子被氮原子取代,所以称为氮杂苯,嘧啶称为 1,3-二氮（杂）苯,呋喃是氧杂茂等。

上面两种命名方法各有优缺点。译音命名法比较简单,但不能反映其结构特点。结构命名法虽然能反映结构特点,但有些名称较长,使用不方便。目前一般习惯用译音名称。

课堂练习 18-1　写出 **2-甲基吡咯、3-呋喃甲醛、3-氨基吡啶**的结构式。

第二节　五元杂环化合物

吡咯、呋喃和噻吩是最重要的含 1 个杂原子的五元杂环化合物。

一、吡咯、呋喃和噻吩的分子结构

| 呋喃 | 吡咯 | 噻吩 |

近代物理方法测知,吡咯、呋喃和噻吩都是平面型结构。环上的原子之间均以 sp² 杂化轨道彼此形成 σ 键构成五元环,每个原子的一个未参与杂化的 p 轨道与环平面垂直,每个碳原子的 p 轨道中有一个电子,而杂原子的 p 轨道中有两个电子,这些 p 轨道相互平行,从侧面相互重叠形成了一个含 5 个原子和 6 个电子的环状闭合共轭体系。因此,吡咯、呋喃和噻吩具有一定程度的芳香性。如图 18-1 所示。

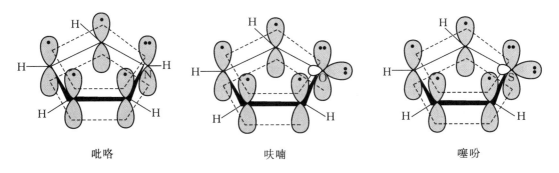

图 18-1　吡咯、呋喃和噻吩分子的电子云分布

吡咯、呋喃和噻吩三个五元杂环的键长数据如下(单位 pm):

$$
\begin{array}{ccc}
\underset{\underset{H}{N}138}{\overset{143}{\bigtriangleup}137} & \underset{O\,137}{\overset{144}{\bigtriangleup}135} & \underset{S\,172}{\overset{145}{\bigtriangleup}135}
\end{array}
$$

吡咯　　　　　呋喃　　　　　噻吩

　　从键长数据来看,分子中的键长没有完全平均化,形成的闭合大 π 键不同于苯和吡啶,由于 5 个 p 轨道中分布着 6 个电子,导致杂环上碳原子的电子云密度比苯环上碳原子的电子云密度高,因此这类杂环为多电子共轭体系,它们比苯更容易发生亲电取代反应。芳香性不如苯和吡啶强,其稳定性比苯和吡啶差。

二、吡咯、呋喃和噻吩的物理性质

　　在五元杂环中,由于杂原子产生的供电子共轭效应的影响,使杂原子上的电子云密度降低,较难与水形成氢键,所以吡咯、呋喃和噻吩在水中的溶解度都不大,而易溶于有机溶剂。

　　三个五元杂环的水溶性顺序为:吡咯＞呋喃＞噻吩。此外,吡咯的沸点(131℃)比噻吩的沸点(84℃)和呋喃的沸点(31℃)都高,这也是由于吡咯分子间能形成氢键的缘故。

课堂练习 18-2　为什么吡咯、呋喃和噻吩在水中的溶解度顺序是吡咯＞呋喃＞噻吩。

三、吡咯、呋喃和噻吩的化学性质

　　五元杂环化合物中杂原子的未共用电子对参与了杂环的闭合共轭体系,这对五元杂环化合物的性质起着决定性的作用。

1.酸碱性

　　吡咯分子中虽有仲胺结构,但碱性极弱(pK_b=13.6),其原因是氮原子上的一对未共用电子对参与了闭合大 π 键的形成,不再具有给出电子对的能力,难与质子结合,所以吡咯分子的碱性很弱。相反,氮原子上的氢原子却显示出很弱的酸性,其 pK_a 为 17.5,因此吡咯在无水条件下,能与强碱如固体氢氧化钾共热成盐。

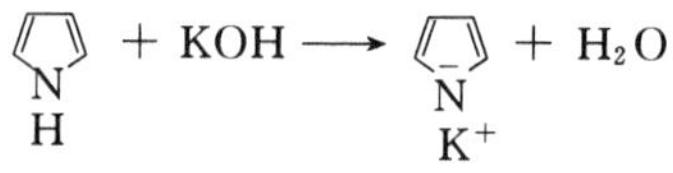

$$\text{吡咯} + KOH \longrightarrow \text{吡咯-K}^+ + H_2O$$

吠喃分子中的氧原子也因参与了闭合大 π 键的形成,而不具备醚的弱碱性,不易与无机强酸反应。噻吩分子中的硫原子不能与质子结合,因此也不显碱性。

2.亲电取代反应

吡咯、呋喃和噻吩碳原子上的电子云密度都比苯高,容易发生亲电取代反应,活性顺序为:吡咯＞呋喃＞噻吩＞苯。亲电取代反应在较弱的亲电试剂和温和的条件下就能进行。亲电取代反应主要发生在 α 位上,β 位产物较少。

(1)卤代反应　吡咯、呋喃和噻吩在室温下即能与氯或溴剧烈反应,得到多卤代产物。若要得到一卤代物,需要用溶剂稀释并在低温下进行反应。

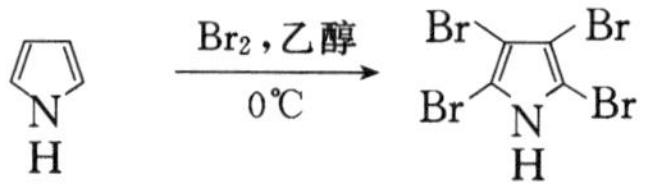

$$\text{吡咯} \xrightarrow[0℃]{Br_2,乙醇} \text{2,3,4,5-四溴吡咯}$$

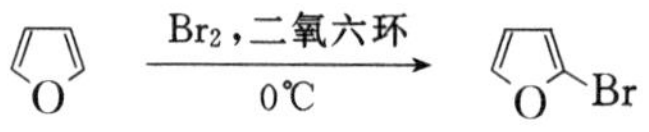

2,3,4,5-四溴吡咯

$$\text{呋喃} \xrightarrow[0℃]{Br_2,二氧六环} \text{α-溴呋喃}$$

α-溴呋喃

$$\text{噻吩} \xrightarrow[0℃]{Br_2,乙醇} \text{α-溴噻吩}$$

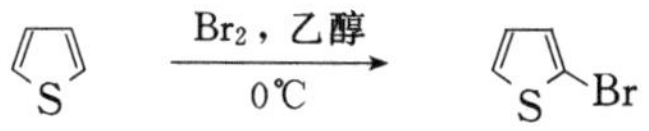

α-溴噻吩

(2)硝化反应　吡咯和呋喃遇强酸时,杂原子能质子化,使芳香大 π 键被破坏,进而聚合成树脂状物质,因此不能用强酸硝酸或混酸进行硝化反应,而噻吩用混酸作硝化剂时,共轭体系也会被破坏。所以,它们的硝化反应只能用较温和的非质子性的硝酸乙酰酯作为硝化试剂,并且在低温条件下进行反应。

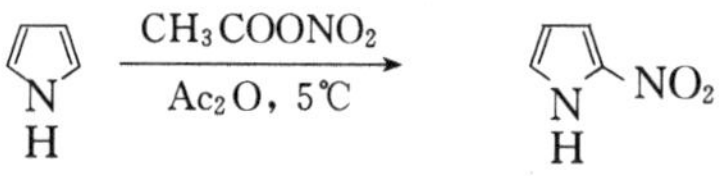

$$\text{吡咯} \xrightarrow[Ac_2O,5℃]{CH_3COONO_2} \text{α-硝基吡咯}$$

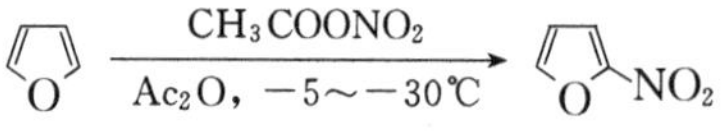

α-硝基吡咯

$$\text{呋喃} \xrightarrow[Ac_2O,-5\sim-30℃]{CH_3COONO_2} \text{α-硝基呋喃}$$

α-硝基呋喃

$$\text{噻吩} \xrightarrow[Ac_2O,0℃]{CH_3COONO_2} \text{α-硝基噻吩}$$

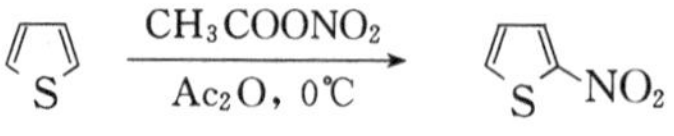

α-硝基噻吩

（3）磺化反应 由于同样的原因，吡咯和呋喃的磺化反应也需要在比较温和的条件下进行，使用非质子性的磺化试剂，常用吡啶三氧化硫作为磺化试剂。例如：

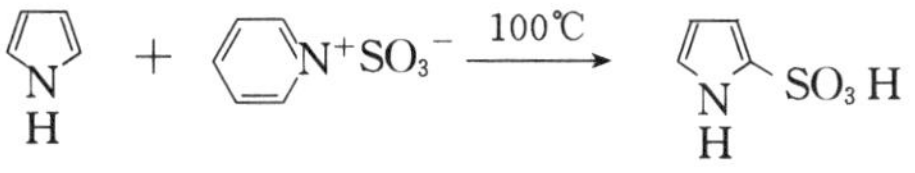

α-吡咯磺酸

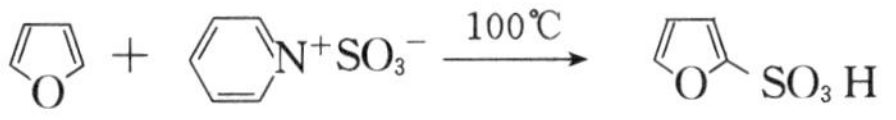

α-呋喃磺酸

由于噻吩比较稳定，可直接用硫酸在室温下进行磺化反应，生成可溶于水的 α-噻吩磺酸。利用此反应可以把煤焦油中共存的苯和噻吩分离开来。

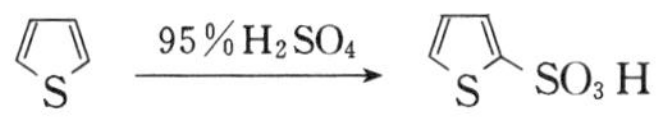

α-噻吩磺酸

此外，吡咯、呋喃和噻吩还能发生傅-克酰基化反应。

3. 加成反应

吡咯、呋喃和噻吩均可进行催化加氢反应，也称还原反应。例如：

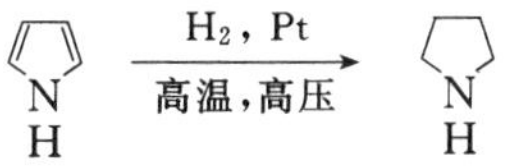

四氢吡咯

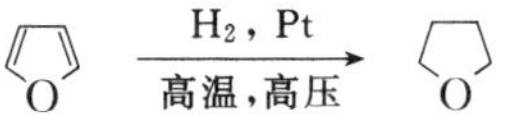

四氢呋喃

四氢吡咯相当于脂肪族仲胺，它的碱性（$pK_b = 3$）比吡咯强 10^{11} 倍，此外，用浓盐酸浸润过的松木片，遇吡咯蒸气显红色，遇呋喃蒸气显绿色，利用此性质可鉴别吡咯和呋喃。

第三节 六元杂环化合物

常见的六元杂环化合物有吡啶和吡喃，其中最重要的是吡啶。

一、吡啶的分子结构

吡啶的结构与苯非常相似，近代物理方法测知，吡啶分子中的碳碳键长为 139pm，介于 C—N 单键（147pm）和 C=N 双键（128pm）之间，而且其碳碳键与碳氮键的键长数值也相近，键角约为 120°，这说明吡啶环上键的平均化程度较高。吡啶环上的碳原子和氮原子均以 sp^2 杂化轨道相互重叠形成 σ 键，构成一个平面六元环。每个原子上有一个 p 轨道垂直于环平面，每个 p 轨道中有一个电子,这些 p 轨道相互平行,从侧面相互重叠形成一个闭合的大 π 键,π 电子数目为 6,与苯环类似。因此,吡啶具有一定的芳香性。与吡咯不同的是,氮原子上还有一个没有参与成键的 sp² 杂化轨道,被一对未共用电子对所占据。吡啶环上的氮原子的电负性较大,使 π 电子云向氮原子偏移,氮原子周围电子云密度较高,而环的其他位置电子云密度降低,尤其是邻、对位上降低显著。所以吡啶的芳香性比苯差。如图 18 - 2 所示。

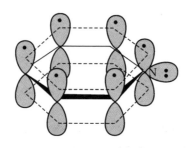

图 18 - 2 吡啶分子的电子云分布

二、吡啶的物理性质

吡啶是从煤焦油中分离出来的具有特殊臭味的无色液体,沸点为 115.3℃,比重为 0.982,吡啶与水能以任何比例互溶,同时又能溶解大多数极性及非极性的有机物,氮原子上的未共用电子对能与一些金属离子如 Ag^+、Ni^{2+}、Cu^{2+} 等形成配合物,致使它可以溶解无机盐类。

三、吡啶的化学性质

在吡啶分子中,氮原子产生的是吸电子共轭效应,使其邻、对位上的电子云密度比苯环低,间位则与苯环相近,这样,环上碳原子的电子云密度远远小于苯。因此,吡啶属于缺电子共轭体系。表现在化学性质上是亲电取代反应比较难,亲核取代反应容易,氧化反应困难,还原反应容易。

1. 碱性和成盐

吡啶氮原子上的未共用电子对可接受质子而显碱性,碱性较弱。吡啶与强酸可以形成稳定的盐。例如:

$$\text{（结构式）} + HCl \longrightarrow \text{（结构式）} Cl^- \quad 或 \quad \text{（结构式）} \cdot HCl$$

2. 亲电取代反应

吡啶是缺电子共轭体系,环上电子云密度比苯低,亲电取代反应的活性与硝基苯相当。由于环上氮原子的钝化作用,使亲电取代反应的条件比较苛刻,且产率较低,取代基主要进入 3(β) 位。例如:

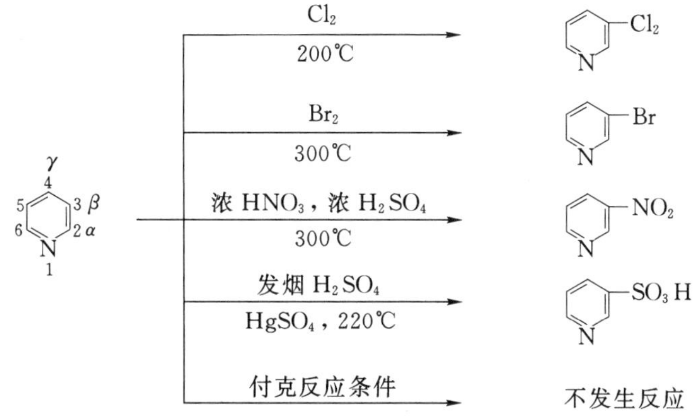

此外，吡啶环上氮原子的吸电子作用，使环上的亲核取代反应容易发生，且主要发生在 2 位和 4 位上。

3.氧化还原反应

一般不易被氧化，尤其在酸性条件下。当吡啶环带有侧链时，则发生侧链的氧化反应。例如：

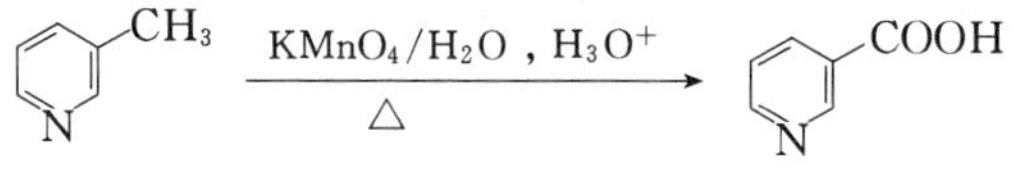

β-甲基吡啶　　　　　　　　　β-吡啶甲酸

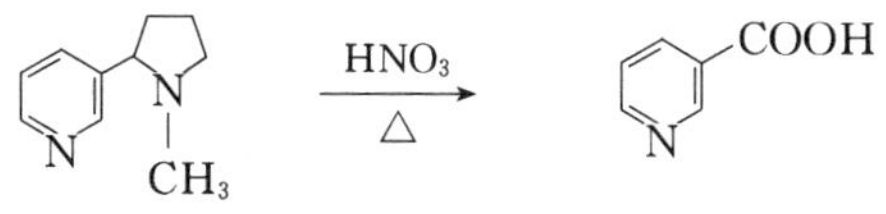

烟碱（尼古丁）　　　　　　β-吡啶甲酸（烟酸）

相反，吡啶环比苯环容易发生加氢还原反应。而且其他化学试剂也可以还原。例如：

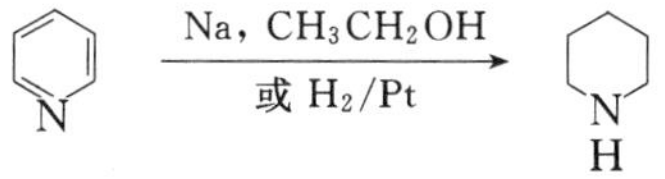

六氢吡啶（哌啶）

吡啶的还原产物为六氢吡啶（哌啶），具有仲胺的性质，碱性比吡啶强，沸点 $106℃$。很多天然产物含有此环系，是常用的有机碱。

四、常见的杂环化合物及其衍生物

（一）吡咯及其衍生物

吡咯为无色液体，沸点 $130℃$，有弱的苯胺气味，难溶于水，易溶于乙醇和乙醚。和苯胺相似，在空气中易氧化，颜色迅速变深。

吡咯的衍生物广泛存在于自然界，如叶绿素、血红素、维生素 B_{12} 及多种生物碱中，它们都具有重要的生理作用。从结构上看，叶绿素、血红素及维生素 B_{12} 的基本骨架都是卟吩环，它是由 4 个吡咯环与 4 个次亚甲基交替连接而成的。

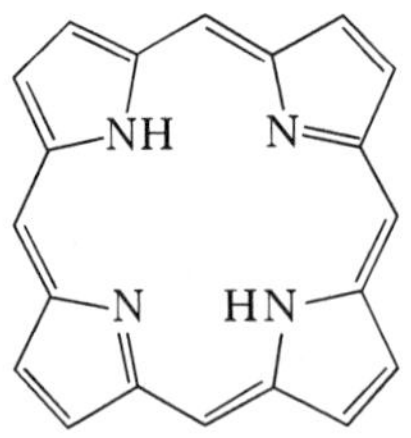

卟 吩 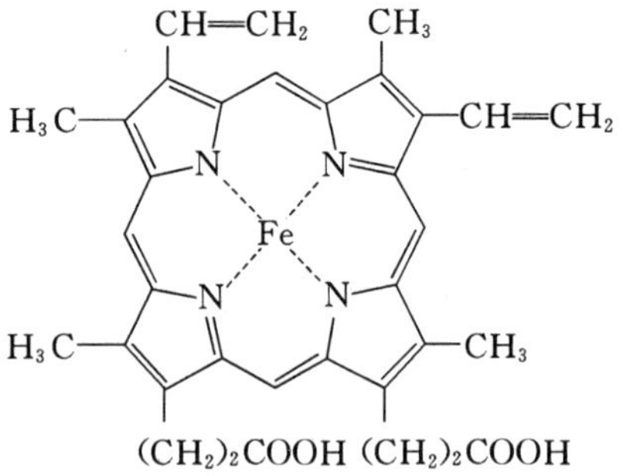   血红素

血红素是高等动物体内输送氧的物质，与蛋白质结合成血红蛋白而存在于红细胞中。叶绿素是植物进行光合作用的催化剂，叶绿素的分子与人体的红血球分子在结构上很是相似，唯一的区别就是各自的核心不同，叶绿素为镁原子，血红素为铁原子。因此，饮用叶绿素对产妇及因意外失血者会有很大的帮助。维生素 B_{12} 是天然产物中结构最复杂的化合物之一，又名钴胺素，存在于动物肝中，是抗贫血药物。

（二）咪唑及其衍生物

咪唑是无色晶体，易溶于水、乙醇和乙醚中，熔点 90℃，它的碱性强于吡咯，能和强酸作用生成稳定的盐，和吡咯一样，有微弱的酸性。许多重要的天然物质是咪唑的衍生物，含咪唑环的药物具有突出的生理活性，如甲硝唑为抗阿米巴药、抗滴虫药、抗厌氧菌药。组氨酸是蛋白质水解得到的 α-氨基酸之一，也是咪唑的重要衍生物，在体内酶的作用下脱羧生成组胺。

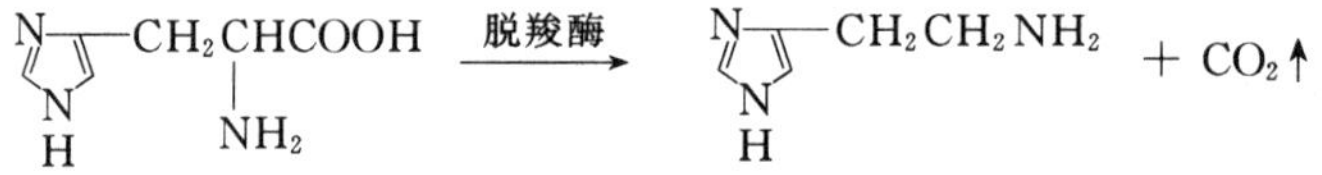

组氨酸   组胺

组胺有收缩血管的作用，人体的过敏反应与人体内组胺含量过多有关。临床上用组胺的磷酸盐刺激胃酸的分泌，诊断真性胃酸缺乏症。

（三）吡啶及其衍生物

吡啶是具有特殊臭味的无色液体，沸点 115.5℃，能与水、乙醇、乙醚等混溶，是一种良好的有机溶剂。吡啶对氧化剂、酸及碱比较稳定，吡啶的衍生物广泛存在于自然界。如维生素 B_6、维生素 PP、雷米封等。

自然界中的维生素 B_6 是由下列三种物质组成的：

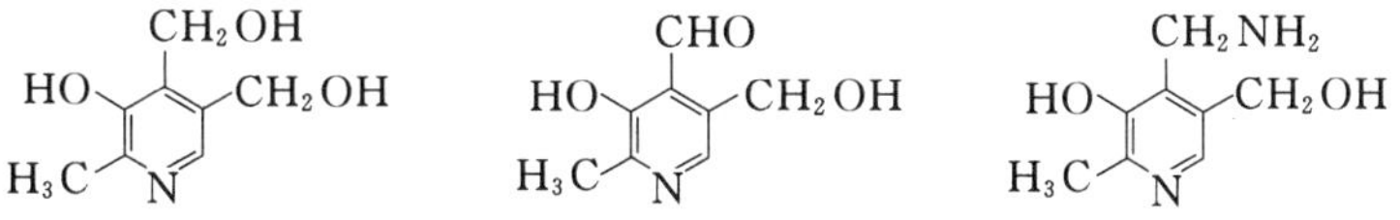

吡多醇　　　　　　吡多醛　　　　　　吡多胺

　　维生素 B$_6$ 广泛存在于动、植物体内,如肝、鱼肉、谷物、马铃薯、白菜、香蕉和干酵母等含量都比较丰富。动物体内缺乏维生素 B$_6$ 时蛋白质代谢就不能正常进行。

　　维生素 PP 是 β-吡啶甲酸和 β-吡啶甲酰胺的合称:

β-吡啶甲酸　　　　　　　β-吡啶甲酰胺

　　维生素 PP 是 B 族维生素之一,能促进人体细胞的新陈代谢。它存在于肉类、谷物、花生及酵母中。体内缺乏维生素 PP 时,能引起皮炎、消化道炎以至神经紊乱等症状,叫做癞皮病。所以维生素 PP 又叫抗癞皮病维生素。

　　雷米丰是治疗结核病的良好药物,它的学名叫异烟酰肼,是一种白色固体,易溶于水。是由 3-吡啶甲酸与肼缩合而成。

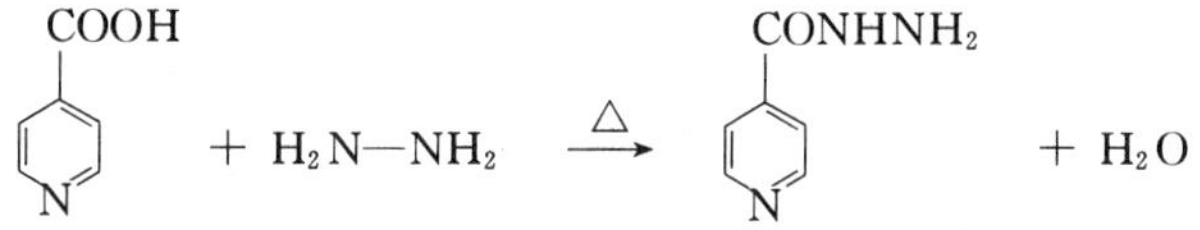

3-吡啶甲酸　　　　　　　　　　　　雷米丰

(四) 嘧啶及其衍生物

　　嘧啶是含有两个氮原子的六元杂环,无色结晶,熔点 22℃,易溶于水,碱性比吡啶弱得多,亲电取代反应也比吡啶困难。它的衍生物在自然界分布广泛,如核酸分子中的嘧啶碱基:

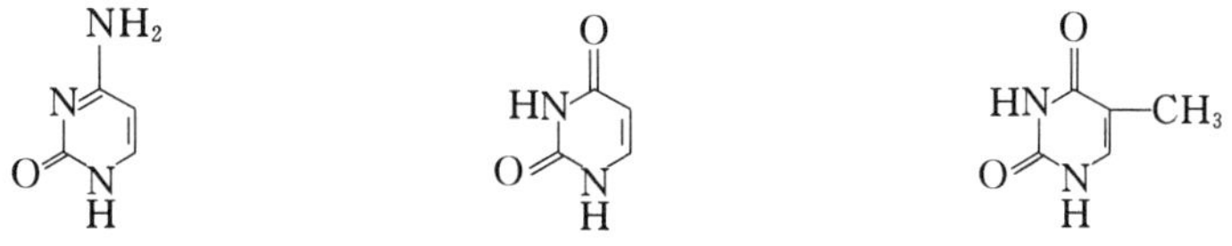

胞嘧啶　　　　　　尿嘧啶　　　　　　胸腺嘧啶

　　当嘧啶环上连有羟基、氨基或巯基时,普遍存在互变异构现象。如尿嘧啶:

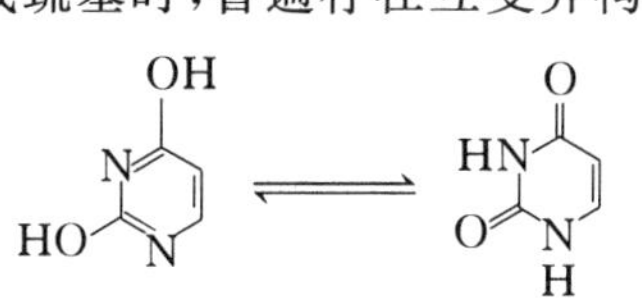

烯醇式　　　　　酮式

（五）嘌呤及其衍生物

嘌呤是无色结晶,熔点 216～217℃,易溶于水,难溶于有机溶剂。嘌呤可看作是由一个嘧啶环和一个咪唑环互相稠合而成,它能与酸或碱生成盐。嘌呤本身不存在于自然界,但它的衍生物却广泛存在于动、植物体中。咖啡碱、茶碱和可可碱具有利尿和兴奋中枢神经的作用,它们都是嘌呤的衍生物。

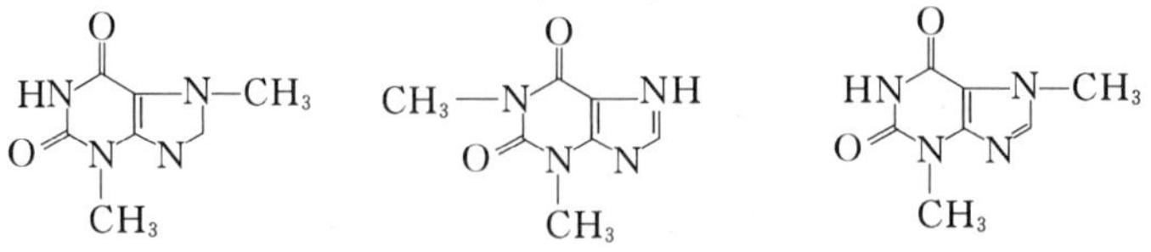

咖啡碱　　　　　　　茶碱　　　　　　　可可碱

此外,广泛存在于生物体内核蛋白质中的腺嘌呤和鸟嘌呤,也是很重要的嘌呤衍生物。

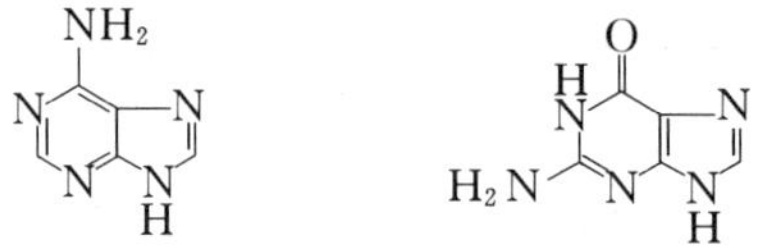

腺嘌呤　　　　　　　　鸟嘌呤

（六）吲哚及其衍生物

吲哚的纯品是无色片状晶体,熔点是 52.5℃,不溶于水,溶于有机溶剂和热水中。蛋白质降解时,其中色氨酸组分分解成吲哚和 3-甲基吲哚残留于粪便中,是粪便臭气的成分。但纯净的吲哚在浓度极稀时有馨花的香气,故在香料工业中用来制造茉莉花型香精。

吲哚的衍生物在自然界分布很广,人类必须的氨基酸之——色氨酸,还有人和其他哺乳动物脑组织中的 5-羟色胺等都是吲哚的衍生物。此外,麦角碱、马钱子碱、利血平等生物碱分子中也含有吲哚环。

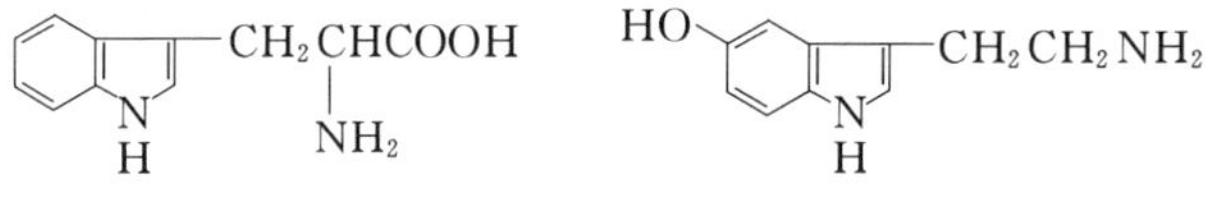

色氨酸　　　　　　　　　　5-羟色胺

第四节　生物碱

生物碱是一类存在于动植物体内对人和动物有强烈生理作用的含氮碱性有机化合物。其碱性大多数是因为含有氮杂环,但也有少数非杂环的含有氨基官能团的生物碱。一种植物如果含有生物碱,往往含有多种结构相近的一系列生物碱。例如,金鸡纳树皮中含有二十多种生物碱,烟草中含有十种以上生物碱。生物碱在植物体内常与有机酸(柠檬酸、苹果酸、草酸等)或无机酸(硫酸、磷酸等)结合成盐而存在,也有少数以游离碱、苷或酯的形式存在。

生物碱的发现始于 19 世纪初,最早发现的是吗啡(1803 年),随后不断地报道了各种生物碱的发现,例如奎宁(1820 年)、颠茄碱(1831 年)、古柯碱(1860 年)、麻黄碱(1877 年)⋯⋯19世纪兴起了对生物碱的研究和结构测定,它对杂环化学、立体化学和合成新药物提供了大量的资料和新的研究方法。到目前为止人们已经从植物中分离出的生物碱有几千种。

许多生物碱是很有价值的药物,它们都有很强的生理作用。如吗啡碱有镇痛的作用,麻黄碱有止咳平喘的效用等。许多中草药如党归、甘草、贝母、常山、麻黄、黄连等,其中的有效成分都是生物碱。

一、生物碱的分类和命名

生物碱根据化学结构分为有机胺类、吡咯衍生物类、吡啶衍生物类、喹啉衍生物类。根据其来源进行分类,如石蒜生物碱、长春花生生物碱等。

生物碱多根据其来源命名,如麻黄碱来源于麻黄、烟碱来源于烟草。也可以采用国际通用名称的音译,如烟碱又称为尼古丁。

二、生物碱的一般性质

(一)生物碱的物理性质

生物碱绝大多数是无色或白色结晶性固体,只有少数为液体或有颜色。如烟碱、毒芹碱为液体,小蘗碱呈黄色。生物碱及其盐都具有苦味,有些则极苦而辛辣。生物碱一般不溶或难溶于水,易溶于有机溶剂,如乙醚、丙酮、氯仿、苯等,生物碱与酸所形成的盐大多数溶于水,而不溶于有机溶剂。

(二)生物碱的化学性质

1.碱性

生物碱分子中的氮原子上有未共用的电子对,对质子有一定的接受能力,所以大多数生物碱有碱性,能与酸作用成盐,遇强碱,生物碱则从它的盐中游离出来,利用这一性质可提取和精制生物碱。

生物碱类药物大多数制成盐使用,在使用过程中,生物碱类药物应注意不能与碱性药物配伍,否则会出现沉淀。如在硫酸奎宁的水溶液中,加入少量苯巴比妥钠(呈碱性),立即析出白色沉淀。

2.旋光性

生物碱结构复杂,分子中往往含有一个或几个手性碳原子具有旋光性。自然界中的生物碱多为左旋体。左旋体和右旋体的生理活性有很大差异。如麻黄碱分子中含有两个手性碳原子,有 4 种旋光异构体,临床上使用其左旋体的盐酸盐——盐酸麻黄碱。

3.沉淀反应

大多数生物碱能与生物碱沉淀试剂反应,生成简单盐或复盐的有色沉淀。常用的生物碱沉淀试剂是一些酸和重金属盐类的溶液,如生物碱遇鞣酸溶液产生棕黄色沉淀,遇氯化汞溶液生成白色沉淀,遇苦味酸溶液生成黄色沉淀。常用的生物碱沉淀试剂还有碘化铋钾($BiI_3 \cdot KI$)、碘化汞钾(K_2HgI_4)、磷钨酸($H_3PO_4 \cdot 12WO_3$)、磷钼酸($H_3PO_4 \cdot 12MoO_3$)等。此类反应可初步判定生物碱的存在,还可用于生物碱的精制和分离。

4.显色反应

大多数生物碱能和一些试剂反应出现不同的颜色。常用的生物碱显色试剂有钼酸钠、钒酸铵、甲醛、硝酸、重铬酸钾和高锰酸钾等的浓硫酸溶液。如 $10g \cdot L^{-1}$ 钒酸铵的浓硫酸溶液遇阿托品显红色,遇吗啡显棕色,遇可待因显蓝色。生物碱的显色反应可用于生物碱的鉴别。

课堂练习 18-3 生物碱类药物不能和碱性药物混合服用的原因是什么?

三、重要的生物碱

(一)烟碱

存在于烟叶中,又名尼古丁。烟叶中含有十余种生物碱,烟碱是其中最主要的一种,为无色油状液体,沸点 246℃,露置于空气中逐渐变棕色,臭似吡啶,味辛辣,易溶于水、乙醇及氯仿等。有旋光性,天然存在的烟碱是左旋体。烟碱有剧毒,少量吸入能刺激中枢神经,升高血压;大量吸入则抑制中枢神经,出现恶心、呕吐,使心脏停搏甚至死亡。长期吸烟会引起慢性中毒。

(二)麻黄碱

存在于中药麻黄中,无色晶体,熔点 34℃,味苦,易溶于水,能溶于氯仿、乙醇、苯等。(一)-麻黄碱又称为麻黄素,(+)-麻黄碱称为伪麻黄碱。

麻黄碱能兴奋交感神经,升高血压,扩张支气管。可用于治疗支气管哮喘,过敏反应,鼻黏膜肿胀及低血压症。

麻黄碱的脱氧衍生物甲基苯丙胺具有使中枢神经兴奋的作用和极强的成瘾性,因外观似"冰",称为冰毒,是严重危害人体健康的毒品。

（一)-麻黄碱　　（+)-麻黄碱　　冰毒

(三)吗啡碱

吗啡	$R=R_1=H$
可待因	$R=CH_3$　$R_1=H$
海洛因	$R=R_1=CH_3C-$

吗啡从阿片中提取而得,白色晶体,熔点 254～256℃,露置于空气中颜色加深,味苦,微溶于水,溶于氯仿。吗啡是强效镇痛药,但易成瘾,应限制使用。一般只为解除晚期癌症患者的痛苦而使用。

可待因的镇痛作用比吗啡弱,也能成瘾,临床用作镇咳药。

(四)莨菪碱

莨菪碱存在于颠茄、莨菪、曼陀罗等植物中,为白色晶体,熔点 114～116℃,味苦,难溶于水,易溶于乙醇和氯仿,有旋光性。其外消旋体称为阿托品,在医药上用作抗胆碱药,能抑制汗腺、唾液、泪腺、胃液等多种腺体的分泌,并能扩散瞳孔。硫酸阿托品常用于治疗平滑肌痉挛、胃十二指肠溃疡,为急性有机磷中毒的特效药。

(五)肾上腺素

肾上腺素是肾上腺髓质分泌的激素。人工合成的为白色结晶性粉末,味苦,微溶于水,不溶于乙醇、乙醚和氯仿,熔点为 206～212℃,熔融时同时分解。肾上腺素分子中有一个手性碳原子,有旋光性,含有酚羟基,具有仲胺结构,因此具有酸碱两性,同时具有邻苯二酚的结构,所以易氧化变质。临床上使用的是盐酸肾上腺素注射液,用于心脏骤停的急救、过敏性休克及控制支气管哮喘的急性发作等。

(六)小檗碱(黄连素)

从黄连、黄柏和三颗针等药材中提取而得,也可以人工合成,属异喹类衍生物,黄色结晶,熔点 145℃,味极苦,能溶于水,具有抗菌、消炎作用。临床上使用的是其盐酸盐,用于治疗肠胃炎和细菌性痢疾等。

学习小结

➤ 杂环化合物是指环中含有氧原子、硫原子、氮原子等杂原子的化合物,芳香杂环具有闭合共轭体系,它可分为五元杂环、六元杂环、稠杂环三大类。通常用音译法命名,单杂环都是六电子闭合共轭体系。

➤ 重要的杂环化合物及其衍生物有:吡咯、咪唑、吡啶、嘧啶、嘌呤和吲哚及其衍生物。

➤ 生物碱:存在于生物体内的一类具有重要生理作用的含氮碱性有机化合物。

生物碱的主要性质有:碱性,旋光性,与沉淀试剂能形成沉淀,与显色试剂产生特征颜色。

生物碱的提取:先使生物碱转化成可溶性的盐酸盐或硫酸盐,然后用强碱置换或者用离子交换树脂交换。

重要的生物碱包括:烟碱、麻黄碱、吗啡碱、莨菪碱、肾上腺素和小檗碱。

 目标检测

一、选择题

1. 下列杂环化合物名称叫吡咯的是　　　　　　　　　　　　　　　　　　　( )

　　A. 　　B. 　　C. 　　D.

2. 下列化合物属于杂环化合物的是　　　　　　　　　　　　　　　　　　　( )

　　A. 　　B. 　　C. 　　D.

3. 下列化合物不属于生物碱的是　　　　　　　　　　　　　　　　　　　　( )

　　A. 麻黄碱　　　　　　　　　　　　　B. 吗啡

　　C. 肾上腺素　　　　　　　　　　　　D. 吡啶

4. 生物碱类药物不能与碱性药物配伍的理由是　　　　　　　　　　　　　　( )

　　A. 碱性药物会产生副作用　　　　　　B. 生物碱类药物遇碱性药物会出现沉淀

　　C. 生物碱类药物实际显酸性　　　　　D. 会产生更强的毒性

5. 关于生物碱叙述不正确的是　　　　　　　　　　　　　　　　　　　　　( )

　　A. 存在于生物体内　　　　　　　　　B. 有明显的生理活性

　　C. 分子中都含氮杂环　　　　　　　　D. 一般都有碱性,能与酸作用生成盐

二、填空题

1. 单杂环化合物通常分为_____杂环和_____杂环两大类。

2. 生物碱是一类存在于_____内,对人和动物有强烈生理作用的含氮_____有机化合物。生物碱都具有旋光性,这是由于生物碱分子中含有_____。

3. 肾上腺素具有酸碱两性,原因是其分子结构中含有_____和具有_____。

4. 生物碱显碱性的理由是_____。

5. 血红素是_____的衍生物,它和叶绿素的主要区别是_____。

三、命名下列化合物

（高吉仁　王春艳）

下 篇

实验指导

化学实验的基本知识

化学是一门以实验为基础的学科。通过实验可以巩固和加深对课堂理论知识的理解,为理论联系实际提供条件。同时,培养学生的动手能力,达到独立进行实验,细致观察和准确记录实验现象,归纳、分析实验结果,正确处理实验数据等目的,逐步掌握正确的基本操作方法和技能技巧,以及独立工作和思考的能力。最重要的是通过实验培养学生实事求是的科学态度,严谨的工作作风及科学的思维方法,为掌握初步的科研方法,培养初步的科研能力打下基础。

一、化学实验的一般要求

(一)实验要求

1.预习

预习是做好实验的前提和保证,为了避免盲目性,获得良好的实验效果,在进行实验之前必须认真阅读实验教材,明确实验目的与内容,掌握实验原理、方法、步骤,熟悉仪器的使用方法及注意事项,查找有关实验数据等,并初步估计每一步的预期结果,根据不同实验的要求写出预习报告。预习报告应包括简要的实验步骤、操作要点、实验的条件和实验中应该注意的事项。

2.实验

实验中应认真操作,按照操作规程和实验步骤进行实验,仔细观察实验现象,如实记录,遇到疑难问题或异常现象,应积极思考,相互讨论或询问老师,鼓励学生提出新的见解或建议。

3.实验报告

完成实验后,必须书写实验报告,一份满意的实验报告必须具备准确、客观、简洁、明了四个特点,实验报告必须包括正确的操作步骤,以及对实验现象客观的记录,同时要有运用所掌握的理论知识对实验现象、结果进行分析和综合的能力。实验报告的优劣是判断实验者科学研究能力的一个重要指标。

(二)实验报告的格式

正确的实验报告格式一般包括以下几个方面:

(1)实验目的　简要地说明进行本次实验的目的。

(2)实验原理　对实验中所采用的技术和方法从理论上进行简单的表述,并阐明运用该方法和技术与完成本实验项目之间的关系。

(3)实验仪器及试剂　详细写出本次实验所用的仪器、试剂名称、规格及数量。

(4)实验操作步骤　在充分理解实验原理的基础上,对整个实验操作过程进行概括性的描述。有些实验项目,如混合物的分离、提取等,可用流程图标形式加以表达,要求简单明了,避免抄录实验讲义。对实验过程中所出现的各种现象及有关数据要客观、详细的记录,并利用所获得的数据进行处理,得出结果。有些项目还应根据实验目的、要求,利用获得的数据正确制作图表。

(5)结果与讨论 这是实验报告中最重要的部分,实验者首先应对实验的结果进行确认,对实验中的误差或错误加以分析,然后综合所观察到的各种现象和数据,做出结论。在此过程中,应运用相关的理论知识及参考文献,结合实验过程进行讨论。对实验中出现的新问题可提出自己的看法,并对自己的实验结果做出评价。

最后,认真、独立完成本次实验项目后所附思考题。

二、化学实验室常识

(一)化学实验规则

(1)课前要认真预习,明确实验目的、实验原理,了解实验内容、步骤和注意事项。

(2)进入实验室必须穿白大衣,否则不允许进入。实验前首先核对试剂,检查仪器的数量、破损情况并认真清洗所用的仪器,按照顺序整齐摆放,发现问题及时报告老师。

(3)认真听讲,积极思考。实验时严格按照操作规程进行,仔细观察实验现象并及时将所有实验中的现象及原始数据记录在实验记录本上,不得涂改、编造实验数据,严禁抄袭他人的实验记录。

(4)自觉遵守实验室的各项规章制度,保持实验室安静、实验台面洁净整齐,爱护仪器和公用设施,使用精密仪器后应在使用登记本上签字,养成良好的实验室工作习惯。

(5)公用仪器、药品等用毕立即放回原处,不得随意乱拿乱放。试剂瓶中药品不足时,应报告指导教师,及时补充。

(6)实验课期间不能擅自离开实验室,不得随意更改座次。禁止将食物带入实验室,上课前应及时将手机关闭。

(7)爱护实验室公物,损坏仪器要及时领取新仪器并照章赔偿。如果隐瞒不报,一经发现要加倍赔偿,并写书面检查。未经许可不准动用与本实验无关的仪器设备及物品,严禁将实验物品带出室外,借出物品必须办理登记手续。

(8)了解消防设施和安全通道的位置。树立环境保护意识,节约水、电、材料,遇到事故应立即采取紧急措施,并及时向老师报告。

(9)实验课不得迟到。因病、因事缺席必须向老师请假。缺做的实验达到一定次数不得参加理论课程的考试。

(10)实验完毕后每个小组清洗、整理好本组所用实验仪器及试剂,请老师检查核对无误后方可离开。每个实验室必须由组长安排值日生打扫卫生。废液倒入废液缸,火柴杆、纸张、废物等丢入垃圾筐内,不能随意扔到水池中,以免引起堵塞。值日生认真做好实验室的清洁工作后关好水、电、门、窗,老师检查合格后经允许方可离开。

(二)化学实验室安全知识
1.化学实验室安全守则

(1)进入实验室,先了解实验室安全用具放置的位置,熟悉各种安全用具(如灭火器、沙桶、急救箱等)的使用方法。

(2)实验进行时,不得擅自离开岗位。水、电、天然气、酒精灯等一经使用完毕立即关闭。

(3)浓酸、浓碱等具有强腐蚀性的药品,切勿溅在皮肤或衣物上,尤其不可溅入眼睛中。

(4)对加热过程,要特别小心,以防失火。制备或使用有毒、有刺激性的物质时,必须在通风橱中进行。

(5)实验室中任何药品不得进入口中或接触伤口,剧毒药品要专人管理,严禁带出室外。

(6)实验室电器设备的功率不得超过电源的负载能力。

2.实验室意外事故的一般处理

(1)酸腐蚀　先用大量自来水冲洗,然后用饱和碳酸氢钠溶液或稀氨水冲洗,最后再用蒸馏水冲洗。

(2)碱腐蚀　先用大量自来水冲洗,再用稀醋酸溶液冲洗,最后用蒸馏水冲洗。如果溅入眼中,则先用硼酸溶液冲洗,再用蒸馏水冲洗。

(3)起火　电器设备引起的火灾,应立即切断电源,用二氧化碳灭火器或四氯化碳灭火器灭火。有机溶剂起火,应立即用湿抹布、沙子覆盖燃烧物。火势较大时应使用泡沫灭火器灭火。

(4)割伤　首先检查伤口,如有异物先取出,在伤口处涂上红药水或撒上消炎粉,最后用纱布包扎。

(5)烫伤　先用稀高锰酸钾溶液冲洗伤口,再在伤口处抹上烫伤膏,不能用水冲洗。

(6)意外触电事故　偶遇这样的事故,应立即切断电源,必要时进行人工呼吸。对伤势严重者,应立即送往医院抢救。

(7)中毒　实验室有毒药品很多,若不甚误入口中,可将 $5\sim10ml$ 稀硫酸铜溶液加到一杯温水中口服,然后用手指伸进喉咙,促使呕吐并立即送往医院治疗。

(8)吸入刺激性气体　可吸入少量的酒精和乙醚混合蒸汽,然后到室外呼吸新鲜空气。

3.灭火常识

实验室发生起火的原因一般有以下四种:

(1)明火加热过程中,易燃物燃烧起火。

(2)能自燃的物品在长期存放过程中自燃起火。

(3)少数化学反应(如金属钠与水的反应)有时会引起爆炸或燃烧。

(4)电火花、电线老化等因电路问题引起的燃烧。

实验过程中万一不慎起火,切不可惊慌,首先判断起火的原因,根据火情立即采取相应的灭火措施:

(1)首先要防止火势扩展　必须立即切断火源和电源,停止通风,迅速地将周围易燃物品,特别是有机溶剂移开。

(2)扑灭火焰　一般的小火可用湿布、石棉网或沙子覆盖燃烧物。火势较大时应立即使用灭火器灭火。灭火器性能是不同的,应根据起火原因使用相应的灭火器。

(3)衣服起火　切勿惊慌乱跑引起火势扩展,应立即躺在地上打滚将火熄灭,或立即将衣服脱掉将火熄灭。

(罗　旭)

实验一　一般溶液的配制

一、实验目的

(1)掌握溶液浓度几种常见的表示方法。

(2)掌握一般溶液的配制方法和基本操作。

(3)掌握容量瓶、移液管的使用方法。

(4)巩固台秤等常见仪器的使用。

二、实验原理

在教学和科研过程中,按照不同的需要配制各种浓度的溶液是必不可少的环节。配制一般溶液时,利用台秤、量筒等准确度较低的仪器就可以完成。但如果是配制准确度较高的标准溶液,就需要使用分析天平、移液管、容量瓶等准确度高的仪器才可以完成。

一般溶液的配制方法主要分为三类:即直接水溶法、介质水溶法和稀释法。直接水溶法是指直接用水溶解、定容,适用于易溶于水且不与水反应的固体试剂,如 $NaOH$、KNO_3、$NaCl$ 等。介质水溶法是指用介质溶解后,再用水定容,适用于溶解度小或易与水反应的固体试剂。如 $FeCl_3$、$SbCl_3$、$BiCl_3$ 等。稀释法适用于浓溶液的稀释,如由浓硫酸配制稀硫酸等。在稀释过程中,要注意稀释前后溶质的物质的量是不变的。

一般而言,由固体试剂配制溶液的过程如下:计算—称量—溶解—定容;由液体试剂(或浓溶液)配制溶液的过程如下:计算—量取浓溶液—稀释—定容。

溶液浓度的常见几种表示方法:

(一)物质的量浓度

溶液中溶质 B 的物质的量 n_B 与溶液总体积 V 的比值,常简称为物质的量浓度,用符号 c_B 表示。常用单位为 $mol \cdot L^{-1}$、$mmol \cdot L^{-1}$。如 $0.1mol \cdot L^{-1}$ 的 $NaOH$ 溶液表示 1L 溶液中含有 $NaOH$ 的物质的量为 0.1mol。配制时称取 4g $NaOH$ 溶于蒸馏水,溶液冷却后转移到 1L 的容量瓶中定容即可。

(二)质量浓度

溶质 B 的质量 m_B 与溶液的总体积 V 的比值,用符号 ρ_B 表示。常用单位是 $g \cdot L^{-1}$,$mg \cdot L^{-1}$ 等。但是,临床使用的生理盐水的质量浓度为 0.9%,表示每 100ml 生理盐水溶液中含有溶质 $NaCl$ 的质量为 0.9g。若要配制 1L 生理盐水,称取 $NaCl$ 9g,溶于水后稀释到 1L 即可。

(三)质量分数

溶质的质量 m_B 与溶液总质量 m 的比值,用符号 ω_B 表示。质量分数没有单位,常用百分数或小数表示。如常用浓硫酸的质量分数为 98%,表示每 100g 的硫酸溶液中含有 98g 的硫酸和 2g 的水。

(四)体积分数

在相同的温度和压力下,溶质 B 的体积 V_B 与溶液的体积 V 的比值,用 φ_B 表示。φ_B 没有单位,常用百分数表示。医用酒精的体积分数为 75％,表示 100 体积的医用酒精溶液中含有体积单位相同的 75 体积的乙醇。

三、实验仪器及试剂

仪器:托盘天平、烧杯、容量瓶、量筒、移液管。

试剂:$Na_2CO_3(s)$、$CuSO_4 \cdot 5H_2O(s)$、浓 H_2SO_4、$0.1mol \cdot L^{-1}$ NaCl、蒸馏水。

四、实验步骤

(一)固体试剂配制溶液

1.配制浓度 $0.5mol \cdot L^{-1}$ 的 Na_2CO_3 溶液 500ml

计算出配制该溶液所需 Na_2CO_3 固体的质量,在托盘天平上称量。将称量好的 Na_2CO_3 固体置于 100ml 洁净烧杯中,用适量蒸馏水溶解,然后将烧杯中的溶液沿玻璃棒小心地转移到 500ml 容量瓶中,用蒸馏水洗涤烧杯和玻璃棒 2～3 次,并将洗涤液全部转移到容量瓶中,稀释至刻度线(即定容)摇匀。分装入试剂瓶中,贴好标签备用。

2.用 $CuSO_4 \cdot 5H_2O(M=249.68g \cdot mol^{-1})$ 配制 50ml $0.2mol \cdot L^{-1}$ 的硫酸铜溶液。

计算出配制 $0.2mol \cdot L^{-1}$ 硫酸铜溶液所需 $CuSO_4 \cdot 5H_2O$ 的质量。按照上述过程自己设计实验步骤完成。

(二)液体试剂配制溶液

由浓硫酸($\omega_B=98\%$,$\rho=1.84g \cdot ml^{-1}$)配制 100ml $1mol \cdot L^{-1}$ 的硫酸溶液。

先计算出所需浓硫酸的体积。在一个洁净的 100ml 的烧杯中加入 20ml 左右的蒸馏水,用量筒量取计算好体积的浓硫酸,沿玻璃棒缓慢倒入烧杯中然后不断搅拌。溶液冷却后再转移到 100ml 量筒内稀释至刻度,摇匀即可。(配好的溶液统一倒入回收瓶)

(三)标准溶液的稀释

用 10ml 移液管移取少量 $0.1mol \cdot L^{-1}$ NaCl 溶液,润洗 2～3 次。然后准确移取 10ml 溶液于 25ml 容量瓶中,加蒸馏水稀释至刻度。

五、思考题

(1)用容量瓶配制溶液时,是否需要先将洗净的容量瓶进行干燥?

(2)浓硫酸溶液进行稀释时,能否用容量瓶完成? 为什么?

[附一]移液管及其使用

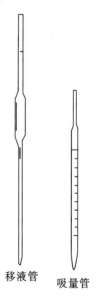

移液管是用来准确移取一定体积的溶液使用的量器。常用的移液管有 5ml、10ml、25ml 和 50ml 等规格。通常又把具有刻度的直形玻璃管称为吸量管,如图实验 1-1。移液管和吸量管所移取的体积通常可准确到 0.01ml。

移液管在洗涤前应检查其管口和尖嘴是否破损,一旦发现破损则不能使用。使用前还要检查移液管是否洁净、干燥。如果内壁有水

移液管　　吸量管

图实验 1-1

珠,还需要用待取溶液润洗 2～3 次,方可使用。

使用移液管时,用右手拇指和中指捏住移液管的上端,将移液管的尖嘴部分插入待吸取溶液的试剂瓶底,左手拿吸耳球,对准管口将溶液慢慢吸入至所需体积刻度线以上,右手食指按住管口,管身保持直立,略微放松食指,使管内溶液慢慢从尖嘴流出,直至溶液的弯月面切线与刻度线重合时,立即用食指压紧管口。将移液管移入接受溶液的容器中,使尖嘴接触容器内壁,容器稍倾斜,移液管则保持垂直,放开食指,使溶液沿容器内壁自然流下,待移液管内溶液停止流动后,再静置 15s,取出移液管。注意:如果移液管上端刻有"吹"字样,那么留在管口的少量液体要吹入接受器中,因为移液管的标示容积包括尖嘴末端保留溶液的体积。

[附二]容量瓶及其使用

容量瓶是配制准确的一定物质的量浓度的溶液使用的精确仪器。它是一种带有磨口玻璃塞的细长颈、梨形瓶底的玻璃瓶,颈上有刻度。当瓶内体积在所指定温度下达到刻度线处时,其体积即为所标示的容积。常和移液管配合使用。容量瓶有多种规格,小的有 5ml、25ml、50ml、100ml 等规格,大的有 250ml、500ml、1000ml、2000ml 等。它主要用于直接法配制标准溶液和准确稀释溶液以及制备样品溶液。

在使用容量瓶之前,要先进行查漏。即在瓶中放水到标线附近,塞紧瓶塞,使其倒立2min,用干滤纸片沿瓶口缝处检查,看有无水珠渗出。如果不漏,再把塞子旋转 180°,塞紧,倒置,再检查 1 次。

检查好容量瓶之后,把称得准确质量的固体溶质放入烧杯中,用少量溶剂溶解。用玻璃棒将溶液小心转移到要求体积的容量瓶中。然后用溶剂多次洗涤烧杯,并把洗涤溶液全部转移到容量瓶里。继续加入溶剂,当容量瓶内加入的液体液面离标线 1cm 左右时,应该用滴管小心滴加,最后使液体的弯月面切线与刻度线正好重合。盖紧瓶塞,用倒转和摇动的方法使瓶内的液体混合均匀。

(吕雅娟)

实验二　缓冲溶液的配制与性质

一、实验目的

(1)掌握缓冲容量与总浓度和缓冲比之间的关系。

(2)熟悉缓冲溶液的配制方法。

(3)加深对缓冲溶液性质的理解。

(4)进一步练习酸度计的使用。

二、实验原理

能抵抗外来少量的强酸或少量的强碱或适量水的稀释而保持溶液的 pH 值基本不变的溶液称为缓冲溶液。缓冲溶液是由足够浓度和适当比例的共轭酸碱对组成。因此在配制缓冲溶液时,要先根据要求选择合适的共轭酸碱对,然后根据下式计算出所需共轭酸和共轭碱的体积:

$$pH \approx pK_a + \lg \frac{V_b}{V_a}$$

注意:配制缓冲溶液的共轭酸和共轭碱的起始浓度相等时此公式才适用。式中 V_a 代表共轭酸的体积,V_b 代表共轭碱的体积,pK_a 表示共轭酸常数的负对数。

按照计算结果,用移液管分别移取一定体积的共轭酸和共轭碱,混合即得所需缓冲溶液。如果溶液的 pH 准确度要求较高,还需要用酸度计进行校正。

从定义可以看出,缓冲溶液具有抗酸、抗碱和抗稀释的性质。即在缓冲溶液中加入少量强酸、强碱或适量水,溶液 pH 值变化幅度不大。

缓冲能力的大小可以用缓冲容量 β 来衡量。其物理意义为单位体积缓冲溶液的 pH 值改变 1 个单位时,所需加入一元强酸或一元强碱的物质的量。缓冲容量越大,缓冲能力越强。计算公式如下:

$$\beta = \frac{n}{V |\Delta pH|}$$

缓冲容量的大小主要受两方面因素的影响:总浓度和缓冲比。缓冲比一定时,总浓度越大,缓冲容量越大,缓冲溶液的缓冲能力越强。缓冲溶液的总浓度一定时,缓冲比越接近1,缓冲容量越大。

三、实验仪器及试剂

仪器:试管、烧杯、容量瓶、移液管、酸度计、精密 pH 试纸(pH 范围在 2.7～4.7;3.8～5.4;5.5～9.0;9.5～13.0)。

试剂:0.1mol·L⁻¹ HAc、0.1mol·L⁻¹ NaAc、0.1mol·L⁻¹ NaH₂PO₄、0.1mol·L⁻¹ Na₂HPO₄、0.1mol·L⁻¹ NH₃·H₂O、0.1mol·L⁻¹ NH₄Cl、1mol·L⁻¹ HCl、1mol·L⁻¹ NaOH、2mol·L⁻¹ NaOH、0.1mol·L⁻¹ NaOH、1mol·L⁻¹ HAc、1mol·L⁻¹ NaAc、甲基红指示剂。

四、实验步骤

(一)缓冲溶液的配制

按照表实验 2-1 组成，计算配制甲、乙、丙三种缓冲溶液各 100ml 所需各物质的体积，填入下表并配制。用酸度计或精密 pH 试纸测定所配各溶液的实际 pH 值，并与理论值比较。（所配溶液保留待用）

表实验 2-1　不同 pH 值缓冲溶液的配制

缓冲溶液	理论 pH	各组分体积(ml)	pH 实验值
甲	4	$0.1mol \cdot L^{-1} HAc$————	
		$0.1mol \cdot L^{-1} NaAc$————	
乙	7	$0.1mol \cdot L^{-1} NaH_2PO_4$————	
		$0.1mol \cdot L^{-1} Na_2HPO_4$————	
丙	10	$0.1mol \cdot L^{-1} NH_3 \cdot H_2O$————	
		$0.1mol \cdot L^{-1} NH_4Cl$————	

(二)缓冲溶液的性质

1. 缓冲溶液对强酸和强碱的缓冲能力

(1) 在两只小烧杯中各加入 30ml 蒸馏水，用酸度计或精密 pH 试纸测定其 pH，然后分别加入 2 滴 $1mol \cdot L^{-1} HCl$ 和 $1mol \cdot L^{-1} NaOH$ 溶液，再用酸度计或精密 pH 试纸测其 pH。

(2) 将(一)步中所配制的甲、乙、丙三种溶液依次各取两份，每份 30ml，在其两份中，分别加入 2 滴 $1mol \cdot L^{-1} HCl$ 和 $1mol \cdot L^{-1} NaOH$ 溶液，用酸度计或精密 pH 试纸测其 pH 值并填入表实验 2-2。

表实验 2-2　加入强酸、强碱后各溶液的 pH

缓冲溶液	甲		乙		丙	
	加 HCl	加 NaOH	加 HCl	加 NaOH	加 HCl	加 NaOH
pH						

2. 缓冲溶液对稀释的缓冲能力

取一只小烧杯，加入 10ml 甲缓冲溶液，再加入 2ml 蒸馏水，混合均匀后用酸度计或精密 pH 试纸测量其 pH 值，并解释实验现象。

(三)缓冲容量

1. 缓冲容量与总浓度的关系

取 2 只小烧杯，用移液管将其中一只加入 $0.1mol \cdot L^{-1} HAc$ 和 $0.1mol \cdot L^{-1} NaAc$ 溶液各 10ml，另外一只小烧杯加入 $1mol \cdot L^{-1} HAc$ 和 $1mol \cdot L^{-1} NaAc$ 溶液各 10ml，摇匀。两烧杯内溶液的 pH 是否相同？在两烧杯中分别滴入 2 滴甲基红指示剂，溶液呈现什么颜色？然后在两烧杯中分别滴加 $2mol \cdot L^{-1} NaOH$ 溶液，直到溶液的颜色变成黄色。比较各管所加的滴数。解释所得的结果。

2.缓冲容量与缓冲组分比值的关系

取 2 只小烧杯,用移液管将其中一只加入 $0.1mol \cdot L^{-1}$ Na_2HPO_4 和 $0.1mol \cdot L^{-1}NaH_2PO_4$ 各 15ml,另一只烧杯中加入 $0.1mol \cdot L^{-1}$ Na_2HPO_4 溶液 27ml 和 $0.1mol \cdot L^{-1}$ NaH_2PO_4 溶液 3ml,用酸度计或精密 pH 试纸分别测定两溶液的 pH 值。然后在每只烧杯中加入 2.7ml $0.1mol \cdot L^{-1}NaOH$,再用精密 pH 试纸或酸度计测定它们的 pH 值。两只烧杯加入 NaoH 溶液后的 pH 变化值是否相同? 解释原因。

五、思考题

(1)缓冲溶液的 pH 值由哪些因素决定?

(2)强酸强碱是否具有缓冲作用?

(3)将 5ml $0.1mol \cdot L^{-1}$ HAc 溶液和 5ml $0.1mol \cdot L^{-1}NaOH$ 溶液混合后,所得溶液是否具有缓冲能力?

(吕雅娟)

实验三　水的总硬度的测定

一、实验目的

(1)掌握 EDTA 标准溶液的配制和标定方法及终点的判断。

(2)熟悉配位滴定法测定水的总硬度的原理及方法。

(3)了解水的总硬度的表示方法。

二、实验原理

乙二胺四乙酸(简称 EDTA,常用 H_4Y 表示)是最常用的配位剂。EDTA 难溶于水,通常采用其二钠盐($Na_2H_2Y \cdot 2H_2O$)来配制标准溶液。一般用间接法先配成近似浓度的溶液,再用基准物质标定。

标定 EDTA 标准溶液的基准物质有 Zn、Cu、ZnO、$CaCO_3$、$MgSO_4 \cdot 7H_2O$、$ZnSO_4 \cdot 7H_2O$ 等,一般多采用 Zn 或 ZnO 为基准物质。以 ZnO 为基准物质标定 EDTA 标准溶液,滴定是在 pH 为 $9\sim10$ 的 $NH_3 \cdot H_2O-NH_4Cl$ 缓冲溶液中,以铬黑 T 为指示剂进行的,终点时溶液由紫红色变为纯蓝色。滴定反应式如下:

滴定前:　　$Zn^{2+} + HIn^{2-} \rightleftharpoons ZnIn^- + H^+$
　　　　　　　　　　(纯蓝色)　　　(紫红色)

终点前:　　$Zn^{2+} + H_2Y^{2-} \rightleftharpoons ZnY^{2-} + 2H^+$

终点时:　　$ZnIn^- + H_2Y^{2-} \rightleftharpoons ZnY^{2-} + HIn^{2-} + H^+$
　　　　　　(紫红色)　　　　　　　　　　　　(纯蓝色)

以 ZnO 为基准物质,在 pH 为 $5\sim6$ 的 $HAc-NaAc$ 缓冲溶液中用二甲酚橙为指示剂,也能对 EDTA 标准溶液进行标定,终点也很敏锐。

水的总硬度的测定就是测定水中的钙镁离子总量,通常以 $CaCO_3$ 进行计算,一般采用配位滴定法,用 EDTA 标准溶液直接滴定水中的钙镁离子总量,然后以 $CaCO_3$ 换算成相应的硬度单位。水的硬度有多种表示方法,较常用的为法国度,即以 1 升水中含有 $10mg$ $CaCO_3$ 为 1 度。在我国除采用度表示法外,还常用质量浓度表示水的硬度,即以 1 升水中含 $CaCO_3$ 的质量多少(mg)来表示水的硬度的高低,单位为 $mg \cdot L^{-1}$。可见 1 度=$10mg \cdot L^{-1}$ $CaCO_3$。在 pH=10 的条件下,用 EDTA 溶液配位滴定钙和镁离子,作为指示剂的铬黑 T 与钙和镁形成紫红或紫色溶液。滴定中,游离的钙与镁离子首先与 EDTA 反应,到达终点时溶液的颜色由紫红色变为纯蓝色。本法适用于检测地下水和地面水,不适用于测定含盐高的水,如海水。

滴定过程中的反应为:

滴定前:　　$Mg^{2+} + HIn^{2-} \rightleftharpoons MgIn^- + H^+$
　　　　　　　　　　(纯蓝色)　　　(紫红色)

　　　　　　$Ca^{2+} + H_2Y^{2-} \rightleftharpoons CaY^{2-} + 2H^+$

终点前:　　$Mg^{2+} + H_2Y^{2-} \rightleftharpoons MgY^{2-} + 2H^+$

终点时:　　$MgIn^- + H_2Y^{2-} \rightleftharpoons MgY^{2-} + HIn^{2-} + H^+$
　　　　　　(紫红色)　　　　　　　　　　　　(纯蓝色)

三、实验仪器及试剂

仪器:酸式滴定管(25ml)、移液管(50ml)、容量瓶(250ml)、锥形瓶、量筒(50ml)、试剂瓶。

试剂:$Na_2H_2Y \cdot 2H_2O$(A. R)、ZnO(G. R)、6mol·L^{-1}HCl 溶液、0.025%甲基红指示剂、2mol·$L^{-1}NH_3 \cdot H_2O$溶液、$NH_3 \cdot H_2O-NH_4Cl$缓冲溶液(pH=10)、铬黑 T 指示剂、20%三乙醇胺溶液、待测水样。

四、实验步骤

(一)EDTA 标准溶液的制备

1.EDTA 标准溶液的配制(0.05mol·L^{-1})

称取 $Na_2H_2Y \cdot 2H_2O$ 约 9.5g,置于 500ml 烧杯中,加蒸馏水约 200ml,搅拌使其溶解,转入聚乙烯塑料瓶中,加蒸馏水稀释至 500ml,摇匀。

2.EDTA 标准溶液的标定

准确称取在 800℃灼烧至恒重的基准 ZnO 约 0.12g,置 250ml 锥形瓶中,加 6mol·L^{-1}HCl 溶液 3ml 使其溶解,加蒸馏水 25ml 和 0.025%甲基红指示液 1 滴,滴加 2mol·$L^{-1}NH_3 \cdot H_2O$ 溶液至溶液呈微黄色。再加蒸馏水 25ml、$NH_3 \cdot H_2O-NH_4Cl$ 缓冲溶液 10ml 及铬黑 T 指示剂少许,用 EDTA 标准溶液滴定至溶液由紫红色变为纯蓝色即为终点。记录所消耗EDTA标准溶液的体积。平行标定三份。

$$c(EDTA) = \frac{m(ZnO) \times 1000}{V(EDTA) \times M(ZnO)} \qquad M(ZnO) = 81.38g \cdot mol^{-1}$$

3.EDTA 标准溶液的稀释(0.01mol·L^{-1})

准确量取已经标定的 EDTA 标准溶液(0.05mol·L^{-1})50ml,置于 250ml 容量瓶中,加水稀释至刻度线,摇匀即可。

(二)水的硬度测定

1.自来水水样的采集

打开水龙头,先放水数分钟,使积存在水管中的杂质及陈旧水排出。用水样润洗取样瓶及塞子 2~3 次。将取样瓶装满水并盖好塞子。

2.水的硬度测定

准确量取水样 100.00ml,置于 250ml 的锥形瓶中,加入 1~2 滴 6mol·L^{-1}HCl 溶液使之酸化。煮沸数分钟,以除去 CO_2。冷却后加入 3ml 三乙醇胺溶液、5ml $NH_3 \cdot H_2O-NH_4Cl$ 缓冲溶液及铬黑 T 指示剂少许,用 0.01mol·L^{-1}EDTA 标准溶液滴定至溶液由紫红色变为纯蓝色,即为终点。平行测定三次。

水样的总硬度以 $CaCO_3$(mg·L^{-1})计算。

$$硬度(mg \cdot L^{-1}) = \frac{c(EDTA) \times V(EDTA) \times M(CaCO_3)}{V(H_2O)} \times 1000 \quad M(CaCO_3) = 100.1g \cdot mol^{-1}$$

五、注意事项

(1)$Na_2H_2Y \cdot 2H_2O$ 在水中溶解较慢,可加热促使溶解或放置过夜。

（2）贮存 EDTA 溶液应选用硬质玻璃瓶，最好是长期贮存 EDTA 溶液的瓶子，以免 EDTA 与玻璃中的金属离子作用。如用聚乙烯瓶贮存则更好。

（3）注意溶液 pH 值对配位滴定的影响。

（4）加入氨试剂时要慢慢加入，仔细观察白色浑浊的出现，不可加过量，否则 pH 值过大终点不明显。

（5）本实验的取样量仅适用于以 $CaCO_3$ 计算硬度不大于 $280mg \cdot L^{-1}$ 的水样，若硬度大于 $280mg \cdot L^{-1}$，应适当减小取样量。

（6）硬度较大的水样，在加缓冲溶液后常析出 $CaCO_3$、$MgCO_3$ 微粒，使终点不稳定，常出现 "返回" 现象，难以确定终点。遇此情况，可在加缓冲溶液前，在溶液中加入一小块刚果红试纸，滴加稀 HCl 至试纸变蓝色，振摇 2min，然后依法操作。

六、思考题

（1）什么是水的硬度？常用哪几种方法来表示水的硬度？

（2）加入三乙醇胺的作用是什么？

（3）若只测定水中的 Ca^{2+}，应选择何种指示剂？在什么条件下测定？

（罗　旭）

实验四　化学反应速率和化学平衡

一、实验目的

（1）掌握化学反应速率和化学平衡的影响因素。

（2）培养学生观察能力、实验现象记录能力和问题分析能力，养成严谨求学的科学态度和协作互助的工作作风。

二、实验原理

（一）化学反应速率

化学反应速率是用来衡量化学反应进行快慢的。影响化学反应速率的外界因素主要有：浓度、温度、催化剂等。

1. 浓度的影响

反应物浓度增大或生成物浓度减小都有利于正反应的进行。反之，则有利于逆反应的进行。KIO_3 氧化 $NaHSO_3$，本身被还原，其反应式如下：

$$2KIO_3 + 5NaHSO_3 = Na_2SO_4 + 3NaHSO_4 + K_2SO_4 + I_2 + H_2O$$

反应中生成的 I_2 可使淀粉变为蓝色。淀粉变蓝所需时间的长短即可表示化学反应速率的快慢。

2. 温度的影响

温度对化学反应速率的影响较显著。一般地说，温度升高，化学反应速率增大，温度降低，化学反应速率减慢。

3. 催化剂的影响

催化剂能改变化学反应速率，在化学反应中催化剂能降低（增加）反应的活化能，因此催化剂能加快（减慢）化学反应速率。

（二）浓度和温度对化学平衡的影响

当可逆反应达到平衡时，如果改变平衡的条件，平衡就会被破坏而发生移动。例如，增加反应物的浓度，平衡就向减小反应物浓度即增大生成物浓度的方向移动。又如，降低温度，平衡就向放热反应的方向移动。

三、实验仪器及试剂

仪器：锥形瓶、量筒、温度计、烧杯、秒表、NO_2 平衡仪。

试剂：MnO_2（固体）、NH_4Cl（固体）、$0.05\,mol \cdot L^{-1}\,KIO_3$ 溶液、$0.05\,mol \cdot L^{-1}\,NaHSO_3$ 溶液、淀粉溶液、$0.2\,mol \cdot L^{-1}\,FeCl_3$ 溶液、$0.5\,mol \cdot L^{-1}\,NH_4SCN$ 溶液、$30\%\,H_2O_2$ 溶液、冰。

四、实验步骤

(一)影响化学反应速率的因素

1. 浓度对化学反应速率的影响

取四只 125ml 的锥形瓶编号,用量筒量取 KIO_3 溶液 10ml、15ml、20ml、25ml,分别加入四只锥形瓶中,并依次加入 20ml、15ml、10ml、5ml 蒸馏水,然后将每只锥形瓶中加入淀粉溶液两滴。在一号锥形瓶中加入 10ml $0.05mol \cdot L^{-1}$ $NaHSO_3$ 溶液,并开始计时,一边摇动锥形瓶,一边注意观察锥形瓶中溶液的颜色变化,当蓝色出现时,表示反应终止,立即记录反应终止时间。对其余的三个锥形瓶,重复做以上实验,记录结果(可用表格形式记录)。根据实验结果说明浓度对反应速率的影响。

2. 温度对化学反应速率的影响

取 125ml 锥形瓶两只,在每只中加入 10ml $0.05mol \cdot L^{-1}$ KIO_3 溶液和 20ml 的蒸馏水,滴加两滴淀粉溶液。将其中一只置于冰水中,用温度计测量温度,达到 0℃ 时,再用量筒量取 10ml $0.05mol \cdot L^{-1}$ $NaHSO_3$ 溶液倒入锥形瓶中,振荡锥形瓶,注意观察颜色的变化,当蓝色出现时,表示反应终止,立即记下反应终止时间。另外一只锥形瓶在室温下,重复以上操作,记录结果(可用表格形式记录)。根据实验结果说明温度对反应速率的影响。

3. 催化剂对化学反应速率的影响

取两支试管,分别加入 1ml 30% H_2O_2 溶液,在其中的一支试管中,加入少量的 MnO_2 固体,与另一支未加 MnO_2 固体的进行对比观察,观察试管中是否有气泡发生以及气泡产生的速率,并进行记录。根据以上实验说明催化剂对反应速率的影响。

(二)影响化学平衡的因素

1. 浓度对化学平衡的影响

用量筒量取 10ml 蒸馏水加入一洁净的 100ml 烧杯中,滴加 $0.2mol \cdot L^{-1}$ $FeCl_3$ 溶液及 $0.5mol \cdot L^{-1}$ NH_4SCN 溶液各 1 滴,此时生成红色配合物。将此溶液分装在四支试管中,第一管作对比管用。

(1)在第二管中加入 $0.2mol \cdot L^{-1}$ $FeCl_3$ 2 滴,于第一管作对照,观察有什么变化?此管中还含有 NH_4SCN 吗?

(2)在第三管中加入 $0.5mol \cdot L^{-1}$ NH_4SCN 2 滴,于第一管作对照,观察有什么变化?此管中还含有 $FeCl_3$ 吗?试说明第一管中反应是否完全,增加一反应物的浓度对于反应有何影响?

(3)加固体 NH_4Cl 少许于第四管中,振荡试管,固体溶解。于第一管作对照,观察颜色的变化。增加其中一反应产物的浓度对于反应又有什么影响?

2. 温度对化学平衡的影响

取一带有两个圆球的密闭玻璃管,其中装有 NO_2 的气体平衡仪,观察 NO_2 平衡仪两球颜色,然后将一球浸在热水中,将另一球浸在冰水中,如图实验 4-1 所示,再观察球内颜色的变化?并解释结果。

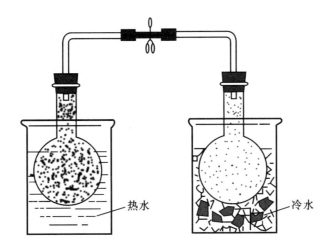

图实验 4-1　温度对化学平衡的影响

五、思考题

(1)从实验结果说明哪些因素影响化学反应速率？它们是如何影响的？

(2)从实验结果说明哪些因素影响化学平衡？怎样判断化学平衡移动的方向？

（李　璐）

实验五 电极电势法测定溶液的 pH 值

一、实验目的

(1)掌握 PHS-3C 型 pH 计的使用。

(2)通过实验加深对直接电位法基本原理的理解。

(3)学会校验 pH 电极的性能。

二、实验原理

电极电势法测定溶液的 pH 值,是以玻璃电极为指示电极(一),饱和甘汞电极为参比电极(十)组成原电池。25℃时,溶液的 pH 值变化 1 个单位时,电池的电动势改变 59.0mV。实际测量中,选用 pH 值与水样 pH 值接近的标准缓冲溶液,校正 pH 计(又叫定位),并保持溶液温度恒定,以减少由于液接电位、不对称电位及温度等变化而引起的误差,测定水样之前,最好用两种不同 pH 值的缓冲溶液校正,如用一种 pH 值的缓冲溶液定位后,在测定相差约 3 个 pH 单位的另一种缓冲溶液的 pH 值时,误差应在±0.1pH 之内。

校正后的 pH 计,可以直接测定水样或溶液的 pH 值。

三、实验仪器及试剂

仪器:PHS-3C 型精密数字式酸度计、洗瓶、50ml 小烧杯。

试剂:饱和酒石酸氢钾(25℃时 pH 为 3.56)、饱和氯化钾溶液、0.05mol·L^{-1}邻苯二甲酸氢钾溶液(25℃时 pH 为 4.00,称取 130℃时干燥的邻苯二甲酸氢钾 10.21g,用蒸馏水溶解,并稀释到 1L)、0.025mol·L^{-1}磷酸二氢钾和 0.025mol·L^{-1}磷酸氢二钠缓冲溶液(25℃时 pH 为 6.86,称取在 110～130℃干燥过 2h 的 KH_2PO_4 3.40g 及 $Na_2HPO_4·12H_2O$ 8.95g 用不含 CO_2 的蒸馏水溶解,稀释到 1L)、0.01mol·L^{-1}硼酸钠溶液(25℃时 pH 为 9.18,称取3.81g $Na_2B_4O_7·10H_2O$,溶解不含 CO_2 的蒸馏水中,并稀释到 1L,防止溶液接触空气)。

四、实验步骤

(一)电极的校验

良好的电极的电位应与溶液的 pH 值呈直线关系,但由于电极膜的制作及长期使用引起的老化或损伤,往往会影响上述线性关系,故在测试前应予以校验。

(1)接通电源,使仪器预热 15min。

(2)把电极夹在复合电极杆上,然后将电极的插头插在主机相应插口内圈紧,电极插头应保持清洁干燥。

(3)将功能开关置于 mV 档,将温度补偿电位器调在被测溶液的温度上。

(4)将电极插入 pH=4.00 的标准缓冲溶液中,摇动烧杯,使溶液均匀,在显示屏上读出溶液的 mV 值。

(5)依次测定 pH=6.86、pH=9.18 标准缓冲溶液的 mV 值。

（6）画线性图，以标准溶液的 pH 为横坐标，测得的电动势为纵坐标，所测数据如果都在一条直线上说明电极正常，可以使用。

（二）测量未知溶液的 pH

（1）将仪器的功能开关置于 pH 档。

（2）将温度补偿电位器调在被测溶液的温度上。

（3）将斜率旋钮顺时针旋到底。

（4）定位　先把电极用蒸馏水冲洗干净，然后再用标准缓冲溶液润洗 2～3 次，用滤纸轻轻将电极表面液体吸干，将电极插入标准缓冲溶液中，待数字显示稳定后，调节定位旋钮，使所显示的数值和标准缓冲溶液的 pH 值相同即可。

（5）测量　升起电极架，首先用蒸馏水冲洗干净电极，再用待测未知溶液润洗 2～3 次，用滤纸吸干电极表面的液体后，插入待测未知溶液中，稳定后，所显示的数值即为待测溶液的 pH 值。

五、注意事项

（1）电极在使用前需浸泡在蒸馏水中活化 24h。

（2）使用前应检查有无裂缝及污物，有裂缝应调换新电极，有污物可用 $0.1mol \cdot L^{-1}$ NH_4Cl 清洗。

（3）电极中加入的 KCl 溶液一定要饱和，并没有气泡，要求浸没 $Hg - Hg_2Cl_2$ 芯。

（4）仪器的输入端（测量电极口）必须保持清洁，防止灰尘和潮气进入插孔。

六、思考题

（1）有哪些因素会给 pH 测定带来误差？

（2）为什么电极插头不可受潮？

（李　璐）

实验六　粗盐的精制

一、实验目的

(1)掌握溶解、过滤、蒸发、浓缩、结晶、干燥等基本操作。

(2)学习提纯食盐的原理和方法及有关离子的鉴定。

二、实验原理

粗食盐中的不溶性杂质(如泥沙等)可通过溶解和过滤的方法除去。粗食盐中的可溶性杂质主要是 Ca^{2+}、Mg^{2+}、K^+ 和 SO_4^{2-} 离子等,选择适当的试剂使它们生成难溶化合物的沉淀而除去。

(1)在粗盐溶液中加入过量的 $BaCl_2$ 溶液,除去 SO_4^{2-}:

$$Ba^{2+} + SO_4^{2-} =\!=\!= BaSO_4 \downarrow$$

过滤,除去难溶化合物和 $BaSO_4$ 沉淀。

(2)在滤液中加入 $NaOH$ 和 Na_2CO_3 溶液,除去 Mg^{2+}、Ca^{2+} 以及生成 $BaSO_4$ 沉淀时加入的过量 Ba^{2+}:

$$Mg^{2+} + 2OH^- =\!=\!= Mg(OH)_2 \downarrow$$
$$Ca^{2+} + CO_3^{2-} =\!=\!= CaCO_3 \downarrow$$
$$Ba^{2+} + CO_3^{2-} =\!=\!= BaCO_3 \downarrow$$

过滤除去沉淀。

(3)溶液中过量的 $NaOH$ 和 Na_2CO_3 可以用盐酸中和除去。

(4)粗盐中的 K^+ 和上述的沉淀剂都不起作用。由于 KCl 的溶解度大于 $NaCl$ 的溶解度,且含量较少,因此在蒸发和浓缩过程中,$NaCl$ 先结晶出来,而 KCl 则留在溶液中。

三、实验仪器及试剂

仪器:台秤、烧杯(100ml)、玻璃棒、量筒(10ml)、滤纸、剪刀、普通漏斗、漏斗架、布氏漏斗、吸滤瓶、蒸发皿、石棉网、酒精灯、三脚架、药匙。

试剂:粗食盐、$6mol \cdot L^{-1}$ HCl、$6mol \cdot L^{-1}$ HAc、$6mol \cdot L^{-1}$ NaOH、$1mol \cdot L^{-1}$ $BaCl_2$、Na_2CO_3 饱和溶液、$(NH_4)_2C_2O_4$ 饱和溶液、镁试剂、滤纸、pH 试纸。

四、实验步骤

(一)粗食盐的提纯

(1)在台秤上称取 8.0g 粗食盐,置入 100ml 洁净的烧杯中,加入 30ml 水,搅拌并加热使其溶解。至溶液沸腾时,在搅拌下逐滴加入 $1mol \cdot L^{-1}$ $BaCl_2$ 溶液至沉淀完全(约 2ml)。继续加热 5min,使 $BaSO_4$ 的颗粒长大而易于沉淀和过滤。为了试验沉淀是否完全,可将烧杯从石棉网上取下,待沉淀下降后,取少量上层清液于试管中,滴加几滴 $6mol \cdot L^{-1}$ HCl,再加几滴 $1mol \cdot L^{-1}$ $BaCl_2$ 检验。用普通漏斗过滤。

（2）在滤液中加入 1ml 6mol·L^{-1} NaOH 和 2ml 饱和 Na_2CO_3，加热至沸，待沉淀下降后，取少量上层清液放在试管中，滴加 Na_2CO_3 溶液，检查有无沉淀生成。如不再产生沉淀，用普通漏斗过滤。

（3）在滤液中逐滴加入 6mol·L^{-1} HCl，直至溶液呈微酸性为止（pH 约为 6）。

（4）将滤液倒入蒸发皿中，用小火加热蒸发，浓缩至稀粥状的稠液为止，切不可将溶液蒸干。

（5）冷却后，用布氏漏斗过滤，尽量将结晶抽干。将结晶放回蒸发皿中，小火加热干燥，直至不冒水蒸气为止。

（6）将精食盐冷至室温，称重，计算产率。最后，放入指定容器中。

(二) 产品纯度的检验

取粗盐和精盐各 1g，分别溶于 5ml 蒸馏水中，将粗盐溶液过滤。将两种澄清溶液分别盛于三支小试管中，组成三组，对照检验它们的纯度。

1. SO_4^{2-} 的检验

在第一组溶液中分别加入 2 滴 6mol·L^{-1} HCl，使溶液呈酸性，再加入 3～5 滴 1mol·L^{-1} $BaCl_2$，如有白色沉淀，证明 SO_4^{2-} 存在，记录结果，进行比较。

2. Ca^{2+} 的检验

在第二组溶液中分别加入 2 滴 6mol·L^{-1} HAc 使溶液呈酸性，再加入 3～5 滴饱和的 $(NH_4)_2C_2O_4$ 溶液。如有白色 CaC_2O_4 沉淀生成，证明 Ca^{2+} 存在。记录结果，进行比较。

3. Mg^{2+} 的检验

在第三组溶液中分别加入 3～5 滴 6mol·L^{-1} NaOH，使溶液呈碱性，再加入 1 滴"镁试剂"。若有天蓝色沉淀生成，证明 Mg^{2+} 存在。记录结果，进行比较。镁试剂是一种有机染料，在碱性溶液中呈红色或紫色，但被 $Mg(OH)_2$ 沉淀吸附后，则呈天蓝色。

五、注意事项

（1）粗食盐颗粒要研细。

（2）食盐溶液浓缩时切不可蒸干。

（3）普通过滤与减压过滤的正确使用与区别。

六、思考题

（1）加入 30ml 水溶解 8.0g 食盐的依据是什么？加水过多或过少有什么影响？

（2）怎样除去实验过程中所加的过量沉淀剂 $BaCl_2$、NaOH 和 Na_2CO_3？

（3）提纯后的食盐溶液浓缩时为什么不能蒸干？

（4）在检验 SO_4^{2-} 时，为什么要加入盐酸溶液？

（5）在粗食盐的提纯中，（1）（2）两步，能否合并过滤？

（王　蓓）

实验七　胶体溶液的制备

一、实验目的

(1)掌握胶体溶液的实验室制备方法。

(2)加深对胶体溶液性质的进一步理解。

(3)熟悉高分子化合物对溶胶的保护作用。

二、实验原理

当分散相的粒子直径以 $1\sim100nm$ 的大小分散于某一介质中时,则形成胶体分散系。胶体分散系主要包括溶胶和高分子化合物两大类。制备方法有两种:一种是分散法,使粒子较大的物质分散成胶体分散系;另一种是凝聚法,使溶质分子、原子或者离子自行结合成胶粒大小而形成溶胶。本实验利用凝聚法制备 $Fe(OH)_3$ 溶胶和 MnO_2 溶胶。

胶体聚沉的方法很多。①加入电解质:胶体稳定的原因之一是胶粒带电,同种胶粒带同性电荷,由于静电斥力,胶粒相斥不易碰撞、聚沉,当加入电解质后,溶液中异性离子浓度增大,从而减少胶粒所带电荷,直至呈电中性,使得胶粒碰撞聚结成大颗粒而下沉,胶体聚沉的能力同电解质中异性离子的电荷数有关,一般对于负溶胶,电解质带的正电荷越多,胶体越容易聚沉: $M^{3+}>M^{2+}>M^+$ 。对于正溶胶,则相反: $A^{3-}>A^{2-}>A^-$ 。②加入异性电荷溶胶:可减少胶粒所带电荷而达到胶体聚沉的目的。③加热:一方面可降低胶粒的吸附能力,减少胶粒所带的电荷,并能破坏水化膜从而有利于胶粒的聚沉,另一方面可增强胶粒的动能,增加碰撞的几率以达到聚沉。④陈化:将胶体长时间放置,增加重力沉降作用。

胶体的光学性质之一是丁铎尔效应,当把一束强光射入胶体溶液,可以在光束垂直方向上观察到一束发亮的光柱,这种现象称为丁铎尔效应。

胶体的电学性质之一是电泳,当在胶体溶液中,插入两个电极,接通直流电源,胶体粒子在电场作用下作定向移动,这时在某一电极区胶粒浓度显著增大,甚至放电析出沉淀,胶体粒子在电场作用下作定向运动的现象称为电泳。

高分子化合物溶液也属于胶体分散系,因其分散相是单个分子,属均相体系。所以它和溶胶即具有共同的性质(如扩散慢、不能透过半透膜),也有其特有的性质(如与溶液有很强的亲和力、稳定、黏度大等)。当把足量的高分子化合物溶液加入到溶胶中时,由于在溶胶周围形成了高分子保护层,从而提高了溶胶的稳定性,因此不发生聚沉。

三、实验仪器及试剂

仪器:丁铎尔效应装置、电泳装置、普通试管、硬质试管、试管夹、试管架、漏斗、量筒、烧杯、三角架、石棉网、玻璃棒、滴管、滤纸、酒精灯、酸式滴定管。

试剂:10% $FeCl_3$、0.1mol・L^{-1} KMnO$_4$、2.5mol・L^{-1} KCl、0.01mol・L^{-1} K$_2$CrO$_4$、饱和 NaCl 溶液、0.001mol・L^{-1} K$_3$[Fe(CN)$_6$]、1% H$_2$O$_2$、尿素(固体)、0.5mol・L^{-1} KNO$_3$、动物胶。

四、实验步骤

(一)溶胶的制备

1. $Fe(OH)_3$溶胶的制取

用量筒量取190ml蒸馏水于烧杯中加热至沸腾后,逐滴加入10ml 10% $FeCl_3$溶液,再继续沸腾5min即得红棕色的$Fe(OH)_3$正溶胶。

2. MnO_2溶胶的制取

用量筒量取50ml 0.1mol·L^{-1} $KMnO_4$溶液于烧杯中,边搅拌边慢慢滴入1% H_2O_2溶液,直到该溶液用玻璃棒蘸取点于滤纸时把滤纸染为粉红色(外围的一小圈为粉红色,中间大部分是黄褐色)为止,即得暗褐色的MnO_2负溶胶。

(二)溶胶的聚沉

(1)KCl、K_2CrO_4、$K_3[Fe(CN)_6]$溶液对$Fe(OH)_3$溶胶的聚沉作用 将3只干净的锥形瓶中各注入25ml刚刚制备好的$Fe(OH)_3$溶胶,使用酸式滴定管分别滴加电解质溶液(2.5mol·L^{-1} KCl、0.01mol·L^{-1} K_2CrO_4、0.001mol·L^{-1} $K_3[Fe(CN)_6]$)。每加一滴即刻摇匀一次,直至溶液呈现浑浊为止。记录各锥形瓶中所加的溶液滴数,并比较三种电解质聚沉能力的大小,说明原因。每次的浑浊程度应相似,平行测定两次。

(2)正负溶胶之间的相互聚沉作用 取10支干净试管平均分成两排,分别从1～5编号。吸取2ml $Fe(OH)_3$溶胶加入第一排1号试管中,再吸取2ml MnO_2溶胶加入第二排1号试管,其余各试管加入1ml蒸馏水,由各排1号试管取1ml溶胶加到2号试管中,搅拌均匀后吸取2号试管1ml溶胶加到3号试管中,依此类推,至5号试管搅拌均匀后吸取1ml胶体溶液弃去。然后在第一排试管中各加入1ml最初的MnO_2溶胶,第二排试管各加入1ml最初的$Fe(OH)_3$溶胶,充分振荡,1h后观察现象,并记录结果。解释为什么?

(3)将盛有2ml $Fe(OH)_3$溶胶的试管加热至沸腾,观察现象并解释。

(4)实验结束后可将剩余的胶体溶液留下,长时间后观察是否发生陈化。

(三)胶体丁铎尔现象

将已经制备好的$Fe(OH)_3$溶胶和MnO_2溶胶分别放入小烧杯中,置于丁铎尔效应的装置内,观察上述两种溶胶的丁铎尔效应。

(四)胶体溶液的电学性质——电泳

取$Fe(OH)_3$溶胶20ml置于一小烧杯中,加固体尿素至饱和,转移到U形管中。在U形管两侧用滴管沿U形管壁加入蒸馏水约2～3cm的高度,并各加1滴0.5mol·L^{-1} KNO_3溶液,插入石墨电极。接通直流电源,调整电压为30～40V,10min后,观察电极附近的变化,解释现象。并写出$Fe(OH)_3$溶胶的胶粒和胶团结构。

(五)高分子溶液对溶胶的保护作用

取两支硬质大试管,在一支试管中加入2ml蒸馏水,另一支试管中加入2ml新配制的3%动物胶溶液,然后在每支试管中各加入4ml $Fe(OH)_3$溶胶,小心振荡试管,放置约3min后,向两支试管中滴加饱和$NaCl$溶液,观察两支试管中的聚沉现象,并进行比较。

五、注意事项

(1)Fe(OH)₃胶体的制备实验中,要注意以下几个方面。

①要用蒸馏水,不能用自来水,自来水中含有电解质会使胶体发生凝聚。

②FeCl₃溶液要饱和但不能浑浊。

③逐滴滴加 FeCl₃溶液要不断振荡,但不能用玻璃棒搅拌。

④FeCl₃不能过量,因 FeCl₃本身是电解质,过量的 FeCl₃也能使胶体发生凝聚。

⑤不能使液体沸腾时间过长,以免生成沉淀,加热过度会使胶粒运动加快,发生凝聚。

(2)MnO₂溶胶制取过程中,滴加 H₂O₂时一定要慢慢滴加,充分搅拌,否则会产生沉淀,当用玻璃棒蘸取该溶液点于滤纸时把滤纸染为粉红色,应注意要求外围的一圈为粉红色,中间大部分是黄褐色,否则还得继续滴加 1‰ H₂O₂溶液。

(3)在做 KCl、K₂CrO₄、K₃[Fe(CN)₆]溶液对 Fe(OH)₃溶胶的聚沉作用的实验中要求每次浑浊程度应一样,可用一瓶不加电解质的原始溶液作为参比溶液。

六、思考题

(1)氢氧化铁溶胶胶粒带何种电荷,为什么?

(2)动物胶为什么能提高氯化银溶胶的稳定性?

(王春艳)

实验八　常压蒸馏及沸点的测定

一、实验目的

(1)熟悉常压蒸馏的装置,掌握其安装、拆卸的步骤及相关的基本操作。

(2)了解常压蒸馏及沸点测定的原理及应用范围。

二、实验原理

液体物质表面都具有一定的蒸气压,而且随着温度的升高蒸气压逐渐地增大,当液体的蒸气压等于作用于液体表面的外界压力时,液体开始沸腾,此时的温度即为该液体的沸点。不同的物质在一定温度下蒸气压不同,沸点也不相同。沸点是有机化合物的一个重要物理常数,在一定压力下,纯净液体的沸点是固定的,通过沸点的测定,对判定有机物的纯度具有一定的意义。纯净的液体有机化合物蒸馏过程中沸程很小,一般不超过 $0.5\sim1℃$。大多数混合物则不同,没有固定的沸点,沸程比较大。

将液体加热至沸腾,使液体变为蒸气,再使气体冷凝为液体的过程称为蒸馏。在常压(101.3kPa)下进行的蒸馏,称为常压蒸馏。常压蒸馏是分离、提纯液态有机化合物最常用的方法之一,也可用于常压液态物质沸点的测定和有机溶剂的回收。常压蒸馏用于沸点不同的液态有机物分离时,当两种物质沸点相差30℃以上,才能得到较好的分离效果。

利用常压蒸馏的方法可以测定液体物质的沸点,此方法样品的用量较多(一般要 10ml 以上),称为常量法。若样品的量很少时可采用微量法,微量法测沸点与常量法测沸点的原理基本相同。测定时,将一根一端封口的毛细管倒置于装有少量样品的小试管中,作为液体的气化中心。当加热温度逐渐升高时,会有气泡从毛细管口断断续续地冒出。温度上升一超过该液体沸点时,有连串气泡欲缩回毛细管内,表示毛细管内的蒸气压与外界的压力相等,此时的温度即为该液体的沸点。微量法用样量少,设备简单,测定时间短,是目前测定液体有机化合物沸点最常用的方法。

三、实验仪器及试剂

仪器:圆底烧瓶、直形冷凝管、蒸馏头、温度计(100℃)、接液管、接液瓶、水浴加热装置、烧杯(100ml)、环形玻璃搅棒、小试管、毛细管。

试剂:乙酸乙酯、沸石。

四、实验步骤

(一)常压蒸馏装置的安装方法

常压蒸馏装置由水浴加热装置(或电热套)、蒸馏烧瓶、温度计、直形冷凝管、接液管和锥形瓶组成。常压蒸馏及常量法测定沸点的装置见图实验 8-1。

常压蒸馏装置的安装包括以下几个步骤:

(1)根据加热装置具有的高度,将圆底烧瓶固定在铁架台上,铁夹夹在圆底烧瓶支管上部

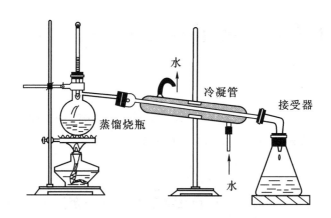

图实验 8-1　常压蒸馏装置

的瓶颈处,温度计通过塞子插入瓶颈,调整温度计的位置,使水银球的上限恰好与圆底烧瓶支管的下限在同一水平线上。

(2)用另一铁架台固定冷凝管,铁夹夹在冷凝管的中部,调整冷凝管的位置,使冷凝管与圆底烧瓶紧密连接,冷凝管的中心线与蒸馏烧瓶支管的中心线保持在同一条水平线上。

(3)冷凝管的尾部与接液管连接,接液管直接插入作为接受器的锥形瓶中。

(4)冷凝管下端的进水口与自来水龙头连接,上端出水口用胶管连接后导入水槽。

(二)沸点的测定

使用漏斗或沿圆底烧瓶瓶颈无支管的一侧,将待蒸馏的乙酸乙脂 50ml 小心转移到圆底烧瓶中,注意不要使液体从支管流出。加入 2～3 粒沸石。安装好温度计,全面仔细检查整套装置,接通冷凝水后,开始加热。仔细观察圆底烧瓶中的现象和温度计读数的变化情况。当液体开始沸腾时,蒸气会逐渐上升,蒸气的顶端到达温度计水银球时,温度计读数急剧上升。水银球上出现液滴时,圆底烧瓶支管末端遂即会出现第一滴馏出液。在达到蒸馏物沸点之前,常有少量低沸点液体先蒸出,称之为前馏分。温度趋于稳定后,更换一只洁净的、干燥的接受瓶,此时收集的就是较纯的物质。

蒸馏过程中,应控制加热速度。开始加热时火焰可以稍大些,当液体沸腾,蒸气前沿迅速上升时,适当调小火焰,控制流出液滴的速度以每秒钟 1～2 滴为宜。在整个蒸馏过程中应使水银球处于被冷凝液包裹的状态。若温度计读数突然下降,即可停止加热。即使液体中杂质很少,温度计的读数不出现变化时,也不应将圆底烧瓶内的液体蒸干,以免发生意外。一般圆底烧瓶内剩下少量(约1ml)液体时,必须停止加热。

记录蒸出前馏分后,温度计读数趋于恒定的温度,以及蒸出最后五滴馏分时温度计的读数,两数值之差的绝对值即为该馏分的沸点范围,也叫沸程。若是纯净物则沸程比较短,不超过 0.5～1℃,若是混合物则沸程超过 0.5～1℃比较长,且没有固定的沸点。要得到比较准确的结果需测定 2～3 次,取其平均值。

蒸馏结束后,先停止加热然后关闭冷凝水,按照装配仪器相反的顺序拆卸仪器。根据所收集馏分的重量或体积,计算回收率。

五、注意事项

（1）蒸馏装置仪器装配的顺序一般为自下而上、从左向右。整套装置要求准确端正,各个仪器的轴线都要在同一直线上,固定冷凝管的铁架台尽可能放在仪器后面。各仪器之间的装配要严密,防止蒸馏过程中蒸气逸出,使产品损失或发生火灾。标准口仪器磨口间要涂抹少量的凡士林,使用后立即拆除,防止粘牢。常压蒸馏装置必须与大气相通,密闭蒸馏会发生爆炸等事故。

（2）应该根据被蒸馏物的量选择适宜的圆底蒸馏烧瓶。一般情况下,蒸馏物的体积占蒸馏烧瓶体积的 1/3～2/3。如果被蒸馏物的量过多,沸腾时液体可能冲出,或液体的泡沫被蒸气带出,混入馏出液中;如果蒸馏瓶过大,蒸馏结束时,相对会有较多液体残留在瓶中,减少回收率。

（3）在蒸馏液中加入沸石的目的,是为了防止因"过热"而引发的"爆沸"。沸石应在加热前加入。如果实验开始后,发现没有加入,应停止加热,待稍冷后再补加。在任何情况下,都绝对不能将沸石加至热的液体中。

六、思考题

（1）在常压蒸馏装置中,若温度计水银球的位置在支管的上端或插至液面中,会出现什么结果?

（2）如果蒸馏中途由于某种原因停止加热,蒸馏停止一段时间后,再重新加热蒸馏前,是否需要加入新的沸石?

（3）微量法测定沸点,为何要用降温的方法,记录温度为何是降温时气泡欲缩回毛细管内时的温度?

（罗　旭）

实验九　熔点的测定

一、实验目的

(1)掌握熔点测定的原理及其影响因素。

(2)熟悉毛细管法测定熔点的操作。

二、实验原理

将固体物质加热到一定的温度,即从固态转变为液态。在大气压下,物质的固态和液态呈平衡时的温度称为该物质的熔点。纯净的固体有机化合物一般都有固定的熔点,即在一定的压力下,固液两态之间的变化是非常敏锐的。从开始熔化到全部熔化的温度变化不超过 0.5～1℃,此范围称为熔程。混有杂质时,熔点下降,熔程增长。因此,通过测定熔点,可以初步判断该化合物的纯度。也可以将两种物质混合后,看其熔点是否下降,以此来判断这两种熔点相近的化合物是否为同一物质。

影响熔点测定准确性的因素很多。诸如温度计读数的误差、样品的干燥程度、毛细管的口径的圆匀性、样品填入毛细管是否紧密均匀,所用的热传导介质是否合适,以及加热的速度是否适当等都能影响测定的准确性。因此在进行本实验时,要注意上述因素,并且做到耐心、细致、正确操作。

三、实验仪器及试剂

仪器:熔点测定管、200℃温度计、铁架台、铁夹、铁环、毛细管(长 7～8cm,内径 1mm)、酒精灯、表面皿、药匙、玻璃管(内径 5mm 左右,长 50cm)。

试剂:液体石蜡、尿素、肉桂酸。

四、实验步骤

(一)毛细管的熔封

取一根适度的毛细管,呈 45°角在小火焰的边缘加热,并不断转动,使其融化、端口封闭。应使毛细管底部封口玻璃壁尽可能的薄,并且均匀,使其具有良好的热传导性。

(二)样品的填装

将待测熔点的干燥样品研成细粉后,取少许(约 0.1g)堆于干净的表面皿上,用一端熔封好的毛细管开口端向下插入粉末中。取一根玻璃管垂直放于一干净的表面皿上,把装有样品的毛细管开口端向上,让其从玻璃管口上端自由落下。这样反复几次,使管内装入高约 3mm左右的样品,样品紧密填装在毛细管熔封端。

(三)熔点的测定

熔点测定的装置如图实验 9-1 所示。用铁夹夹紧熔点测定管(又称"b"形管或提勒管)管颈的上部,并固定在铁架台上。熔点测定管管口配有一个带缺口的软木塞,温度计插在软木塞中,刻度线对着缺口,水银球位于测定管的两侧管中间,热传导介质(本实验热传导介质采用液体石蜡)液面在测定管的上支管上限 1cm 处,装有样品的毛细管用橡胶圈固定在温度计下端,样品部分位于水银球中部。按上述要求安装好仪器后,用酒精灯在熔点测定管末端缓缓加热。开始时温度升高的速度可以较快,每分钟上升约 3～5℃,到距熔点 10～15℃时,减慢升温速度使其控制在每分钟上升约 1～2℃,愈接近熔点,升温速度应愈慢。在加热的同时要仔细观察温度计所示温度与样品的变化情况,当毛细管内样品形状开始改变,或出现小滴液体时,记下此时的温度(始熔),再记下到完全透明(全熔)的温度。始熔到全熔之间的温度范围即为熔程。

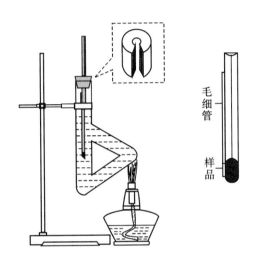

图实验 9-1 熔点测定装置

五、注意事项

(1)测定熔点时,热传导介质可选用浓硫酸、液体石蜡、甘油及有机硅油等。浓硫酸可用作熔点在 220℃ 以下样品的导热,温度过高时,浓硫酸会分解产生三氧化硫,若含有有机杂质,会使硫酸变黑,且浓硫酸会灼伤人,故使用时应十分小心。液体石蜡作为热传导介质,可加热到 200～220℃,但在高温时,其蒸气容易燃烧。甘油作为热传导介质,适用于测定熔点较低的物质。

(2)毛细管的口径要适当,管体要圆而匀,内壁要洁净。要在毛细管的一端封口,封口必须严密而底薄,可把封口的一端插入水中,看是否漏水。

(3)熔点测定的关键是控制加热速度,使热能透过毛细管壁,样品受热熔化,令熔化温度与温度计所示温度一致。一般是第一次快速加热,粗测化合物的熔点。进行第二次测定时,须待热传导介质温度降低到熔点以下约 30℃ 左右,再取另一根样品毛细管进行测定。温度接近熔点,应尽量减慢加热速度,一般升温速度不超过每分钟 1℃。精确测定熔点至少要 2 次,每次均需用新的样品管,两次测量误差不能超过 ±1℃。

(4)测定完毕,待热传导介质冷却后,方可将它倒回原瓶中。温度计放冷后,用废纸擦去热传导介质,才能用水冲洗,否则温度计容易炸裂。

六、思考题

(1)什么是固体物质的熔点？如何判断固体物质是否为纯品？

(2)若有两种样品,其熔点相同,如何判断它们是不是同一种物质？

（罗　旭）

实验十　醇和酚的性质

一、实验目的

(1)验证醇和酚的化学性质,进一步了解物质结构与性质之间的关系。

(2)掌握常用的鉴别醇和酚的化学方法。

(3)培养学生观察问题和解决问题的能力。

二、实验原理

醇与水相似,能与活泼金属钠反应,生成醇钠和氢气,醇钠显碱性。叔醇遇 Lucas 试剂在室温下即产生浑浊,仲醇一般需数分钟,而伯醇在室温下放置 1h 也无变化。醇容易被氧化剂所氧化,伯醇氧化成醛,进一步氧化生成酸,仲醇氧化成酮。甘油能与新制得的氢氧化铜反应生成深蓝色溶液。

苯酚显酸性,能与氢氧化钠发生中和反应。苯酚能发生取代反应、氧化反应、与三氯化铁的显色反应等。

三、实验仪器及试剂

仪器:恒温水浴锅、试管。

试剂:乙醇、钠、酚酞、正丁醇、仲丁醇、叔丁醇、无水 $ZnCl_2$、浓盐酸、异丙醇、1％ $KMnO_4$ 溶液、5％ NaOH 溶液、10％ $CuSO_4$ 溶液、乙二醇、甘油、苯酚、$1mol \cdot L^{-1}$ 的氢氧化钠溶液、$1mol \cdot L^{-1}$盐酸、饱和溴水、1％ KI 溶液、5％ Na_2CO_3 溶液、$0.1mol \cdot L^{-1}FeCl_3$溶液、pH 试纸。

四、实验步骤

(一)醇的性质

1.乙醇与金属钠反应

在干燥的试管里加入 2ml 无水乙醇,再用镊子取出一块绿豆大小的金属钠,用滤纸擦干表面煤油,将其放入试管中,观察现象,检验气体,待金属钠完全消失后,向试管中加入 2 滴酚酞指示剂,观察现象。

2.醇与 Lucas 试剂的反应

在 3 支干燥的试管中,分别加入 1ml 正丁醇、仲丁醇、叔丁醇,再分别加入 2ml Lucas 试剂,振荡,保持 26～27℃,观察 5min 及 1h 后混合物变化。

3.醇的氧化

在两支试管中分别加入 1ml 乙醇和异丙醇,各滴入 1％ $KMnO_4$2 滴,振荡,微热观察现象。

4.多元醇与 $Cu(OH)_2$ 的作用

将 5ml 5％ NaOH 溶液中加入 10 滴 10％ $CuSO_4$ 溶液,配制成新鲜的 $Cu(OH)_2$,然后分成两份于两支试管中,分别加入 2ml 乙二醇、甘油,观察现象。

(二)酚的性质

1.苯酚的溶解性和弱酸性

在一支试管中加入 1ml 水,再加入数滴液体苯酚,振荡得到浑浊液,然后小心加热试管,观察现象,冷却,又有什么现象?在苯酚浑浊液中滴加 $1mol \cdot L^{-1}$ 的氢氧化钠溶液,直至变清。在上述澄清液中加入 $1mol \cdot L^{-1}$ 盐酸数滴,观察现象。

2.苯酚的弱酸性

在试管中加入苯酚的饱和溶液 5ml,用玻璃棒蘸取一滴于 pH 试纸上试验其酸碱性。

3.苯酚与溴水作用

在苯酚浑浊液中滴加 $1mol \cdot L^{-1}$ 的氢氧化钠溶液直至液体澄清。取苯酚饱和水溶液 2 滴用水稀释至 2ml,逐滴滴入饱和溴水至淡黄色,将混合物煮沸 $1\sim2min$,冷却后再加入 1% KI 溶液数滴及 1ml 苯,用力振荡,观察现象。

4.苯酚的氧化

取苯酚饱和水溶液 3ml 置于干燥试管中,加 5% Na_2CO_3 溶液 0.5ml 及 1% $KMnO_4$ 溶液 1ml,振荡,观察现象。

5.苯酚与 $FeCl_3$ 的显色作用

取苯酚饱和水溶液 2 滴,加入试管中,加入 2ml 水,并逐滴滴入 $0.1mol \cdot L^{-1} FeCl_3$ 溶液,观察颜色变化。

五、思考题

(1)乙醇与钠的反应和水与钠的反应,哪个更剧烈?这说明了什么问题?

(2)设计实验,证明苯酚的酸性比碳酸弱。

(3)设计实验,将失去标签的乙醇、乙醛和乙酸鉴别出来。

(商传宝)

实验十一　醛和酮的性质

一、实验目的

(1)验证醛、酮的化学性质,进一步了解物质结构与性质之间的关系。

(2)掌握鉴别醛、酮的化学方法。

二、实验原理

醛非常容易被氧化,具有较强的还原性,托伦试剂和斐林试剂可将醛氧化成羧酸,而酮不能被氧化。醛与希夫试剂作用可显紫红色,反应非常灵敏,而酮则不能。在酸或碱催化下,醛、酮分子中的 $\alpha-H$ 可被卤素取代,生成 $\alpha-$卤代醛、酮,而具有 $CH_3-\overset{\overset{\textstyle O}{\|}}{C}-$ 结构的醛、酮,甲基的 3 个氢原子都可被卤原子取代,生成三卤代物,很难控制在一卤代物阶段,三卤代物在碱性溶液中不稳定,立即分解成三卤甲烷(卤仿)和羧酸盐。由于有卤仿生成,故称卤仿反应,如用次碘酸钠,产物为碘仿,碘仿是有特殊气味的不溶于水的黄色沉淀,又称碘仿反应。

三、实验仪器及试剂

仪器:恒温水浴锅、试管。

试剂:甲醛、乙醛、丙酮、$0.1mol \cdot L^{-1}$ $AgNO_3$ 溶液、$0.1mol \cdot L^{-1}$ NaOH 溶液、氨水、斐林试剂 A、斐林试剂 B、品红亚硫酸试剂、浓硫酸、碘溶液、乙醇、异丙醇。

四、实验步骤

1. 醛与托伦试剂反应

取 1ml $0.1mol \cdot L^{-1}$ $AgNO_3$ 溶液置于洁净试管中,加入 1 滴 $0.1mol \cdot L^{-1}$ NaOH 溶液,在振荡下逐滴加入氨水至生成的沉淀刚刚溶解为止(注意:氨水不宜过量),所得溶液即为托伦试剂。

将托伦试剂分置于两支干净的试管中,分别加入乙醛和丙酮 3 滴,摇匀后水浴(50~60℃)加热 1min,观察现象。

2. 醛与斐林试剂反应

取斐林试剂 A 和斐林试剂 B 各 1ml 于一试管中,混合均匀后分置于 2 支试管,然后分别加入乙醛和丙酮各 4 滴,摇匀后,把试管放在沸水浴中加热 3~5min,观察现象。

3. 醛与品红亚硫酸试剂反应

取 3 支试管,各加入 10 滴品红亚硫酸试剂,分别加入甲醛、乙醛和丙酮各 2~3 滴,振荡摇匀,放置数分钟,观察有何现象发生。然后分别向溶液中逐滴加入浓硫酸,边滴边摇,有无变化?

4. 碘仿反应

取 5 支试管,各加入 10 滴碘溶液,然后分别加入 5 滴甲醛、乙醛、丙酮、乙醇、异丙醇。摇匀后,再滴加 $0.1mol \cdot L^{-1}$ NaOH 溶液至碘的颜色褪去为止。观察试管中有无沉淀析出,是否能嗅到碘仿的气味？如无沉淀析出，可在 60℃水浴中加热 2min，放冷后再观察现象，比较结果并作出结论。

五、思考题

(1)鉴别醛、酮有哪些方法？

(2)托伦试剂为什么要在临用时才配制？实验完毕后，应该加入硝酸少许，立刻煮沸洗去银镜，为什么？

（商传宝）

实验十二(1)　食用白醋中醋酸浓度的测定

一、实验目的

(1)掌握滴定管、容量瓶、移液管的使用方法和滴定操作技术。

(2)熟悉 NaOH 标准溶液的配制和标定方法。

(3)了解强碱滴定弱酸的反应原理及指示剂的选择。

二、实验原理

食用白醋中的酸性物质主要是醋酸,醋酸为有机弱酸($K_a = 1.8 \times 10^{-5}$),可用 NaOH 标准溶液滴定,滴定反应式为:

$$CH_3COOH + NaOH \rightleftharpoons CH_3COONa + H_2O$$

在化学计量点时溶液呈弱碱性,滴定突跃在碱性范围内,因此可选用酚酞作指示剂,终点由无色变为微红色。醋酸的含量测定结果以质量浓度($g \cdot ml^{-1}$)表示。

三、实验仪器及试剂:

仪器:碱式滴定管(25ml)、移液管(25ml、10ml)、锥形瓶(250ml)、量筒(100ml),容量瓶(100ml)。

试剂:$0.1 mol \cdot L^{-1}$ NaOH 标准溶液、食用白醋、0.1%酚酞指示剂。

四、实验步骤

取洗净的 25ml 移液管一支,用少量待测的食用白醋样品溶液润洗三遍,然后精确移取食用白醋 25.00ml 置于 100ml 容量瓶中,加蒸馏水至刻度线,充分摇匀。

取洗净的 10ml 移液管一支,用少量稀释后的食用白醋溶液润洗三遍,然后精确移取 10.00ml 稀释后的食用白醋三份置于三只 250ml 锥形瓶中,各加水 25ml 混匀,再加入酚酞指示剂 2~3 滴,用 NaOH 标准溶液滴定至呈微红色并保持 30s 不褪色即为终点。计算每 100ml 食用白醋中含醋酸的质量。

五、数据记录及处理

1. 将实验数据记录于下表:

项目	I	II	III
V(NaOH 初)/ml			
V(NaOH 终)/ml			
ΔV(NaOH)/ml			
ρ(HAc)/$g \cdot ml^{-1}$			
平均值 ρ(HAc)/$g \cdot ml^{-1}$			
相对平均偏差/%			

2.结果计算如下：

$$\rho(HAc) = \frac{c(NaOH)\Delta V(NaOH)M(HAc)}{10.00} \times \frac{100.00}{25.00}$$

式中，$M(HAc) = 60.06\text{g} \cdot \text{mol}^{-1}$，$\rho(HAc)$是醋酸的质量浓度（$\text{g} \cdot \text{ml}^{-1}$）。

六、注意事项

(1)滴定管、移液管的操作要规范。

(2)所用蒸馏水不能含 CO_2。

七、思考题

(1)测定食用白醋中醋酸含量时，为什么选用酚酞为指示剂？能否选用甲基橙或甲基红指示终点？

(2)为什么移液管在移液之前要用待移取的食醋润洗三遍后，才能准确移液？锥形瓶是否要用食醋润洗？

实验十二(2)　羧酸和取代羧酸的化学性质

一、实验目的

(1)掌握羧酸和取代羧酸的主要化学性质。

(2)熟悉酯化反应和甲酸的还原性、草酸脱羧反应的实验操作。

(3)了解羧酸的鉴别方法。

二、实验原理

羧酸分子中有羧基,显酸性,通常羧酸的酸性都较弱,常见的一元羧酸的 pK_a 一般在 $3 \sim 5$ 之间,能与氢氧化钠、碳酸钠等反应生成羧酸盐。羧酸能与碳酸氢钠反应生成二氧化碳,而苯酚不能发生此反应。

$$\text{COOH} + NaOH \longrightarrow \text{COONa} + H_2O$$

$$2CH_3COOH + Na_2CO_3 \longrightarrow CO_2 \uparrow + H_2O + 2CH_3COONa$$

羧酸分子中的烃基上引入羟基后,羟基的吸电子诱导效应使羧基的电离度增加,酸性增强,因此醇酸的酸性比相应的羧酸强。酮酸的分子中有酮基,由于酮基的吸电子效应比羟基强,因此酮酸的酸性比相应的醇酸强,更强于相应的羧酸。如丙酮酸比乳酸的酸性强,也比丙酸的酸性强。

羧酸一般无还原性,但甲酸分子中具有醛基的结构,所以有还原性。草酸是二元酸,除了具有一般羧酸的性质外,还具有还原性,可以被高锰酸钾氧化。

$$HCOOH \xrightarrow[\triangle]{KMnO_4/H_2SO_4} H_2O + CO_2 \uparrow$$

$$HOOC-COOH \xrightarrow[\triangle]{KMnO_4/H_2SO_4} H_2O + CO_2 \uparrow$$

$$HCOOH \xrightarrow[\triangle]{[Ag(NH_3)_2]^+} CO_3{}^{2-} + H_2O + Ag \downarrow$$

羧酸与醇在强酸(如浓硫酸等)催化下,能够发生酯化反应,生成酯和水。

$$\text{COOH}\atop\text{OH} + CH_3CH_2OH \xrightarrow[\triangle]{H_2SO_4} \text{COOCH}_2CH_3\atop\text{OH} + H_2O$$

通常一元脂肪酸比较稳定,不易发生脱羧反应。但在特殊条件下,如碱石灰(NaOH + CaO)与羧酸盐共热,一元脂肪羧酸能脱羧生成烃。草酸由于分子中两个羧基的相互影响,对热不稳定,当加热时,容易发生脱羧反应。

$$HOOC-COOH \xrightarrow{\triangle} CO_2 \uparrow + HCOOH$$

三、实验仪器及试剂

仪器：试管、试管夹、钥匙、硬质大试管及带塞导管、铁架台、铁夹、酒精灯、量筒、烧杯（250ml，100ml）、锥形瓶（50ml）、温度计、石棉网。

试剂：甲酸、乙酸、苯甲酸、草酸、水杨酸、乳酸、三氯乙酸、酒石酸、1mol·L⁻¹ NaOH、2.5mol·L⁻¹NaOH、无水碳酸钠、托伦试剂、0.03mol·L⁻¹ KMnO₄、3mol·L⁻¹ H₂SO₄、澄清石灰水、乙醇。

四、实验步骤

（一）羧酸的酸性

1. 与酸碱指示剂作用

取三支试管，分别加入甲酸5滴、乙酸5滴、草酸晶体少许，再加入1ml蒸馏水振荡摇匀。用广泛pH试纸测其近似pH值。记录并解释三种酸的酸性强弱顺序。

2. 与碱反应

取一支试管，加入苯甲酸晶体少许，再加入1ml蒸馏水振荡摇匀。在苯甲酸的浑浊液中，滴加1mol·L⁻¹的NaOH溶液数滴至溶液澄清。记录现象并写出化学反应式。

3. 与碳酸钠反应

取一支试管，加入无水碳酸钠，再滴加乙酸数滴。记录现象并写出化学反应式。

（二）取代羧酸的性质

取两支试管，分别加入乳酸2滴、酒石酸少许，然后各加1ml蒸馏水振荡摇匀，观察是否溶解。再分别用广泛pH试纸测其近似pH值。记录并解释两种取代羧酸的酸性强弱顺序。

（三）甲酸和草酸的还原性

(1)取两支试管，分别加入0.5ml甲酸、草酸晶体少许，再各加1ml 0.03mol·L⁻¹KMnO₄溶液和0.5ml 3mol·L⁻¹ H₂SO₄溶液，振荡后加热至沸腾，记录并解释发生的现象。

(2)取一支洁净的试管，加入5滴甲酸，用2.5mol·L⁻¹NaOH溶液中和至碱性，然后加1ml新制备的托伦试剂，摇匀后放进80℃的水浴中加热数分钟，观察有无银镜生成。记录并解释发生的现象。

（四）脱羧反应

取一支干燥的硬质大试管，放入3～5g草酸，用带有导管的塞子塞紧，试管口向下稍倾斜固定在铁架台上。另取一只小烧杯，加入20ml澄清石灰水，将导管插入石灰水中，小心加热试管，仔细观察石灰水的变化。记录、解释发生的现象并写出化学反应式。

（五）酯化反应

在干燥的50ml锥形瓶中，将少许水杨酸溶解于5ml乙醇中，再加入10滴浓H₂SO₄，摇匀后在水浴中温热5min，然后将锥形瓶中的混合物倒入盛有约10ml水的小烧杯中，再充分振摇，过几分钟后注意观察生成物的外观，并闻气味。记录、解释发生的现象并写出化学反应式。

五、注意事项

(1)在做甲酸与托伦试剂反应的实验时，试管一定要洗干净，否则产生的银就会呈黑色细粒状沉淀析出,在试管壁上无银镜生成;反应时必须用水浴加热,切勿用灯焰直接加热,以免发生危险。加热时间不宜过长,温度不宜过高,以免生成雷酸银。实验完毕后,应加入硝酸少许,并立即煮沸洗去银镜,以免反应液久置可能产生雷酸银而发生爆炸。

(2)在做酯化反应时,滴加浓 H_2SO_4 时要注意逐滴慢慢滴加,并注意振摇,以免乙醇炭化。

六、思考题

(1)通过分析甲酸的结构,说明甲酸为何具有还原性?

(2)如何用实验证明乙酸比碳酸的酸性强,苯酚比碳酸的酸性弱?

(3)在羧酸的酯化反应中,加入浓 H_2SO_4 有何作用?

(张学东)

实验十三　旋光度的测定

一、实验目的

(1)掌握旋光仪的使用方法。

(2)了解旋光仪的基本构造;测定旋光度的原理及测定旋光性物质旋光度的意义。

二、实验原理

对映体是互为镜像的立体异构体。它们的熔点、沸点、相对密度、折光率以及光谱等物理性质都相同,并且在与非手性试剂作用时,它们的化学性质也一样,唯一能够反映分子结构差异的性质是它们的旋光性不同。

当偏振光通过具有光学活性的物质时,其振动平面会发生旋转,所旋转的角度即为旋光度。旋光性物质的旋光度和旋光方向可以用旋光仪来测定。旋光仪主要由一个钠光源、两个尼科尔棱镜和一个盛有测试样品的盛液管组成(图实验 13-1)。普通光先经过一个固定不动的棱镜(起偏镜)变成偏振光,然后通过盛液管,再由一个可转动的棱镜(检偏镜)来检验偏振光的振动方向和旋转角度。若使偏振光振动平面向右旋转,则称右旋;若使偏振光振动平面向左旋转,则称左旋。

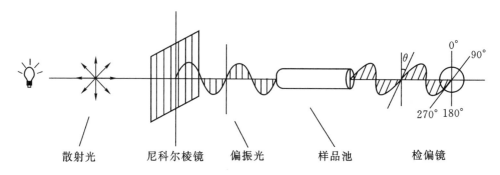

散射光　　尼科尔棱镜　　偏振光　　样品池　　检偏镜

图实验 13-1　旋光仪结构示意图

光学活性物质的旋光度与其浓度、测试温度、光波波长等因素密切相关。但是,在一定条件下,每一种光学活性物质的旋光度为一常数,用比旋光度 $[\alpha]_\lambda^t$ 表示:

$$[\alpha]_\lambda^t = \frac{\alpha}{c \times l}$$

其中,α 为旋光仪测试值;c 为样品溶液浓度,以 1ml 溶液所含样品克数表示;l 为盛液管长度,单位为 dm;λ 为光源波长,通常采用钠光源,以 D 表示;t 为测试温度。如果被测样品为液体,可直接测定而不需配成溶液。求算比旋光度时,只要将其相对密度值(d)代替上式中的浓度值(c)即可:$[\alpha]_\lambda^t = \frac{\alpha}{d \times l}$。

三、实验仪器及试剂

仪器：WXG-4 型旋光仪、分析天平、100ml 容量瓶。

试剂：葡萄糖(A.R)、果糖(A.R)、未知浓度的葡萄糖和果糖溶液。

四、实验步骤

(一)待测溶液的配制

准确称取 10.00g 葡萄糖、10.00g 果糖，将样品分别在两只 100ml 容量瓶中配成溶液。溶液必须透明，否则需用干滤纸过滤。

(二)WXG-4 型旋光仪的使用

1.预热

打开旋光仪开关，使钠光灯预热 15min，光源趋于稳定。

2.校正旋光仪零点

旋光测定管也叫盛液管，有 1dm、2dm 两种规格。选用合适规格的盛液管，先用大量自来水洗干净，再用蒸馏水冲洗干净，然后装满用来配制待测样品溶液的溶剂或蒸馏水，不能留有气泡，旋上已装好金属片和橡皮垫的金属螺帽，以不漏水为限度，但不要旋得太紧。用软布揩干液滴及旋光测定管两端残液，将旋光测定管放置在测试槽中，旋转视野调节旋钮，直到三分视场界线变得清晰，达到聚焦为止。转动刻度盘手轮，当三分视场明暗程度一致时，出现灵敏试场。这时，游标尺上的零度线置于刻度盘 0 度左右，重复 3～5 次，记录刻度盘读数，取其平均值，此数值即为零点。如果是用蒸馏水调零，则零点数值就是零。

(三)葡萄糖、果糖溶液旋光度的测定

旋光仪零点校正好之后，将旋光测定管中的溶液倒掉并依此用自来水、蒸馏水洗净，然后用少量配制好的葡萄糖溶液润洗 2～3 次，并注满不能留有气泡。将旋光测定管放置在测试槽中，然后合上盖。转动刻度盘手轮，使三分视场明暗程度一致，出现灵敏试场。这时，读出刻度盘的读数，重复操作 2～3 次，取其平均值。根据公式计算已知浓度的葡萄糖溶液的比旋光度。然后再以同样步骤测定果糖溶液的旋光度，并计算其比旋光度。

(四)测定未知浓度的葡萄糖和果糖的旋光度

按上述操作步骤测定未知浓度的葡萄糖和果糖溶液的旋光度，并根据计算的比旋光度值求得未知葡萄糖和果糖溶液的浓度。

五、注意事项

(1)如果样品的比旋光度值较小，在配制待测样品溶液时，宜将浓度配得高一些，并选用较长的盛液管，以便观察。

(2)温度变化对旋光度具有一定的影响。若在钠光灯($\lambda = 589.3nm$)下测试，温度每升高 1℃，多数光学活性物质的旋光度会降低 0.3％左右。

(3)测试时，盛液管所放置的位置应固定不变，以消除因距离变化所产生的测试误差。

六、思考题

(1)测定旋光性物质的旋光度有何意义？

(2)比旋光度$[\alpha]_D^t$与旋光度α有何不同？

（王　蓓）

实验十四　乙酸乙酯的制备

一、实验目的

(1)掌握酯制备的原理及方法。

(2)巩固蒸馏、洗涤、干燥等基本操作。

二、实验原理

在少量酸(H_2SO_4 或 HCl)催化下,羧酸和醇通过加成-消除反应生成酯,该反应称为酯化反应。反应过程中,质子活化的羰基被亲核的醇进攻发生加成,在酸作用下脱水成酯。由于是可逆反应,为了增大产率一般采用加入过量的反应试剂(根据反应物的价格,加入过量酸或过量醇,即增加反应物的浓度),有时也加入与水恒沸的物质不断从反应体系中带出水(即减小产物的浓度),促使平衡向右移动。在实验室中也可以采用分水器来完成。

酯化反应的可能历程为:

$$R-\overset{\overset{\displaystyle O}{\|}}{C}-OH \rightleftharpoons \overset{H^+}{} R-\overset{\overset{\displaystyle +OH}{\|}}{C}-OH \overset{R'OH}{\rightleftharpoons} R-\overset{\overset{\displaystyle OH}{|}}{\underset{\underset{\displaystyle H-OR'}{|}}{C}}-OH \rightleftharpoons \overset{-H^+}{} R-\overset{\overset{\displaystyle OH}{|}}{\underset{\underset{\displaystyle OR'}{|}}{C}}-OH$$

$$R-\overset{\overset{\displaystyle OH}{|}}{\underset{\underset{\displaystyle OR'}{|}}{C}}-OH \overset{H^+}{\rightleftharpoons} R-\overset{\overset{\displaystyle \ddot{O}H}{|}}{\underset{\underset{\displaystyle OR'}{|}}{C}}-\overset{+}{O}H_2 \overset{-H_2O}{\rightleftharpoons} R-\overset{\overset{\displaystyle +OH}{\|}}{C}-OR' \overset{-H^+}{\rightleftharpoons} R-\overset{\overset{\displaystyle O}{\|}}{C}-OR'$$

在本实验中,我们是利用冰乙酸和乙醇反应,制备乙酸乙酯。反应式如下:

$$CH_3COOH + CH_3CH_2OH \underset{110\sim120℃}{\overset{H_2SO_4}{\rightleftharpoons}} CH_3COOC_2H_5 + H_2O$$

三、实验仪器及试剂

仪器:恒压加液漏斗、三口圆底烧瓶、温度计、蒸馏头、直形冷凝管、牛角弯管和锥形瓶、50ml 小烧杯。

试剂:冰醋酸、95%乙醇、浓硫酸、饱和碳酸钠溶液、饱和食盐水、饱和氯化钙溶液、无水碳酸钾。

四、实验步骤

(一)合成

在 125ml 三口圆底烧瓶中加入 12ml 乙醇,一边摇动,一边慢慢加入 12ml 浓硫酸,将三口圆底烧瓶固定在铁架台上,然后在三口圆底烧瓶的中央放置加液漏斗,加液漏斗的下端伸到三口圆底烧瓶内离瓶底约 3mm 处(没于液面下),一侧口固定温度计套管及温度计,另一侧口装配蒸馏头及直形冷凝管。冷凝管的末端连接牛角弯管和锥形瓶。如图实验 14 - 1 所示。准确量取 12ml 乙醇和 12ml 冰醋酸将其混合均匀全部加到加液漏斗中,由加液漏斗加入混合液 3～4ml 后开始加热,保持反应体系温度约为 120℃左右。然后把加液漏斗中的混合溶液继续慢慢滴加到三口圆底烧瓶中。调节加料的速度,使和酯蒸气蒸出的速度大致相等。这时保持反应物温度在 120～125℃。滴加完毕后,继续加热约 10min,直到不再有液体流出为止。

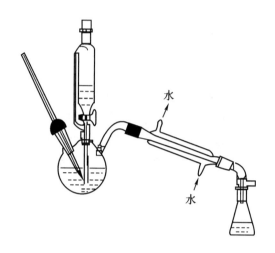

图实验 14 - 1　乙酸乙酯合成装置图

(二)纯化

先用饱和 $NaCO_3$ 溶液中和馏出液中的酸,直到无 CO_2 气体溢出为止;之后在分液漏斗中依次用饱和 NaCl 溶液(洗涤碳酸钠溶液)、饱和 $CaCl_2$ 溶液 10ml(洗涤醇,$CaCl_2$ 可与醇生成络合物)洗涤馏出液,最后将上层的乙酸乙酯倒入干燥的小锥形瓶中,加入无水 K_2CO_3 干燥 30min。

五、注意事项

(1)由于乙酸乙酯可以与水、醇形成二元、三元共沸物,因此在馏出液中还含有水、乙醇。

(2)纯化过程中使用饱和溶液的目的是降低乙酸乙酯在水中的溶解度。同时,洗涤时注意放气,用 $CaCl_2$ 溶液洗之前,一定要先用饱和 NaCl 溶液洗,否则会产生沉淀,给分液带来困难。

(3)控制反应温度在 120～125℃,温度过高会增加副产物乙醚的含量。

(4)控制浓硫酸滴加速度,太快则会因局部放出大量的热量而引起爆沸。

(5)主要试剂及产品的物理常数(文献值)如下。

名称	分子量	性状	折光率	比重	熔点/℃	沸点/℃	溶解度/g/100ml		
							水	醇	醚
冰醋酸	60.05	无色液体	1.3698	1.049	16.6	118.1	∞	∞	∞

名称	分子量	性状	折光率	比重	熔点/℃	沸点/℃	溶解度/g/100ml		
							水	醇	醚
乙醇	46.07	无色液体	1.3614	0.780	−117	78.3	∞	∞	∞
乙酸乙酯	88.10	无色液体	1.3722	0.905	−84	77.15	8.6	∞	∞

六、思考题

(1)酯化反应有什么特点,本实验如何创造条件使酯化反应尽量向生成物方向进行?

(2)本实验有哪些可能的副反应?

(3)如果采用醋酸过量是否可以,为什么?

（王　蓓）

实验十五　糖类的化学性质

一、实验目的

(1)掌握糖(单糖、双糖、多糖)的主要化学性质。

(2)熟悉重要糖类化合物常用的鉴别方法。

二、实验原理

糖类化合物是指多羟基醛、多羟基酮及它们脱水缩合的产物。按其水解情况可分为单糖、低聚糖(常见的为二糖)、多糖。

单糖分子中含有半缩醛(酮)羟基(苷羟基),都能被弱氧化剂(托伦试剂、斐林试剂和班氏试剂)氧化,故单糖都有还原性。二糖是由两分子单糖缩合而成,若分子中仍含有半缩醛(酮)羟基(苷羟基),则仍有还原性,否则就需要水解成单糖后,才具有还原性。蔗糖不含半缩醛羟基,无还原性。但蔗糖经水解生成葡萄糖和果糖后具有还原性。

多糖本身无还原性,经水解后生成的单糖具有还原性。淀粉水解的最终产物是葡萄糖,因此水解液也具有还原性,能与班氏试剂发生反应,淀粉遇碘呈现蓝色,此颜色反应很灵敏,常用于检验淀粉或碘。

所有的糖(包括单糖、双糖、多糖)都能在浓硫酸的作用下与 α-萘酚反应显紫色,即都能发生莫利许(Molish)反应,利用此反应可鉴别糖类。

用塞里凡诺夫(Seliwanoff)反应可鉴别醛糖和酮糖。在酮糖的溶液中,加入塞里凡诺夫试剂(盐酸间-苯二酚)加热,很快出现红色。在相同的时间内,醛糖观察不到变化。

三、实验仪器及试剂

仪器:试管、试管夹、水浴锅、酒精灯、烧杯、温度计、白瓷板、玻璃棒、铁架台。

试剂:$10g \cdot L^{-1}$ NaOH、$0.1mol \cdot L^{-1}$ 葡萄糖溶液、$0.1mol \cdot L^{-1}$ 果糖溶液、$0.1mol \cdot L^{-1}$ 麦芽糖溶液、$0.1mol \cdot L^{-1}$ 蔗糖溶液、$20g \cdot L^{-1}$ 淀粉溶液、托伦试剂、斐林试剂(A,B 溶液)、班氏试剂、浓硫酸、浓盐酸、碘试剂、$0.1mol \cdot L^{-1}$ AgNO$_3$ 溶液、$1.25mol \cdot L^{-1}$ NaOH 溶液、$2mol \cdot L^{-1}$ 氨水、$1mol \cdot L^{-1}$ Na$_2$CO$_3$溶液、莫立许试剂、塞利凡诺夫试剂、盐酸苯肼溶液。

四、实验步骤

(一) 糖的还原性

1.与斐林试剂反应

取斐林试剂 A 溶液和 B 溶液各 2.5ml 混匀,分装于已编号的 4 支试管中,分别滴入 $0.1mol \cdot L^{-1}$ 葡萄糖溶液、$0.1mol \cdot L^{-1}$ 果糖溶液、$0.1mol \cdot L^{-1}$ 麦芽糖溶液、$0.1mol \cdot L^{-1}$ 蔗糖溶液各 5 滴,摇匀,水浴加热 2~3min。记录、解释发生的现象并写出化学反应式。

2.与班氏试剂反应

取试管 5 支编号,各加入 1ml 班氏试剂,然后分别加入 $0.1mol \cdot L^{-1}$ 葡萄糖溶液、$0.1mol \cdot L^{-1}$

果糖溶液、0.1mol·L⁻¹麦芽糖溶液、0.1mol·L⁻¹蔗糖溶液和20g·L⁻¹淀粉溶液各5滴摇匀,水浴加热2~3min。记录、解释发生的现象并写出化学反应式。

3.与托伦试剂反应

取试管5支编号,将新配制的托伦试剂平均分成5份,再分别加入0.1mol·L⁻¹葡萄糖溶液、0.1mol·L⁻¹果糖溶液、0.1mol·L⁻¹麦芽糖溶液、0.1mol·L⁻¹蔗糖溶液和20g·L⁻¹淀粉溶液各10滴,放在60~80℃水浴中加热数分钟。记录、解释发生的现象并写出化学反应式。

(二)蔗糖的水解

取2支试管,分别加入0.1mol·L⁻¹蔗糖溶液1ml,然后在第一支试管中加3滴浓盐酸,摇匀,将两支试管放在沸水浴加热5min,取出冷却后,第一支试管中加入1mol·L⁻¹Na₂CO₃溶液中和至弱碱性(红色石蕊试纸变蓝)。然后两支试管各加入班氏试剂10滴摇匀,放在沸水浴中加热2~3min。记录、解释发生的现象并写出化学反应式。

(三)糖的颜色反应

1.莫立许(Molish)反应

取试管5支编号,分别加入0.1mol·L⁻¹葡萄糖、0.1mol·L⁻¹果糖溶液、0.1mol·L⁻¹的蔗糖溶液、0.1mol·L⁻¹麦芽糖溶液和20g·L⁻¹的淀粉溶液各1ml,再各加新配制的α-萘酚试剂(Molish试剂)2滴摇匀,将试管倾斜45°,沿管壁慢慢加入1ml浓硫酸(切勿摇动试管),然后竖起试管,静置10min,观察在两液界面之间出现紫色环。如无紫色环生成,可在水浴中温热后(切勿振荡)再进行观察。记录、解释发生的现象。

2.塞里凡诺夫(Seliwanoff)反应

取试管4支编号,分别加入盐酸间-苯二酚试剂(西里瓦诺夫试剂)1ml,再分别加入0.1mol·L⁻¹葡萄糖溶液、0.1mol·L⁻¹果糖溶液、0.05mol·L⁻¹蔗糖溶液、0.05mol·L⁻¹麦芽糖溶液各5滴摇匀,于沸水浴中加热2min。记录、解释发生的现象。

(四)淀粉的性质

1.淀粉与碘的反应

取1支试管,加入20g·L⁻¹淀粉溶液1滴、4ml蒸馏水和1滴碘试剂,观察颜色的变化。将此溶液加热至沸腾,观察颜色有何变化? 再冷却,观察颜色的变化。记录、解释发生的现象。

2.淀粉的水解

取1支试管,加入20g·L⁻¹的淀粉溶液2ml和3滴浓盐酸,摇匀后放在沸水浴加热。加热时每间隔5min取出2滴于白瓷滴板上,加1滴碘试剂检验是否变色,直至淀粉全部水解,无蓝色出现为止。取出试管,冷却后,用1mol·L⁻¹Na₂CO₃溶液中和至弱碱性(红色石蕊试纸变蓝),然后加班氏试剂1ml,摇匀,在沸水浴中加热5min。记录、解释发生的现象并写出化学反应式。

五、注意事项

(1)在做糖类与托伦试剂反应的实验时,试管一定要洗干净,否则无银镜生成,反应时必须用水浴加热,加热时间不宜过长,温度不宜过高。实验完毕后,应加入硝酸少许,并立即煮沸洗去银镜,以免发生危险。

（2）做莫立许反应滴加浓 H_2SO_4 时沿着试管壁慢慢加入,注意不能振摇试管,否则两液界面的显色现象不明显。

六、思考题

（1）如何用化学方法鉴别葡萄糖、果糖、蔗糖、山梨醇和淀粉?

（2）为什么用碘试剂可以定性地了解淀粉水解进行的程度?

（张学东）

实验十六　胺和酰胺的性质

一、实验目的

(1)掌握胺及酰胺的鉴定方法。

(2)了解胺及酰胺的主要化学性质。

(3)培养学生严肃认真的学习态度,使其养成良好的实验习惯。

二、实验原理

胺类化合物显弱碱性,微溶于水,能与无机酸作用生成可溶性的铵盐。不同的胺与亚硝酸反应的产物不同。苯胺和其他芳香族伯胺在 5℃以下的盐酸溶液中,可以发生重氮化反应而生成氯化重氮苯,氯化重氮苯很不稳定,温度超过 5℃即分解放出氮气并生成苯酚;芳香族仲胺与亚硝酸反应生成黄色 N-亚硝胺,遇稀盐酸加热分解为原来的仲胺;脂肪叔胺因氮原子上无氢原子,不能亚硝基化,只能形成不稳定的亚硝酸盐。但芳香叔胺的芳环上可以发生亚硝基化反应,生成芳香环上有亚硝基取代的产物。伯胺或仲胺都能与酰氯或酸酐反应,反应中胺分子中氮原子上的氢原子被酰基取代而生成酰胺。

尿素水解生成氨和二氧化碳;尿素受热生成缩二脲,缩二脲的碱性溶液中滴加少量的硫酸铜溶液,呈现出紫红色,这种显色反应称为缩二脲反应。

三、实验仪器及试剂

仪器:酒精灯、水浴锅、试管。

试剂:苯胺、蒸馏水、浓盐酸、$1\text{mol} \cdot \text{L}^{-1}\text{NaOH}$、乙酰氯、N-甲基苯胺、N,N-二甲基苯胺、亚硝酸钠晶体、碱性 β-萘酚溶液、亚硝酸钠溶液、碘化钾-淀粉试纸、饱和氢氧化钠溶液、红色石蕊试纸、尿素、缩二脲。

四、实验步骤

(一)胺的性质

1.成盐反应

取一只试管,加入 3 滴苯胺,加 1ml 蒸馏水振荡后形成乳浊液,然后加入浓盐酸 2～3 滴,同时振荡,观察溶液是否澄清? 然后再加入 $1\text{mol} \cdot \text{L}^{-1}\text{NaOH}$ 4～5 滴,观察试管中又有何现象发生? 解释原因并写出有关的反应方程式。

2.酰化反应

取干燥的大试管一只,加入苯胺 10 滴,小心地滴加乙酰氯 10 滴,边加边振荡,并在冷水中冷却。在此混合物中加蒸馏水 5ml,用力振荡,观察有何现象? 写出相应的反应方程式。

3.与亚硝酸反应

取三支试管并编号,依次加入苯胺、N-甲基苯胺和 N,N-二甲基苯胺各 5 滴,然后各加入

1ml 浓盐酸和 2ml 蒸馏水。另取 1 支试管编为 4 号管,加入 0.9g 亚硝酸钠晶体和 6ml 蒸馏水,振荡使其溶解,并把所有试管放在冰水浴中冷却到 0℃。

在第一支试管中慢慢滴加 4 号管中的亚硝酸钠溶液,不断振摇,直到取出 1 滴反应液,滴在碘化钾试纸上出现蓝色,停止加亚硝酸钠溶液,加入碱性 β-萘酚溶液,析出橙红色沉淀。在第二支试管中慢慢滴加 4 号管中的亚硝酸钠溶液,有黄色固体或黄色油状物析出,加碱呈碱性而不变色。在第三只试管中也按同法加入 4 号管中的亚硝酸钠溶液,有黄色固体生成,加碱呈碱性,固体变成绿色。

解释上述一系列变化并得出结论。

(二)尿素的性质

1. 尿素的水解

取试管一支,加入尿素 0.5g,再加入饱和氢氧化钠溶液 1ml(勿滴在试管壁上),摇动使尿素溶解,塞上橡皮塞,在塞子和试管壁之间夹上一条湿润的红色石蕊试纸,把试管放在沸水浴中加热。观察红色石蕊试纸颜色的变化,同时观察试管中有何现象发生,说明原因。并写出有关的反应方程式。

2. 缩二脲的制备

取一支试管,加入 0.5g 尿素,在试管口放一条湿润的红色石蕊试纸在酒精灯上小心加热,随着尿素融化,产生大量气体,闻气味并观察试纸颜色的变化,判断放出的是什么气体,继续加热至试管内凝结成白色固体为止,写出有关的反应方程式。

3. 缩二脲反应

将上述生成白色固体的试管冷却后,加入 1mol·L^{-1} NaOH 2ml,振荡,使白色固体溶解,然后加入 0.5mol·L^{-1} CuSO$_4$ 数滴,振荡,观察溶液的颜色,并解释发生的现象。

五、注意事项

(1)苯胺可透过皮肤吸入引起人体中毒,注意不能与皮肤接触。

(2)在酸性溶液中,亚硝酸与碘化钾作用析出碘,与淀粉变为蓝色,所以混合物中含有游离的亚硝酸可用碘化钾-淀粉试纸来检验。

(3)重氮盐在碱性条件下,与 β-萘酚发生偶联反应,生成有颜色的偶氮化合物。

六、思考题

(1)如何区分苯胺和 N-甲基苯胺。

(2)缩二脲反应中,硫酸铜为什么不能过量?

（高吉仁）

参考答案

上篇　无机化学

第一章　绪　论

目标检测

一、填空题

1. SI 单位(包括 SI 基本单位、SI 导出单位)　SI 词头和 SI 单位的十进倍数　分数单位

2. 50 摄氏度　3 克每升

3. 无机化学 有机化学 化学实验

4. 古代时期 近代时期 现代时期

二、简答题

1. 7　2. 略　3. 略

第二章　溶液的浓度和渗透压

课堂练习

2-1 解：$c(\text{Na}^+) = \dfrac{326\text{mg}}{23.0\text{g} \cdot \text{mol}^{-1}} \times \dfrac{1}{100\text{ml}} \times \dfrac{1\text{g}}{1000\text{mg}} \times \dfrac{1000\text{ml}}{1\text{L}} \times \dfrac{1000\text{mmol}}{1\text{mol}}$

$\qquad\qquad = 142\text{mmol} \cdot \text{L}^{-1}$

$\qquad c(\text{HCO}_3{}^-) = \dfrac{164.7\text{mg}}{61.0\text{g} \cdot \text{mol}^{-1}} \times \dfrac{1}{100\text{ml}} \times \dfrac{1\text{g}}{1000\text{mg}} \times \dfrac{1000\text{ml}}{1\text{L}} \times \dfrac{1000\text{mmol}}{1\text{mol}}$

$\qquad\qquad\qquad = 27.0\text{mmol} \cdot \text{L}^{-1}$

$\qquad c(\text{Ca}^{2+}) = \dfrac{10\text{mg}}{40\text{g} \cdot \text{mol}^{-1}} \times \dfrac{1}{100\text{ml}} \times \dfrac{1\text{g}}{1000\text{mg}} \times \dfrac{1000\text{ml}}{1\text{L}} \times \dfrac{1000\text{mmol}}{1\text{mol}}$

$\qquad\qquad = 2.5\text{mmol} \cdot \text{L}^{-1}$

2-2 解：$\text{C}_{12}\text{H}_{22}\text{O}_{11}$ 的摩尔质量为 $342\text{g} \cdot \text{mol}^{-1}$，则：

$\qquad c(\text{C}_{12}\text{H}_{22}\text{O}_{11}) = \dfrac{n}{V} = \dfrac{2.00\text{g}}{342\text{g} \cdot \text{mol}^{-1} \times 0.0500\text{L}} = 0.117\text{mol} \cdot \text{L}^{-1}$

$\qquad \Pi = c_B RT = 0.117\text{mol} \cdot \text{L}^{-1} \times 8.314\text{J} \cdot \text{K}^{-1} \cdot \text{mol}^{-1} \times 310\text{K} = 302\text{kPa}$

目标检测

一、选择题

1. D　2. B　3. A　4. B　5. A　6. D　7. D　8. C

二、填空题

1. 2.7　2. 半透膜　浓度差　3. 80　4. 280～320

三、判断题

1. ×   2. ×   3. √   4. ×   5. ×

四、计算题

解:先将浓盐酸的质量分数换算成物质的量浓度

$$\because \omega_B = 0.36 \quad M(HCl) = 36.5g \cdot mol^{-1} \quad \rho = 1.18kg \cdot L^{-1}$$

$$\therefore c_1 = \frac{\omega_B \cdot \rho}{M_B} = \frac{0.36 \times 1.18 \times 1000g \cdot L^{-1}}{36.5g \cdot mol^{-1}} = 11.6mol \cdot L^{-1}$$

$$V_1 = \frac{c_2 \cdot V_2}{c_1} = \frac{0.2mol \cdot L^{-1} \times 1000ml}{11.6mol \cdot L^{-1}} = 17.2ml$$

答:故需该浓盐酸 17.2ml。

第三章 缓冲溶液

课堂练习

3-1 氨水的解离平衡方程式为

$$NH_3 \cdot H_2O \rightleftharpoons NH_4^+ + OH^-$$

(1)加入 NH_4Cl 时发生同离子效应,平衡向左移动;

(2)加入 NaCl 发生盐效应,平衡向右移动。

3-2 解:已知 $K_b(NH_3 \cdot H_2O) = 1.8 \times 10^{-5}$;$K_a(NH_4^+) = K_w/K_b = 5.6 \times 10^{-10}$

$$\because K_a \cdot c_a > 20K_w,且 c_a/K_a > 500$$

$$\therefore 可以用最简公式进行计算:$$

$$[H^+] = \sqrt{K_a \cdot c_a} = \sqrt{0.1 \times 5.6 \times 10^{-10}} = 7.48 \times 10^{-6}$$

$$pH = -\lg[H^+] = -\lg(7.48 \times 10^{-6}) = 5.12$$

答:溶液的 pH 为 5.12。

3-3 缓冲作用是通过缓冲对的特殊组合实现的。当向溶液中加入少量强酸时,溶液中的 OH^- 离子与外加 H^+ 离子结合生成难解离的 H_2O(平衡右移),外加酸被消耗,减少的 OH^- 离子由 $NH_3 \cdot H_2O$ 解离得到补充。当向溶液中加入少量强碱时,受同离子效应的影响,加入的碱解离出的 OH^- 离子与溶液中大量存在的 NH_4^+ 离子结合生成 $NH_3 \cdot H_2O$ 分子(平衡左移),外加碱被消耗,从而发挥了缓冲溶液的缓冲作用。

3-4 是 否 是

目标检测

一、选择题

1. A 2. A 3. D 4. C 5. A 6. B 7. D 8. C 9. B 10. A 11. C 12. A 13. D 14. B 15. B

二、填空题

1. $NaHCO_3 - H_2CO_3$ 7.35~7.45   7.45   7.35

2. 不 逆向 逆向 小 同离子效应

3. 1.01×10^{-14}

4. 总浓度 缓冲比

三、判断题

1. ×   2. √   3. √   4. ×   5. ×   6. ×

四、计算题

1. 解:$c_a K_a = 0.20 \times 2 \times 10^{-4} > 20K_w$ $c_a/K_a = 0.20 \times 2 \times 10^{-4} > 500$

所以 $[H^+] = (c_a K_a)^{0.5} = (0.20 \times 2 \times 10^{-4})^{0.5} mol \cdot L^{-1} = 6.32 \times 10^{-3} mol \cdot L^{-1}$

$$pH = 2.20$$

2.解：$K_b(CN^-)=K_w/K_a(HCN)=1.0\times10^{-14}/4.9\times10^{-10}=2.04\times10^{-5}$

　　$[OH^-]=(2.04\times10^{-5}\times0.10)^{0.5}\,mol\cdot L^{-1}=1.43\times10^{-3}\,mol\cdot L^{-1}$

　　$pOH=2.84$　　$pH=11.16$

第四章　物质结构和元素周期律

课堂练习

4-1

(1) Cl　$1s^2\,2s^2\,2p^6\,3s^2\,3p^5$

(2) Ge　$1s^2\,2s^2\,2p^6\,3s^2\,3p^6\,3d^{10}\,4s^2\,4p^2$

(3) Ba　$1s^2\,2s^2\,2p^6\,3s^2\,3p^6\,3d^{10}\,4s^2\,4p^6\,4d^{10}\,5s^2\,5p^6\,6s^2$

(4) Xe　$1s^2\,2s^2\,2p^6\,3s^2\,3p^6\,3d^{10}\,4s^2\,4p^6\,4d^{10}\,5s^2\,5p^6$

4-2　相同点:两种键的成键本质都是静电作用。

　　不同点:(1)离子键与共价键的形成过程不同:离子键发生了原子间电子得失形成阴、阳离子;共价键是原子间通过共用电子对而形成的,原子间没有得失电子,形成的化合物中不存在阴、阳离子。

　　(2)离子键没有方向性、饱和性,共价键有方向性、饱和性。

目标检测

一、选择题

1.B　2.B　3.A　4.C　5.D　6.C　7.D

二、简答题

1.答:多电子原子中核外电子排布遵循能量最低原理、泡利不相容原理和洪特规则。

能量最低原理:基态原子的核外电子总是在不违反以下两条原则的条件下,从最低的能级依次向高能级填充;

泡利不相容原理:在同一原子中没有四个量子数完全相同的电子;

洪特规则:等价轨道上的电子尽可能分占不同轨道且自旋平行。

2.答:非极性分子 Ne、Br_2、CS_2、CCl_4、BF_3;极性分子 HF、NO、H_2S、$CHCl_3$、NF_3。

第五章　胶体溶液

课堂练习

5-1　略

5-2　略

5-3　氢氧化铁固体微粒表面易吸附溶液中的 FeO^+ 离子而带正电,Cl^- 则为反粒子,则胶团结构为

$$\{[Fe(OH)_3]_m\cdot nFeO^+\cdot(n-x)Cl^-\}^{x+}\cdot xCl^-$$

对溶胶起聚沉作用的主要是与胶粒带的电荷符号相反的离子,该离子的价数越高沉聚能力越强。对于同电性离子,通常价数越高沉聚能力越弱,由此可以判断沉聚能力的强弱大致为:

$$Na_2SO_4>MgSO_4>MgCl_2>NaCl$$

5-4　胶体根据分散剂的不同,可分为液溶胶、气溶胶和固溶胶,但在常见的液溶胶中又可分为两类:一类是像 $Fe(OH)_3$,属粒子胶体,胶粒由于胶核吸附溶液中的离子而表现电性;一类是像淀粉胶体,直接由高分子构成,胶粒不导电,这一类叫分子胶体。由于 $Fe(OH)_3$ 胶粒带正电,故 $Fe(OH)_3$ 电泳时阴极区颜色加深,而淀粉胶粒由于不带电,故没有明显现象。

目标检测

一、选择题

1.B 2.D 3.B 4.D

二、填空题

1.分散系 分散相 分散介质

2.分子或离子分散系 胶体分散系 粗分散体系

3.丁铎尔现象

4.加入强电解质中和胶粒所带电荷 加入亲水性强的有机溶剂 加入带相反电荷的胶体溶液 加热

三、判断题

1.×   2.×   3.√   4.×   5.√

四、简答题

1.答：长江、珠江等河流的入海处有三角洲的形成，是因为河水中泥沙带的负电荷被海水中的电解质中和而沉淀堆积形成的。

2.答：高分子溶液和溶胶具有稳定性的共同原因是在它们的微粒周围都包裹了一层水化膜。所以，与真溶液相似，在无菌、溶剂不蒸发的情况下，可以长期放置不沉淀。但是，由于溶胶微粒的水化膜很薄，加入少量的电解质，就受到破坏，使小颗粒很快的聚集成大颗粒而聚沉。而高分子化合物微粒的水化膜很厚，加入大量电解质，才能破坏它的稳定性，使小颗粒合并成大颗粒从溶液中沉淀析出。除了以上水化膜作用外，凝胶稳定的原因还有胶粒的布朗运动、胶粒带有同性电荷。同时加入带相反电荷的溶胶及加热都可破坏它的稳定性。

3.答：高分子化合物溶液在一定条件下，黏度逐渐变大，最后失去流动性，形成的一种具有网状结构的半固态物质叫凝胶。凝胶的主要性质是具有弹性；其中干燥的弹性凝胶放入适当的溶剂中，会自动吸收液体而膨胀，体积增大而产生溶胀现象；新制备的凝胶放置一段时间后还容易产生离浆现象。

第六章　化学反应速率和化学平衡

课堂练习

6-1

(1)减低温度使反应速度减慢

(2)减低温度使反应速度减慢

(3)升高温度加速蛋白质变性、凝固

6-2　放入热水一端的颜色变浅。温度升高，平衡向生成四氧化二氮的方向进行。而放入冷水一端的颜色变深。温度降低，平衡向着生成二氧化氮的方向移动。

目标检测

一、选择题

1.B 2.C 3.D 4.B

二、填空题

1.浓度 压强 温度 催化剂

2.左 右 左

三、计算题

(1)1　　(2)1mol·L^{-1}　3mol·L^{-1}　　(3)75％

第七章　氧化还原与电极电势

课堂练习

7-1　$K_2\underline{Mn}O_4(+6)$　　$(NH_4)_2\underline{S}_2O_8(+7)$　　$Na\underline{N}O_2(+3)$

　　　$Na_2\underline{S}_4O_6(+5/2)$　　$K_2\underline{Cr}_2O_7(+6)$　　$H_3\underline{As}O_4(+5)$

7-2　$Fe + Cu^{2+} \rightleftharpoons Cu + Fe^{2+}$　　　　$2Fe^{3+} + Cu \rightleftharpoons Cu^{2+} + 2Fe^{2+}$

这是因为：Fe^{3+} 离子(三氯化铁)的氧化性＞Cu^{2+} 离子的氧化性＞Fe^{2+} 离子的氧化性。

目标检测

一、选择题

1. C　2. D　3. C　4. B

二、填空题

1. $+8/3$　　$+7$　　$+3$　　-1

2. $KMnO_4$　　H_2O_2

三、简答题

答：盐桥的作用是保持溶液的电中性，使氧化还原反应继续进行。

四、计算题

1. 解：首先，将反应方程式改写成离子反应方程式：

$$2MnO_4^- + 16H^+ + 10Cl^- \rightleftharpoons 2Mn^{2+} + 5Cl_2 \uparrow + 8H_2O$$

正极反应为还原反应：$MnO_4^- + 8H^+ + 5e^- \rightleftharpoons Mn^{2+} + 4H_2O$

负极反应为氧化反应：$2Cl^- - 2e^- \rightleftharpoons Cl_2$

电池反应为　$2MnO_4^- + 16H^+ + 10Cl^- \rightleftharpoons 2Mn^{2+} + 5Cl_2 \uparrow + 8H_2O$

电池组成式：$(-)Pt|Cl_2 I(p)|Cl^-(c) \parallel MnO_4^-(c_1), Mn^{2+}(c_2), H^+(c_3)|Pt(+)$

2. 解：(1)由附录查的标准电极电势 $\varphi^\theta(Ag^+/Ag) = 0.799V$　　　$\varphi^\theta(Fe^{3+}/Fe^{2+}) = 0.769V$

$\varphi^\theta(Ag^+/Ag) = 0.799V > \varphi^\theta(Fe^{3+}/Fe^{2+}) = 0.769V$，在标准状态下，电对 Ag^+/Ag 为原电池的
正极，而电对 Fe^{3+}/Fe^{2+} 为原电池的负极。

　　　原电池的电动势为　$E = \varphi^+ - \varphi^- = \varphi^\theta(Ag^+/Ag) - \varphi^\theta(Fe^{3+}/Fe^{2+})$

　　　　　　　　　　　　$= 0.799 - 0.769 = 0.030V$

原电池符号 $(-)Pt|Fe^{2+}(1.0mol \cdot L^{-1}), Fe^{3+}(1.0mol \cdot L^{-1}) \parallel Ag^+(1.0mol \cdot L^{-1})|Ag(+)$

电极反应和电池反应分别为：

正极反应：$Ag^+ + e^- \longrightarrow Ag$

负极反应：$Fe^{2+} \longrightarrow Fe^{3+} + e^-$

电池反应：$Ag^+ + Fe^{2+} \rightleftharpoons Ag + Fe^{3+}$

(2)电对的电极电势分别为：

$$\varphi(Ag^+/Ag) = \varphi^\theta(Ag^+/Ag) - \frac{0.05916}{1}\lg\frac{1}{c(Ag^+)}$$

$$= 0.799 + 0.05916 \times \lg 0.010$$

$$= 0.681V$$

$$\varphi(Fe^{3+}/Fe^{2+}) = \varphi^\theta(Fe^{3+}/Fe^{2+}) - \frac{0.05916}{1}\lg\frac{c(Fe^{2+})}{c(Fe^{3+})}$$

$$= 0.769 - 0.05916 \times \lg\frac{0.010}{1.0}$$

$$= 0.887V$$

由于 $\varphi(Fe^{3+}/Fe^{2+}) > \varphi(Ag^+/Ag)$，所以电对 Fe^{3+}/Fe^{2+} 为原电池的正极，电对 Ag^+/Ag 为原电池的负极。

原电池的电动势为
$$E = \varphi^+ - \varphi^- = \varphi(Fe^{3+}/Fe^{2+}) - \varphi(Ag^+/Ag)$$
$$= 0.887 - 0.681 = 0.206V$$

原电池符号 $(-)Ag \mid Ag^+(0.010mol \cdot L^{-1}) \parallel Fe^{3+}(1.0mol \cdot L^{-1}),Fe^{2+}(0.010mol \cdot L^{-1}) \mid Pt(+)$

电极反应和电池反应分别为：

正极反应：$Ag^{3+} + e^- \longrightarrow Fe^{2+}$

负极反应：$Ag \longrightarrow Ag^+ + e^-$

电池反应：$Ag + Fe^{3+} \rightleftharpoons Ag^+ + Fe^{2+}$

3. 解：设反应正向进行，Pb^{2+} 为氧化剂，其电对为 Pb^{2+}/Pb，设为正极；Sn 为还原剂，其电对为 Sn^{2+}/Sn，设为负极。

$$E = \varphi^+ - \varphi^-$$

$$= [\varphi^\theta(Pb^{2+}/Pb) - \varphi^\theta(Sn^{2+}/Sn)] - \frac{0.05916}{2}\lg\frac{c(Sn^{2+})}{c(Pb^{2+})}$$

$$= [-0.1262 - (-0.1375)] - \frac{0.05916}{2}\lg\frac{0.100}{0.0010} = -0.0479V$$

∵ $E < 0$

∴ 反应逆向自发进行

第八章　　配位化合物

课堂练习

8-1

(1)配合物：是由中心原子或离子和围绕在它周围的一组离子或分子所组成的复杂化合物。

(2)配离子：是由中心离子(或原子)和一定数目的中性分子或阴离子通过形成配位键相结合而形成的复杂结构离子，称配离子。

(3)配位体：在配合物中，能与中心离子直接结合的阴离子或分子称为配位体，简称配体。

(4)配位原子：配体中具有孤电子对并与中心离子形成配位键的原子叫配位原子。

(5)配位数：与中心离子(或原子)直接以配位键相结合的配位原子的总数叫做该中心离子(或原子)的配位数。

(6)螯合物：在螯合物的分子或离子中，配体为多齿配体，中心原子与多齿配体结合成环状结构。

目标检测

一、选择题

1. D　　2. C　　3. B　　4. D　　5. C　　6. B

二、命名下列配合物

1. 四(异硫氰酸根)·二氨合铬(Ⅲ)

2. 羟·草酸根·水·乙二胺合铬(Ⅲ)

3. 硫酸亚硝酸根·五氨合钴(Ⅲ)

三、写出下列配合物的化学式

1. $H[Al(OH)_4]$

2. $[Ni(CO)_4]$

3. $Na_3[Ag(S_2O_3)_2]$

四、请解释下列问题

1.答:蛋清中含有较多的蛋白质,蛋白质可以跟重金属盐形成不溶于水的螯合物,可以减轻重金属盐类对胃肠黏膜的危害,起到缓解毒性的作用。

2.答:这是因为亚铁离子(铁离子)与氰根离子结合成牢固的复杂离子,失去了原有的性质。

中篇　有机化学

第九章　有机化合物概述

课堂练习

9-1　(1) 3,4-二甲基己烷　　(2) 2-溴-3-苯基丁烷

9-2　sp^3 杂化:甲烷　乙烷　二氯甲烷

　　　sp^2 杂化:丙烯　乙烯　乙醛

　　　sp 杂化:乙炔　丙炔　氢氰酸

9-3　(1) $CH_3CH_2CHBrCH_3$　　　(2) $CH_3CH(CH_3)CH_2Br$

目标检测

一、命名下列有机化合物

1. 3-甲基-3-乙基戊烷

2. 3-甲基-1-丁烯(或 3-甲基丁烯)

3. 4,5-二甲基-2-己烯

4. 5-甲基己炔

5. 1,2,4-三甲苯

6. 2-溴丙烷

二、简答题

1.答:根据碳链的基本骨架不同,有机物可分为两类:开链化合物和闭链化合物。开链化合物(脂肪族化合物)如:丁烷、戊烯;闭链化合物包括脂环族化合物(如:环丙烷、环丁烷),芳香族化合物(如:苯、苯酚),杂环化合物(如:呋喃、吡啶)。

　　根据官能团分类:烷烃、烯烃、炔烃、卤代烃、醇、酚、醚、醛酮、羧酸、胺等。如丁烷、乙烯、乙炔、2-溴丙烷、丙醇、苯酚、甲乙醚、乙醛、丙酮、柠檬酸、甲胺。

2.答:在成键过程中,因原子间的相互影响,同一原子中类型不同、能量相近的原子轨道"混杂"起来,重新组成数目相等的新的原子轨道。这种轨道重新组合的过程称为轨道杂化,简称杂化,所形成的新原子轨道称为杂化轨道;杂化前后轨道数目不变,杂化轨道的成键能力增强。杂化轨道分为 sp^3、sp^2、sp 三种方式。

3.答:在有机化合物分子中,因为原子间、原子与基团间、基团与基团间、键与键间的相互影响,使分子中的电子云发生一定程度的移动,这种作用称为电子效应。电子效应分为诱导效应和共轭效应两种。诱导效应又分为吸电子诱导效应和斥电子诱导效应;共轭效应也分为吸电子共轭效应和斥电子共轭效应。

4.答:σ键特点:电子云对称分布于键轴周围,可以自由旋转,两个原子间只能形成一个 σ 键。π键特点:电子云分布于键轴上下,不能自由旋转,键能小。两个原子间可以形成一个或两个 π 键。

第十章　烃和卤代烃

课堂练习

10-1　(1)$CH_3CH(CH_3)CH_2CH_3$　　　(2)$CH_3C(CH_3)_2CH(CH_3)CH_2CH_3$

10-2　A：$CH_2=CHCH_3$　　　B：$CH_3CHClCH_3$

10-3　$CH_3CH_2C\equiv CCH_2CH_3 \xrightarrow[H^+]{KMnO_4} 2CH_3CH_2COOH$

10-4

(1)用高锰酸钾溶液,褪色的是丙烯,不褪色的是环丙烷。

(2)用银氨溶液反应,生成白色至浅黄色沉淀的是1-戊炔,无现象的是环戊烯。

10-5

(1)加入酸性高锰酸钾溶液,褪色的是甲苯;无现象的再另取溶液与液溴混合并加入铁粉,出现微沸现象是苯,无现象的是环己烷。

(2)用银氨溶液反应,生成白色沉淀的是乙炔;无现象的再另取溶液加溴水,能使溴水褪色的是乙烯,不发生反应的是苯。

10-6

(1)$CH_3CH_2CH_2Cl \xrightarrow[H_2O]{NaOH} CH_3CH_2CH_2OH + NaCl$

(2)$CH_3CH_2Br + NaOCH_3 \xrightarrow{\triangle} CH_3CH_2OCH_3 + NaBr$

目标检测

一、选择题

1.E　2.AC　3.D　4.C　5.E　6.C　7.E

二、完成下列反应

1.

2.

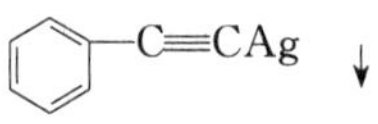

3.

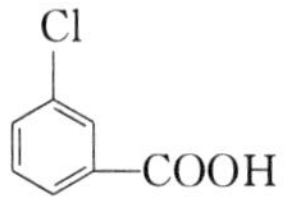

4.

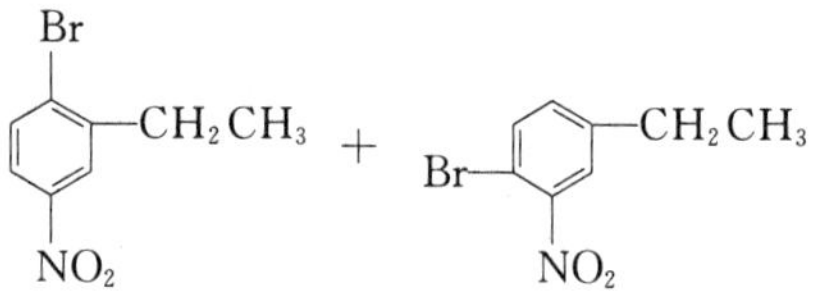

5. $(CH_3)_2CHCH_2CH_3$ 带 Br

6.

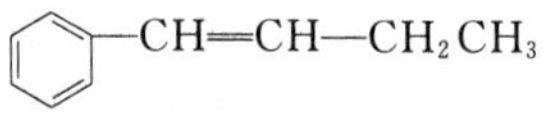

7. $(CH_3)_2CC(CH_3)_3$ 带 Br　　　$(CH_3)_2CC(CH_3)_3$ 带 MgBr　　　$(CH_3)_2CC(CH_3)_3$ 带 H

三、用化学方法鉴别下列各组化合物

1. A) / B) / C) $\xrightarrow[生成沉淀]{AgNO_3/醇}$ 即使加热也没有白色沉淀 / 室温下立即生成白色沉淀 / 加热生成白色沉淀

2. A) / B) / C) $\xrightarrow[CCl_4]{Br_2}$ —／褪色 $\xrightarrow{KMnO_4}$ 褪色／—

四、推断题

2-甲基-1,3-丁二烯　　　3-甲基丁炔

第十一章　醇、酚、醚

课堂练习

11-1　加入卢卡斯试剂,最先产生浑浊的是叔丁醇,其次是异丁醇,反应最慢的是丁醇。

11-2　加入三氯化铁试剂,显色的是间甲苯酚,再加入金属钠,有气体生成的是苯甲醇,无现象的是甲苯。

11-3　　CH₃CH₂CHCH₂OH　　　　CH₃CH₂CHCH₂NHCH₃
　　　　　　　　|OCH₃　　　　　　　　　　　|OH

目标检测

一、填空题

1.伯醇　仲醇　叔醇　　2.醇羟基　酚羟基　巯基　　3.丙三醇　甲醇　　4.二硫化物　　5.邻二醇

6.氢键　　7.醛　羧酸　酮　α-H　　8.麻醉剂　过氧乙醚　饱和硫酸亚铁(FeSO₄)水溶液

二、选择题

1. A　　2. C　　3. D　　4. A　　5. B　　6. C　　7. C　　8. A　　9. B　　10. B　　11. A　　12. D

三、用化学方法鉴别下列各组物质

1. {1-戊醇 / 3-戊醇 / 2-甲基-2-丁醇} $\xrightarrow{\text{Lucas 试剂}}$ —／稍后出现浑浊或分层／立刻出现浑浊或分层

2. {间甲苯酚 / 苯甲醇 / 甲苯} $\xrightarrow{\text{FeCl}_3}$ 显色／—／— {—} $\xrightarrow{\text{金属 Na}}$ 产生气泡 H₂／—

第十二章　醛、酮、醌

课堂练习

12-1　加入斐林试剂,有砖红色沉淀生成的是丙醛,无现象的是丙酮。

目标检测

一、命名下列化合物

1. 2,3-二甲基丁醛　　　　2. 4-甲基-2-戊酮

3. 对羟基苯甲醛(4-羟基苯甲醛)　　4. 3-甲基-2-丁烯醛

二、用化学方法鉴别下列各组化合物

1. {乙醛 / 苯甲醛 / 苯乙酮} $\xrightarrow{[\text{Ag}(\text{NH}_3)_2]\text{OH}}$ 银镜／银镜／— {} $\xrightarrow{\text{I}_2+\text{NaOH}}$ CHI₃↓（黄）／—

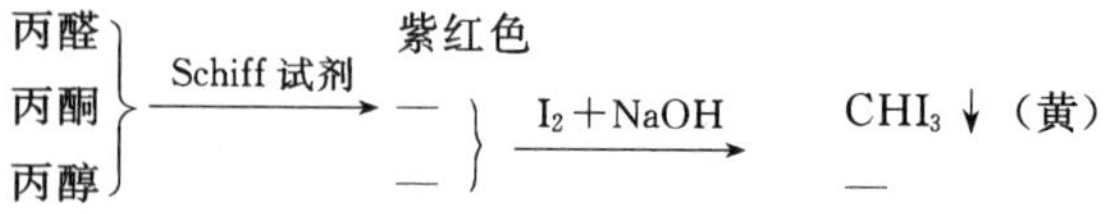

第十三章　羧酸和取代羧酸

课堂练习

13-1　(1)3-甲基-2-丁烯酸　　(2)2,4-二甲基戊酸

13-2　卤代酸的官能团有羧基(—COOH)和卤素(—X)。所以卤代酸有羧酸一般性质,如酸性、羧基上的羟基的取代反应、α-H 的取代反应、还原反应等;同时卤代酸还有卤代烃的一般性质,如亲核取代反应、消除反应等;由于两个官能团相互影响,卤代酸还有一些特殊性质,如酸性强于相同碳原子数的羧酸,卤代酸易于水解成羟基酸等。

13-3　下列两个药物中所含的内酯部分标记如下

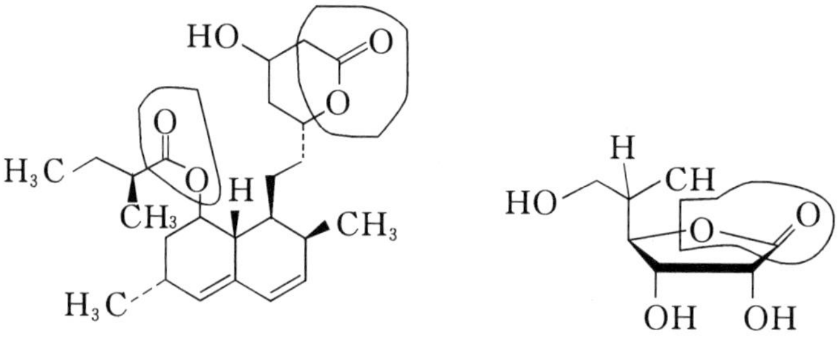

目标检测

一、选择题

1. A　　2. B　　3. B　　4. C　　5. C　　6. D　　7. A　　8. B　　9. D　　10. B

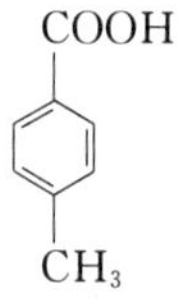

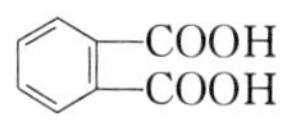

二、命名下列化合物或写出结构式

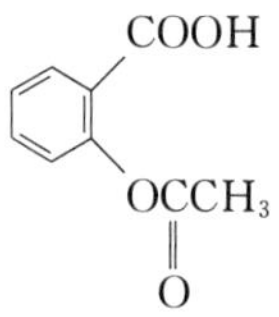

1.3-甲基丁酸　　2.3-甲基-2-丁烯酸　　3.羟基丁二酸　　4.2-甲基-5-己酮酸

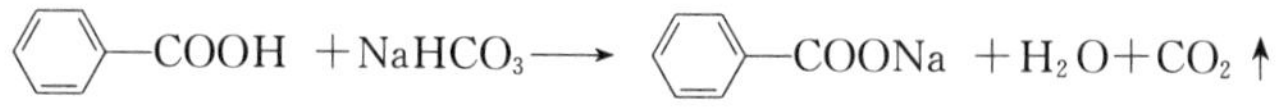

三、完成下列反应

3. $CH_3CH_2CH_2-COOH + NH_3 \xrightarrow{\triangle} CH_3CH_2CH_2CONH_2 + H_2O$

4. $CH_3\overset{\overset{\displaystyle OH}{|}}{C}HCH_2COOH \xrightarrow{\text{稀 } HNO_3} CH_3\overset{\overset{\displaystyle O}{\|}}{C}CH_2COOH$

5. $\xrightarrow{\triangle}$ $+H_2O$

6. $+(CH_3CO)_2 \xrightarrow[\triangle]{\text{浓硫酸}}$

四、用化学方法区分下列各组化合物

1. $\left.\begin{array}{l} HCOOH \\ CH_3COOH \\ CH_3CHO \end{array}\right\} \xrightarrow{NaHCO_3} \left.\begin{array}{l} CO_2\uparrow \\ CO_2\uparrow \\ — \end{array}\right\} \xrightarrow{\text{托伦试剂}} \begin{array}{l} Ag\downarrow \\ — \end{array}$

2. $\xrightarrow{FeCl_3} \left.\begin{array}{l} — \\ — \\ \text{紫红色} \end{array}\right\} \xrightarrow{NaHCO_3} \begin{array}{l} — \\ CO_2\uparrow \end{array}$

3. $\left.\begin{array}{l} CH_3COOH \\ HCOOH \\ HOOC-COOH \end{array}\right\} \xrightarrow{\triangle} \left.\begin{array}{l} — \\ CO_2\uparrow \end{array}\right\} \xrightarrow[Ag\downarrow]{\text{托伦试剂}} \begin{array}{l} — \end{array}$

4. $\left.\begin{array}{l} \text{紫红色} \\ — \end{array}\right\}$ $\xrightarrow{FeCl_3}$

五、简答题

1. 答:在医学上,β-丁酮酸、β-羟基丁酸和丙酮三者总称为酮体。

2. 答:两种异构体之间所发生的一种可逆的异构化现象称为互变异构现象。乙酰乙酸的酮式-烯醇式互变异构体。

$$CH_3-\overset{\overset{\displaystyle O}{\|}}{C}-CH_2-\overset{\overset{\displaystyle O}{\|}}{C}-OC_2H_5 \rightleftharpoons CH_3-\overset{\overset{\displaystyle OH}{|}}{C}=CH-\overset{\overset{\displaystyle O}{\|}}{C}-OC_2H_5$$

六、推断题

甲 CH_3CH_2COOH 乙 $HCOOCH_2CH_3$ 丙 CH_3COOCH_3

第十四章　立体异构

课堂练习

14-1　交叉式的稳定性大于重叠式。

交叉式　　　　　　重叠式

14-2　(1)有;(2)有;

顺式　　　　　　反式

14-3　解:代入公式 $[\alpha]_D^{20} = \dfrac{\alpha}{c \cdot l} = \dfrac{-2.5°}{0.5\mathrm{dm} \times \dfrac{0.26\mathrm{g}}{5\mathrm{ml}}} = -96.2°$

答:胆固醇的比旋光度为 $-96.2°$

14-4

$(1)\mathrm{CH_2(OH)\overset{*}{C}H(OH)\overset{*}{C}H(OH)CHO}$

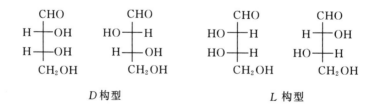

D 构型　　　　　　　　L 构型

$(2)\mathrm{CH_2(OH)\overset{*}{C}H(OH)\overset{*}{C}H(OH)CH_2(OH)}$

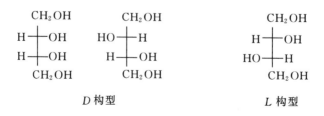

D 构型　　　　　　　　L 构型

目标检测

一、下列化合物有无手性碳原子？若有手性碳原子,用"＊"标出手性碳原子

1. $CH_3CH_2CH_2CH_3$ 2. $CH_3\overset{*}{\underset{|}{C}HCH_2CH_3}$（Cl）   3. 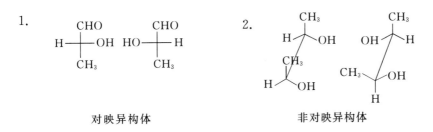（环己烷-Cl）

4. （苯基）$\overset{*}{C}HCHO$（Cl）   5. $CH_3\overset{OH}{\overset{*}{C}H}CH\overset{*}{C}HCH_3$（OH OH）   6. $CH_3CH_2\overset{*}{C}HCOOH$（OH）

二、下列各对化合物那些属于对映体,非对映体,顺反异构体或同一化合物

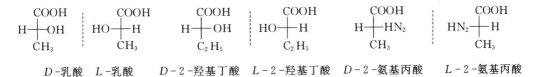

1.
```
   CHO        CHO
H——OH    HO——H
   CH₃        CH₃
```
对映异构体

2. 非对映异构体

3. 顺反异构体   4. 同一化合物

三、判断下列叙述的正误

1. √   2. ✕   3. ✕   4. √

四、画出下列化合物的费歇尔投影式,并用 D、L 标记法命名

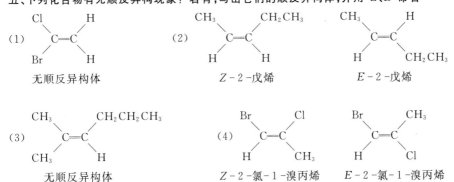

```
   COOH         COOH          COOH          COOH          COOH          COOH
H——OH    HO——H      H——OH     HO——H      H——HN₂    HN₂——H
   CH₃          CH₃            C₂H₅          C₂H₅          CH₃           CH₃
```

D-乳酸 L-乳酸 D-2-羟基丁酸 L-2-羟基丁酸 D-2-氨基丙酸 L-2-氨基丙酸

五、下列化合物有无顺反异构现象? 若有,写出它们的顺反异构体,并用"Z、E"命名

(1) 无顺反异构体

(2) Z-2-戊烯 E-2-戊烯

(3) 无顺反异构体

(4) Z-2-氯-1-溴丙烯 E-2-氯-1-溴丙烯

第十五章　脂　类

课堂练习

15-1　解:不可以。因为硬脂酸钠微溶于水,会生成不溶于水的物质附在溶液中,影响碱溶液滴定的准确性。而硬脂酸钾可溶于醇和热水(这就是一般酸值测定选用乙醇做溶剂的原因)

目标检测

一、选择题

1. A　　2. A　　3. D　　4. D　　5. D

二、略

三、略

四、略

第十六章　糖　类

课堂练习

16-1　根据葡萄糖的开链结构,葡萄糖有羟基和醛基官能团,具有醇的一般性质,如可与酸发生成酯反应、脱水反应等;也有醛的一般性质,如可发生氧化反应、亲核加成反应等。

16-2

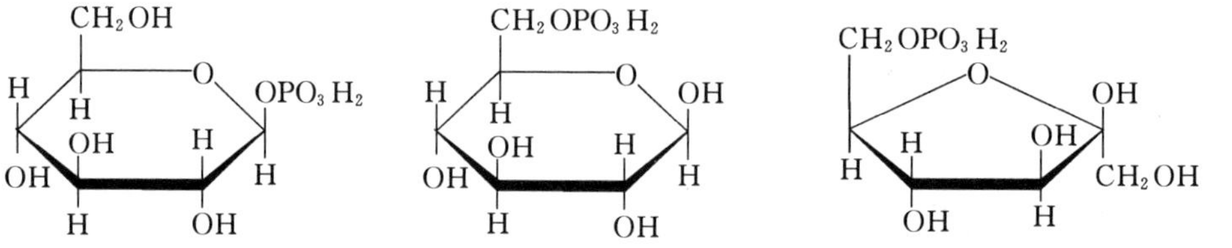

1-磷酸葡萄糖　　　　　6-磷酸葡萄糖　　　　　6-磷酸果糖

16-3　麦芽糖的开链醛式结构

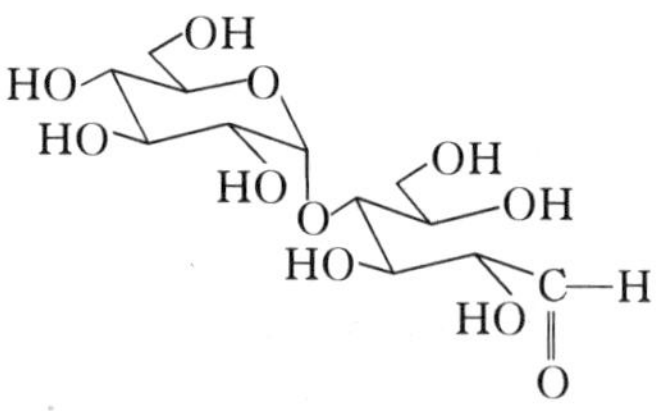

如开链结构所示:麦芽糖有醛基,可以被碱性弱氧化剂氧化,有还原性;麦芽糖的环状结构可以通过链结构互变,所以有变旋光现象。

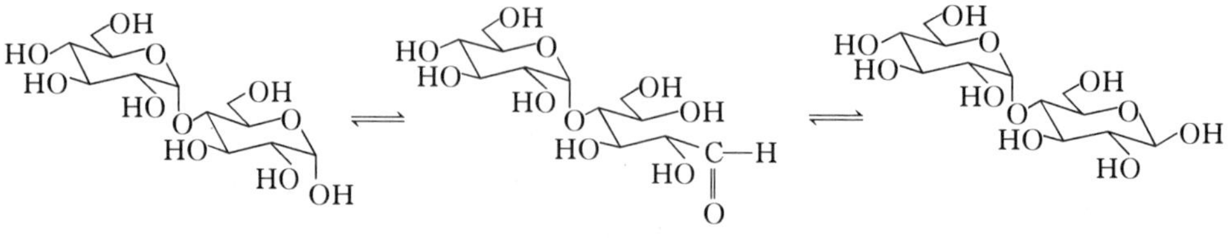

目标检测

一、选择题

1.A　2.C　3.D　4.B　5.D　6.D　7.B　8.B　9.C　10.D

二、写出下列各种糖的哈沃斯式

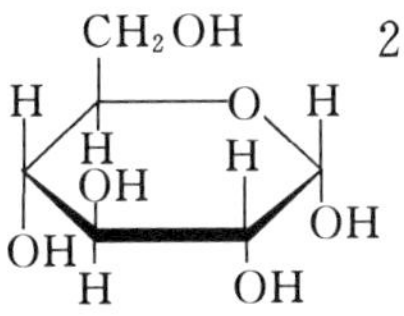

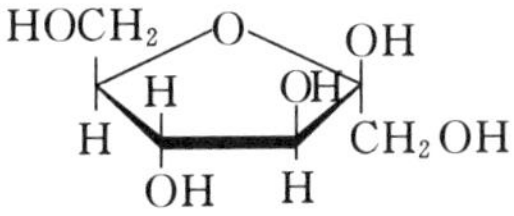

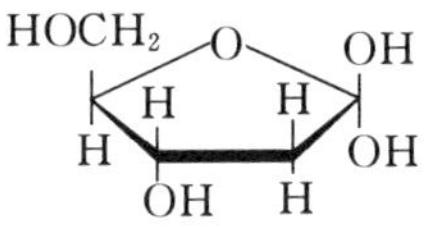

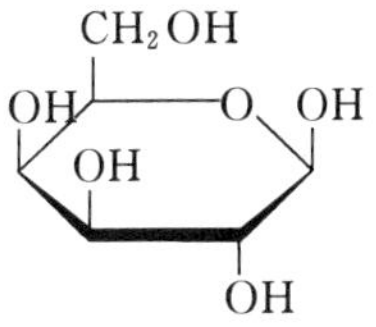

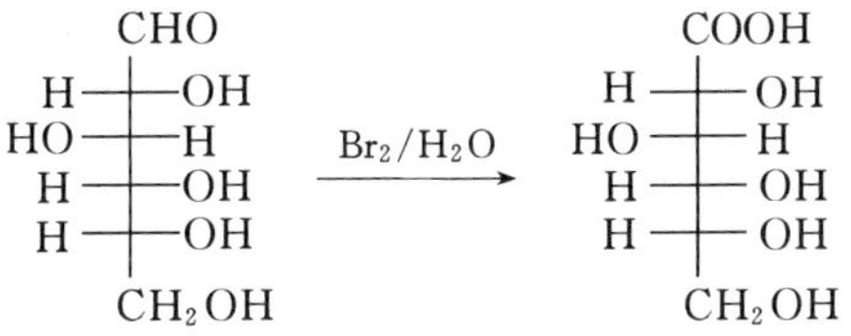

三、完成下列反应

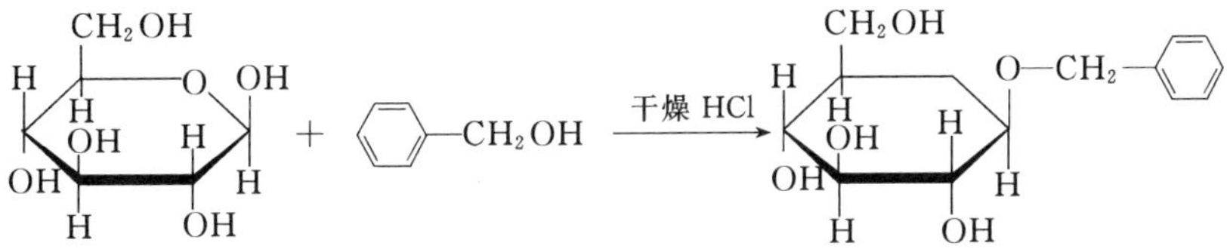

四、用化学方法区分下列各组化合物

五、简答题

1.答:单糖变旋光现象产生的原因是环状结构和开链结构互变的结果。例如,葡萄糖主要以环状半缩醛形式存在。吡喃葡萄糖有 α-型、β-型两种异构体,将任意一种异构体溶于水时,都会先产生微量的开链醛式结构。当开链结构转变为环状结构时,同时生成 α-型、β-型两种异构体,直至三种异构体达到互变平衡状态。在达到平衡之前,比旋光度的数值随着 α-型和 β-型的含量的改变而变化,直至达到平衡,比旋光度会达到恒定值。

2.答:D-甘露糖在稀碱溶液中,会发生互变异构反应,得到 D-葡萄糖、D-果糖和 D-甘露糖的混合物。

3.答:直链淀粉、支链淀粉、纤维素、糖原均由 D-葡萄糖以苷键连接而成,都属于多糖。直链淀粉、支链淀粉、糖原的结构单位是 α-D-葡萄糖。直链淀粉由 α-1,4-苷键连接;支链淀粉和糖原的主链由 α-1,4-苷键连接,而分支处为 α-1,6-苷键,但糖原的分支更密。纤维素的结构单位是 β-D-葡萄糖,以 β-1,4-苷键连接。

第十七章　胺和酰胺

课堂练习

17-1　叔醇是指羟基和叔碳直接相连的醇,叔胺是指一个氮原子连接有三个烃基的胺。

17-2

(1)甲胺和亚硝酸反应有氮气放出,而二甲胺和亚硝酸反应无氮气放出。

(2)三甲胺和二甲胺的分子相比较,尽管三甲胺分子中氮原子周围的电子云密度比二甲胺分子中氮原子的电子云密度大,但三甲胺分子中氮原子周围原子数目多,质子更难于靠近氮原子。所以三甲胺的碱性没有二甲胺的碱性强。

17-3　脂肪重氮盐极不稳定,芳香重氮盐比较稳定,所以重氮盐都是指芳香重氮盐。

目标检测

一、选择题

1.B　2.D　3.D　4.C　5.D　6.D　7.A　8.C　9.A　10.C

二、填空题

1.伯胺　仲胺　乙酰氯　乙酐　2.氨　缩二脲　紫红　缩二脲反应

3.氨基　烃氨基　氨　胺　酰胺　4.放氮反应　留氮反应　5.低温　强酸　重氮盐

三、写出下列化合物的名称

1.尿素　2.邻甲苯胺　3.偶氮甲烷　4.1,5-二氨基戊烷(尸胺)

5.N-甲基苯胺　6.N-甲基乙酰胺

四、完成下列反应式

1.$CH_3\overset{+}{N}H_3Cl^-$　　2.$CH_3CH_2OH + H_2O + N_2\uparrow$

3.$(CH_3CH_2)_2N-N=O + H_2O$　　4.$(CH_3)_3\overset{+}{N}HNO_2^-$

5. $N\equiv NCl^- + 2H_2O + NaCl$

6. $+ CH_3CH_2OH$

7. $H_2N-\overset{O}{\overset{\|}{C}}-NH_2 \cdot HNO_3 \downarrow$

8. $H_2N-\overset{O}{\overset{\|}{C}}-\overset{H}{\overset{\|}{N}}-\overset{O}{\overset{\|}{C}}-NH_2$

五、推断题

A 　　B

第十八章　杂环化合物和生物碱

课堂练习

18-1　写出 2-甲基吡咯、3-呋喃甲醛、3-氨基吡啶的结构式

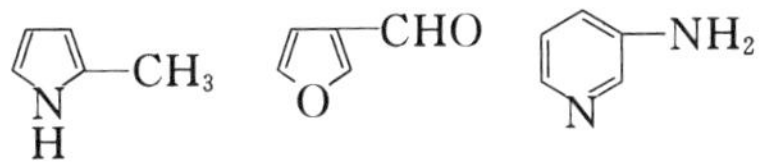

18-2　答:这 3 个五元杂环虽然都难溶于水,但是它们的水溶性仍有差别。吡咯氮原子上连接的氢原子可与水形成氢键,呋喃环上的氧原子与水也能形成氢键,但相对较弱。所以吡咯较呋喃易溶于水。而噻吩环上的硫原子不能与水形成氢键,所以水溶性最差。因此三个五元杂环的水溶性顺序为:吡咯＞呋喃＞噻吩。

18-3　生物碱类药物和碱性药物混合服用,会使生物碱以沉淀的形式游离出来,影响吸收。

目标检测

一、选择题

1.A　2.A　3.D　4.B　5.C

二、填空题

1.五元　六元　　2.生物体　碱性　手性碳　　3.酚羟基　亚氨基

4.生物碱含有氮原子,能结合质子

5.吡咯　血红素分子中心是铁原子,叶绿素中心是镁原子

三、命名下列化合物

3-甲基呋喃(β-甲基呋喃)　　2-吡咯甲醛(α-吡咯甲醛)　　2-噻吩乙酸(α-噻吩乙酸)

3-吡啶甲酸(β-吡啶甲酸)

附　录

附录一　我国法定计量单位

附表 1-1　国际单位制的基本单位

量的名称	单位名称	单位符号
长度	米	m
质量	千克(公斤)	kg
时间	秒	s
电流	安培	A
热力学温度	开尔文	K
物质的量	摩尔	mol
发光强度	坎德拉	cd

附表 1-2　国际单位制的辅助单位

量的名称	单位名称	单位符号
平面角	弧度	rad
立体角	球面度	sr

附表 1-3　国际单位制中具有专门名称的导出单位

量的名称	单位名称	单位符号	其他表示实例
频率	赫兹	Hz	s^{-1}
力;重力	牛顿	N	$kg \cdot m/s^2$
压力,压强;应力	帕斯卡	Pa	N/m^2
能量;功;热量	焦耳	J	$N \cdot m$
功率;辐射通量	瓦特	W	J/s
电荷量	库仑	C	$A \cdot s$
电位;电压;电动势	伏特	V	W/A
电容	法拉	F	C/V
电阻	欧姆	Ω	V/A

量的名称	单位名称	单位符号	其他表示实例
电导	西门子	S	A/V
磁通量	韦伯	Wb	V·s
磁通量密度;磁感应强度	特斯拉	T	Wb/m²
电感	亨利	H	Wb/A
摄氏温度	摄氏度	℃	
光通量	流明	lm	cd·sr
光照度	勒克斯	lx	lm/m²
放射性活度	贝可勒尔	Bq	s⁻¹
吸收剂量	戈瑞	Gy	J/kg
剂量当量	希沃特	Sv	J/kg

附表 1 - 4　国家选定的非国际单位制单位

量的名称	单位名称	单位符号	换算关系和说明
时间	分	min	$1\text{min}=60\text{s}$
	[小]时	h	$1\text{h}=60\text{min}=3600\text{s}$
	天(日)	d	$1\text{d}=24\text{h}=86400\text{s}$
平面角	[角]秒	(″)	$1''=(\pi/648000)\text{ rad}$（π 为圆周率）
	[角]分	(′)	$1'=60''=(\pi/10800)\text{ rad}$
	度	(°)	$1°=60'=(\pi/180)\text{ rad}$
旋转速度	转每分	r/min	$1\text{r/min}=(1/60)\text{s}$
长度	海里	n mile	1n mile＝1852m（只用于航程）
速度	节	kn	1kn＝1n mile/h ＝(1852/3600) m/s（只用于航程）
质量	吨	t	$1\text{t}=1000\text{kg}$
	原子质量单位	u	$1\text{u}\approx1.6605655\times10^{-27}\text{kg}$
体积	升	L,(l)	$1\text{L}=1\text{dm}=10^{-3}\text{ m}^3$
能	电子伏	eV	$1\text{eV}\approx1.6021892\times10^{-19}\text{ J}$
线密度	特[克斯]	tex	1tex＝1g/km

附表 1-5　用于构成十进倍数和分数单位的词头

所表示的因数	词头名称	词头符号
10^{18}	艾[可萨]	E
10^{15}	拍[它]	P
10^{12}	太[拉]	T
10^{9}	吉[咖]	G
10^{6}	兆	M
10^{3}	千	k
10^{2}	百	h
10^{1}	十	da
10^{-1}	分	d
10^{-2}	厘	c
10^{-3}	毫	m
10^{-6}	微	μ
10^{-9}	纳[诺]	n
10^{-12}	皮[可]	p
10^{-15}	飞[母托]	f
10^{-18}	阿[托]	a

注：

1.［］内的字，是在不致混淆的情况下，可以省略的字

2.（）内的字为前者的同义语

3.人民生活和贸易中，质量习惯称为重量

4.公里为千米的俗称，符号为 km

说明：法定计量单位的使用，可查阅 1984 年国家计量局公布的《中华人民共和国法定计量单位使用方法》

附录二　弱酸、弱碱在水溶液中的解离平衡常数(298K)

附表 2－1　无机酸在水溶液中的解离平衡常数(298K)

序号(No.)	名称(Name)	化学式(Chemical formula)	K_a	pK_a
1	偏铝酸	$HAlO_2$	6.3×10^{-13}	12.20
2	亚砷酸	H_3AsO_3	6.0×10^{-10}	9.22
3	砷　酸	H_3AsO_4	$6.3\times10^{-3}(K_1)$	2.20
			$1.05\times10^{-7}(K_2)$	6.98
			$3.2\times10^{-12}(K_3)$	11.50
4	硼　酸	H_3BO_3	$5.8\times10^{-10}(K_1)$	9.24
			$1.8\times10^{-13}(K_2)$	12.74
			$1.6\times10^{-14}(K_3)$	13.80
5	次溴酸	$HBrO$	2.4×10^{-9}	8.62
6	氢氰酸	HCN	6.2×10^{-10}	9.21
7	碳　酸	H_2CO_3	$4.2\times10^{-7}(K_1)$	6.38
			$5.6\times10^{-11}(K_2)$	10.25
8	次氯酸	$HClO$	3.2×10^{-8}	7.50
9	氢氟酸	HF	6.61×10^{-4}	3.18
10	锗　酸	H_2GeO_3	$1.7\times10^{-9}(K_1)$	8.78
			$1.9\times10^{-13}(K_2)$	12.72
11	高碘酸	HIO_4	2.8×10^{-2}	1.56
12	亚硝酸	HNO_2	5.1×10^{-4}	3.29
13	次磷酸	H_3PO_2	5.9×10^{-2}	1.23
14	亚磷酸	H_3PO_3	$5.0\times10^{-2}(K_1)$	1.30
			$2.5\times10^{-7}(K_2)$	6.60
15	磷　酸	H_3PO_4	$7.52\times10^{-3}(K_1)$	2.12
			$6.31\times10^{-8}(K_2)$	7.20
			$4.4\times10^{-13}(K_3)$	12.36
16	焦磷酸	$H_4P_2O_7$	$3.0\times10^{-2}(K_1)$	1.52
			$4.4\times10^{-3}(K_2)$	2.36
			$2.5\times10^{-7}(K_3)$	6.60
			$5.6\times10^{-10}(K_4)$	9.25
17	氢硫酸	H_2S	$1.3\times10^{-7}(K_1)$	6.88
			$7.1\times10^{-15}(K_2)$	14.15

续附表 2 - 1

序号(No.)	名称(Name)	化学式(Chemical formula)	K_a	pK_a
18	亚硫酸	H_2SO_3	$1.23 \times 10^{-2}(K_1)$	1.91
			$6.6 \times 10^{-8}(K_2)$	7.18
19	硫酸	H_2SO_4	$1.0 \times 10^3(K_1)$	-3.0
			$1.02 \times 10^{-2}(K_2)$	1.99
20	硫代硫酸	$H_2S_2O_3$	$2.52 \times 10^{-1}(K_1)$	0.60
			$1.9 \times 10^{-2}(K_2)$	1.72
21	氢硒酸	H_2Se	$1.3 \times 10^{-4}(K_1)$	3.89
			$1.0 \times 10^{-11}(K_2)$	11.0
22	亚硒酸	H_2SeO_3	$2.7 \times 10^{-3}(K_1)$	2.57
			$2.5 \times 10^{-7}(K_2)$	6.60
23	硒酸	H_2SeO_4	$1 \times 10^3(K_1)$	-3.0
			$1.2 \times 10^{-2}(K_2)$	1.92
24	硅酸	H_2SiO_3	$1.7 \times 10^{-10}(K_1)$	9.77
			$1.6 \times 10^{-12}(K_2)$	11.80
25	亚碲酸	H_2TeO_3	$2.7 \times 10^{-3}(K_1)$	2.57
			$1.8 \times 10^{-8}(K_2)$	7.74

附表 2 - 2　无机碱在水溶液中的解离常数(298K)

序号(No.)	名称(Name)	化学式(Chemical formula)	K_b	pK_b
1	氢氧化铝	$Al(OH)_3$	$1.38 \times 10^{-9}(K_3)$	8.86
2	氢氧化银	$AgOH$	1.10×10^{-4}	3.96
3	氢氧化钙	$Ca(OH)_2$	3.72×10^{-3}	2.43
			3.98×10^{-2}	1.40
4	氨水	$NH_3 + H_2O$	1.78×10^{-5}	4.75
5	肼(联氨)	$N_2H_4 + H_2O$	$9.55 \times 10^{-7}(K_1)$	6.02
			$1.26 \times 10^{-15}(K_2)$	14.9
6	羟氨	$NH_2OH + H_2O$	9.12×10^{-9}	8.04
7	氢氧化铅	$Pb(OH)_2$	$9.55 \times 10^{-4}(K_1)$	3.02
			$3.0 \times 10^{-8}(K_2)$	7.52
8	氢氧化锌	$Zn(OH)_2$	9.55×10^{-4}	3.02

附录三 常见配离子的稳定常数(293～298K)

(温度 293～298K，离子强度 $\mu \approx 0$)

配离子	稳定常数，K_a	$\log K_a$	配离子	稳定常数，K_a	$\log K_a$
$[Ag(NH_3)_2]^+$	1.11×10^7	7.05	$[Zn(CN)_4]^{2-}$	5.01×10^{16}	16.7
$[Cd(NH_3)_4]^{2+}$	1.32×10^7	7.12	$[Ag(Ac)_2]^-$	4.37	0.64
$[Co(NH_3)_6]^{2+}$	1.29×10^5	5.11	$[Cu(Ac)_4]^{2-}$	1.54×10^3	3.20
$[Co(NH_3)_6]^{3+}$	1.59×10^{35}	35.2	$[Pb(Ac)_4]^{2-}$	3.16×10^8	8.50
$[Cu(NH_3)_4]^{2+}$	2.09×10^{13}	13.32	$[Al(C_2O_4)_3]^{3-}$	2.00×10^{16}	16.30
$[Ni(NH_3)_6]^{2+}$	5.50×10^8	8.74	$[Fe(C_2O_4)_3]^{3-}$	1.58×10^{20}	20.20
$[Zn(NH_3)_4]^{2+}$	2.88×10^9	9.46	$[Fe(C_2O_4)_3]^{4-}$	1.66×10^5	5.22
$[Zn(OH)_4]^{2-}$	4.57×10^{17}	17.66	$[Zn(C_2O_4)_3]^{4-}$	1.41×10^8	8.15
$[CdI_4]^{2-}$	2.57×10^5	5.41	$[Cd(en)_3]^{2+}$	1.23×10^{12}	12.09
$[HgI_4]^{2-}$	6.76×10^{29}	29.83	$[Co(en)_3]^{2+}$	8.71×10^{13}	13.94
$[Ag(SCN)_2]^-$	3.72×10^7	7.57	$[Co(en)_3]^{3+}$	4.90×10^{48}	48.69
$[Co(SCN)_4]^{2-}$	1.00×10^3	3.00	$[Fe(en)_3]^{2+}$	5.01×10^9	9.70
$[Hg(SCN)_4]^{2-}$	1.70×10^{21}	21.23	$[Ni(en)_3]^{2+}$	2.14×10^{18}	18.33
$[Zn(SCN)_4]^{2-}$	41.7	1.62	$[Zn(en)_3]^{2+}$	1.29×10^{14}	14.11
$[AlF_6]^{3-}$	6.92×10^{19}	19.84	$[Aledta]^-$	1.29×10^{16}	16.11
$[AgCl_2]^-$	1.10×10^5	5.04	$[Baedta]^{2-}$	6.03×10^7	7.78
$[CdCl_4]^{2-}$	6.31×10^2	2.80	$[Caedta]^{2-}$	1.00×10^{11}	11.00
$[HgCl_4]^{2-}$	1.17×10^{15}	15.07	$[Cdedta]^{2-}$	2.51×10^{16}	16.40
$[PbCl_3]^-$	1.70×10^3	3.23	$[Coedta]^-$	1.00×10^{36}	36
$[AgBr_2]^-$	2.14×10^7	7.33	$[Cuedta]^{2-}$	5.01×10^{18}	18.70
$[Ag(CN)_2]^-$	1.26×10^{21}	21.10	$[Feedta]^{2-}$	2.14×10^{14}	14.33
$[Au(CN)_2]^-$	2.00×10^{38}	38.30	$[Feedta]^-$	1.70×10^{24}	24.23
$[Cd(CN)_4]^{2-}$	6.03×10^{18}	18.78	$[Hgedta]^{2-}$	6.31×10^{21}	21.80
$[Cu(CN)_4]^{2-}$	2.00×10^{30}	30.30	$[Mgedta]^{2-}$	4.37×10^8	8.64
$[Fe(CN)_6]^{4-}$	1.00×10^{35}	35	$[Mnedta]^{2-}$	6.31×10^{13}	13.80
$[Fe(CN)_6]^{3-}$	1.00×10^{42}	42	$[Niedta]^{2-}$	3.63×10^{18}	18.56
$[Hg(CN)_4]^{2-}$	2.51×10^{41}	41.4	$[Pbedta]^{2-}$	2.00×10^{18}	18.30
$[Ni(CN)_4]^{2-}$	2.00×10^{31}	31.3	$[Znedta]^{2-}$	2.51×10^{16}	16.40

附录四　常见电对的标准电极电势

电　对	电　极　反　应	$\varphi^{\theta}(298.15K)/V$
Li^+/Li	$Li^+(aq)+e^- \Longrightarrow Li(s)$	-3.040
K^+/K	$K^+(aq)+e^- \Longrightarrow K$	-2.936
Ca^{2+}/Ca	$Ca^{2+}(aq)+2e^- \Longrightarrow Ca(s)$	-2.869
Na^+/Na	$Na^+(aq)+e^- \Longrightarrow Na(s)$	-2.714
Mg^{2+}/Mg	$Mg^{2+}(aq)+2e^- \Longrightarrow Mg(s)$	-2.357
Al^{3+}/Al	$Al^{3+}(aq)+3e^- \Longrightarrow Al(s)$	-1.68
Mn^{2+}/Mn	$Mn^{2+}(aq)+2e^- \Longrightarrow Mn(s)$	-1.182
Zn^{2+}/Zn	$Zn^{2+}(aq)+2e^- \Longrightarrow Zn(s)$	-0.7621
Cr^{3+}/Cr	$Cr^{3+}(aq)+3e^- \Longrightarrow Cr(s)$	-0.74
$CO_2/H_2C_2O_4$	$2CO_2(g)+2H^+(aq)+2e^- \Longrightarrow H_2C_2O_4(aq)$	-0.5950
Fe^{2+}/Fe	$Fe^{2+}(aq)+2e^- \Longrightarrow Fe(s)$	-0.4089
Cd^{2+}/Cd	$Cd^{2+}(aq)+2e^- \Longrightarrow Cd(s)$	-0.4022
Ni^{2+}/Ni	$Ni^{2+}(aq)+2e^- \Longrightarrow Ni(s)$	-0.2363
Sn^{2+}/Sn	$Sn^{2+}(aq)+2e^- \Longrightarrow Sn(s)$	-0.1410
Pb^{2+}/Pb	$Pb^{2+}(aq)+2e^- \Longrightarrow Sn(s)$	-0.1266
$H+/H_2$	$2H^+(aq)+2e^- \Longrightarrow H_2(g)$	0.0000
$S_4O_6^{2-}/S_2O_3^{2-}$	$S_4O_{2-6}(aq)+2e^- \Longrightarrow 2S_2O_3^{2-}(aq)$	$+0.02384$
S/H_2S	$S(s)+2H^+(aq)+2e^- \Longrightarrow H_2S(aq)$	$+0.1442$
Sn^{4+}/Sn^{2+}	$Sn^{4+}(aq)+2e^- \Longrightarrow Sn^{2+}(aq)$	$+0.1539$
Cu^{2+}/Cu^+	$Cu^{2+}(aq)+2e^- \Longrightarrow Cu^+(aq)$	$+0.1607$
$AgCl/Ag$	$Ag(s)+e^- \Longrightarrow Ag(s)+Cl^-(aq)$	$+0.2222$
Hg_2Cl_2/Hg	$Hg_2Cl_2(s)+2e^- \Longrightarrow 2Hg(l)+2Cl^-(aq)$	$+0.2680$
Cu^{2+}/Cu	$Cu^{2+}(aq)+2e^- \Longrightarrow Cu(s)$	$+0.3394$
I_2/I^-	$I_2(s)+2e^- \Longrightarrow 2I^-(aq)$	$+0.5345$
MnO_4^-/MnO_4^{2-}	$MnO_4^-(aq)+2e^- \Longrightarrow MnO_4^{2-}(aq)$	$+0.5545$
H_3AsO_4/H_3AsO_3	$H_3AsO_4(aq)+2H^+(aq)+2e^- \Longrightarrow H_3AsO_3(aq)+H_2O(l)$	$+.05748$
MnO_4^-/MnO_2	$MnO_4^-(aq)+2H_2O(l)+3e^- \Longrightarrow MnO_2(s)+4OH^-(aq)$	$+0.5965$
O_2/H_2O_2	$O_2(g)+2H^+(aq)+2e^- \Longrightarrow H_2O_2(aq)$	$+0.6945$
Fe^{3+}/Fe^{2+}	$Fe^{3+}(aq)+e^- \Longrightarrow Fe^{2+}(aq)$	$+0.769$
Hg_2^{2+}/Hg	$Hg_2^{2+}(aq)+2e^- \Longrightarrow 2Hg(l)$	$+0.7956$

电 对	电 极 反 应	$\varphi^{\theta}(298.15K)/V$
Ag^+/Ag	$Ag^+(aq)+e^- \rightleftharpoons Ag(s)$	$+0.7991$
NO_3^-/NO	$NO_3^-(aq)+3e^- \rightleftharpoons NO(g)+2H_2O(l)$	$+0.9637$
HNO_2/NO	$HNO_2(aq)+H^+(aq)+e^- \rightleftharpoons NO(g)+H_2O(l)$	$+1.04$
Br_2/Br^-	$Br_2(l)+2e^- \rightleftharpoons 2Nr^-(aq)$	$+1.0774$
O_2/H_2O	$O_2(g)+4H^+(aq)+4e^- \rightleftharpoons 2H_2O(l)$	$+1.229$
MnO_2/Mn^{2+}	$MnO_2(s)+4H^+(aq)+2e^- \rightleftharpoons Mn^{2+}(aq)+2H_2O(l)$	$+1.2293$
$Cr_2O_7^{2-}/Cr^{3+}$	$Cr_2O_7^{2-}(aq)+14H^+(aq)+6e^- \rightleftharpoons 2Cr^{2+}(aq)+7H_2O(l)$	$+1.33$
Cl_2/Cl^-	$Cl_2(g)+2e^- \rightleftharpoons 2Cl^-(aq)$	$+1.360$
PbO_2/Pb^{2+}	$PbO_2(s)+4H^+(aq)+2e^- \rightleftharpoons Pb^{2+}(aq)+2H_2O(l)$	$+1.458$
MnO_4^-/Mn^{2+}	$MnO_4^-(aq)+8H^+(aq)+5e^- \rightleftharpoons Mn^{2+}(aq)+4H_2O(l)$	$+1.512$
H_2O_2/H_2O	$H_2O_2(aq)+2H^+(aq)+2e^- \rightleftharpoons 2H_2O(l)$	$+1.763$
$S_2O_8^{2-}/SO_4^{2-}$	$S_2O_8^{2-}(aq)+2e^- \rightleftharpoons 2SO_4^{2-}(aq)$	$+1.939$
$F_2(g)/F^-$	$F_2(g)+2e^- \rightleftharpoons 2F^-(aq)$	$+2.889$

参考文献

[1] 魏祖期.基础化学[M].6 版.北京:人民卫生出版社,2004.

[2] 陆阳,刘俊义.有机化学[M].8 版.北京:人民卫生出版社,2013.

[3] 张坐省.有机化学[M].西安:西北大学出版社,2010.

[4] 邢其毅.基础有机化学[M].2 版.北京:高等教育出版社,2004.

[5] 吕以仙.医用基础化学[M].3 版.北京:北京大学医学出版社,2008.

[6] 马祥志.有机化学[M].2 版.北京:中国医药科技出版社,2007.

[7] 黄刚.医用基础化学[M].北京:高等教育出版社,2005.